医药临床研究中的数据管理

Data Management in Clinical Research

颜崇超 编著

科 学 出 版 社
北 京

内 容 简 介

本书是医药临床研究中关于数据管理的专业书籍。它以 ICH GCP 为指导思想，系统全面地论述了数据管理的标准、规范和要求，对临床研究各阶段的数据管理工作做了深入的论述，并以确保数据质量作为数据管理的最高要求。它反映了当代临床研究数据管理的最新进展与技术要求。此外，书中还详细介绍了临床研究中使用的计算机系统的验证。

本书可作为医药临床研究数据管理者的学习材料，也可作为医学院校、制药企业中从事临床研究相关工作人员以及药物评审与 QA 人员等的参考资料。本书还可作为临床研究计算机系统开发与验证人员的参考书。

图书在版编目(CIP)数据

医药临床研究中的数据管理 / 颜崇超编著. —北京：科学出版社，2011

ISBN 978-7-03-030827-6

I. ①医… II. ①颜… III. ①临床医学–数据管理–研究 IV. ①R4

中国版本图书馆 CIP 数据核字(2011)第 069024 号

责任编辑：罗 静/责任校对：李奕萱

责任印制：赵 博/封面设计：耕者设计工作室

科学出版社 出版

北京东黄城根北街 16 号

邮政编码：100717

http://www.sciencep.com

北京厚诚则铭印刷科技有限公司印刷

科学出版社发行 各地新华书店经销

*

2011 年 5 月第 一 版 开本：787×1092 1 /16

2025 年 1 月第八次印刷 印张：26 3/4

字数：615 000

定价：88.00 元

(如有印装质量问题，我社负责调换)

序 言 一

非常高兴得知颜崇超博士编著了新书《医药临床研究中的数据管理》。这将对我国临床研究数据管理事业的发展具有里程碑式的意义。

从根本上说，临床研究数据的质量决定着临床研究的质量。而临床研究数据的质量，取决于对临床研究数据的管理。当前，我国既没有数据管理专业，也没有系统的数据管理教材，这些都严重阻碍了我国数据管理的发展。

与欧美国家相比，我国开展临床研究的时间短、起点低，主要表现在我国临床研究的质量，特别是临床研究数据的质量不够理想，从而制约了我国临床医药研发事业的发展。

颜博士现任上海医药临床研究中心数据管理部高级总监。他具有临床研究，特别是临床数据管理方面工作十多年的经验，以及临床研究计算机系统的开发、实施与验证的经验。他不仅掌握国际数据管理的最新进展，懂得数据管理的行业标准与行业要求，而且熟悉国际上数据管理的经营理念与商业模式。

颜博士根据他多年从事临床研究与临床数据管理的经验编著的《医药临床研究中的数据管理》一书反映了当代数据管理的最新进展，并对数据管理的具体步骤与质量要求作了系统全面的论述。该书将填补我国数据管理领域的空白，并为我国数据管理的规范化与标准化发展起到重要的作用；也将有力地提高我国数据管理的水平和质量，并提升我国数据管理领域的国际竞争力。

金丕焕

教授，博士生导师

复旦大学卫生统计学教研室

2011 年 3 月

序　言　二

创新药物能够得到国际认可并进入欧美主流医药市场是我国一直努力的目标，临床研究是创新药物研发过程中的关键环节之一。临床研究的质量取决于临床研究数据的质量，而临床研究数据的管理决定着临床研究数据的质量。在过去的十多年里，我国临床研究的水平和质量有了长足的进步和发展。但是与欧美发达国家相比，还存在着较大的差距，特别是临床研究数据的质量有待提高，这已成为制约我国临床医药研发事业发展的重要因素。

《医药临床研究中的数据管理》是一本有关临床研究数据管理的专著，它从临床研究的质量、标准、要求与规范的角度出发，对临床研究数据管理各阶段的工作做了系统全面的论述，反映了当代临床研究数据管理的最新进展。更为可贺的是，该书中专门有一篇详细介绍临床研究中使用的计算机系统的验证。相信这将对我国临床研究数据管理和数据管理系统的规范化与标准化发展起到积极的推动作用，具有里程碑式的意义。

颜崇超博士现任上海医药临床研究中心数据管理部高级总监，具有在国际制药企业从事临床研究的数据管理和计算机系统的应用、开发与管理十多年的经验，相信由他编著的《医药临床研究中的数据管理》一书能够为从事临床研究数据管理人员和其他从事临床研究的专业人士以及读者提供有益的借鉴和参考。

上海医药临床研究中心主任
中国科学院上海生命科学研究院研究员
上海生物医药行业协会副会长
原中国科学院上海生命科学研究院副院长

2011 年 3 月

前　　言

随着监管机构对临床研究质量要求的不断提高以及临床研究自身的进一步规范，临床研究中的数据管理也应向着高质量、规范化的方向发展。

在我们看来，医药临床研究中的数据管理既是一门科学也是一项技术。数据管理的科学性表现在它是不断总结前人的经验，对数据管理规律进行归纳和总结，及其对数据的完整性、准确性与真实性的追求。数据管理的科学性还表现在操作上的逻辑性以及在具体项目上的科学安排。它的技术性主要表现在遵守法规、符合业界的技术标准以及机构内部的操作规范。

临床研究必须遵守的准则，是各国有关临床研究的法规以及临床研究质量管理规范(GCP)。就内容与要求而言，虽然 ICH GCP、WHO GCP，以及我国食品药品监督管理局的 GCP 之间没有本质的不同，但 GCP 中并没有规定如何执行，这样就要求数据管理机构必须具有符合自身特点的标准操作规范(SOP),从而也就产生了不同机构在数据管理操作上的差别。鉴于这种现状，我们通过总结多年从事医药临床研究和数据管理工作的经验，在本书中对数据管理的要求、标准，以及步骤等作了详细的介绍，期望能对我国的数据管理的规范化发展起促进作用。尽管书中所阐述的一些方法和步骤可能不是唯一的或最佳的，但至少能为同行提供参考和启示。

本书分为 7 篇，分别介绍临床研究数据管理概论；临床研究过程和要遵守的规范以及标准；数据管理机构的基础建设；临床研究三个阶段(临床研究设计阶段、临床研究进行阶段，以及临床研究完成阶段)中数据管理的具体工作；临床研究计算机系统的验证。各篇章既自成一体、重点突出，又相互关联，组成了临床研究数据管理体系。

从内容上来说，本书除了对数据管理的各个环节作详细的说明外，还尽可能地介绍了当今临床数据管理中各方面的进展，特别是近几年来的行业要求与标准，例如，介绍了 MedDRA 字典、WHO 药物字典，以及 CDISC 的标准等。但是，新的内容与概念都有更新和发展的过程。且不说 MedDRA 在内容上每年两次的更新升级，就是 MedDRA 中的特殊检索分类(special search category, SSC)概念也已经消失，而将取代它的标准 MedDRA 分析查询(standard MedDRA query, SMQ)目前还尚未成熟；同样，CDISC 中的许多标准也在不断地更新。因此，希望读者以发展的眼光看待本书介绍的内容。此外，鉴于计算机系统在临床研究中的重要作用，数据管理系统的验证也已经成为数据管理工作的一项最基本的工作。为此，本书对计算机系统的验证的过程与要求也作了详细的介绍。

本书的内容最初是作为数据管理部门的内部培训教材，目的是提高数据管理水平以改善临床研究的质量。经多方要求，现公开出版发行。书中虽以药物临床试验为主体，但其基本的原则和方法也同样适用于医疗器械、生物制剂(如疫苗)等临床试验的数据管理。

本书可作为临床研究数据管理的培训教材，也可作为从事临床研究工作人员的参考资料，如制药企业的临床研究人员、临床研究基地的管理者和研究者、临床研究项目经理、药物安全评价人员、临床研究中心实验室人员、临床监察员、质量保证人员，以及药物评审人员等。本书还可作为临床研究计算机系统开发与验证人员的参考书；此外，本书还可作为医学院校的参考教材，并作为美国数据管理经理认证考试的参考书。

衷心感谢上海医药临床研究中心在本书出版发行上给予的鼓励、支持和帮助，同时感谢金丕焕教授和甘荣兴主任在本书编写上的关心，并在百忙之中为本书作序。

因本人学识薄浅，加之时间匆促，书中会存在很多问题，热忱欢迎读者批评指正。

颜崇超

2010 年 11 月初稿于美国康州

2011 年 3 月定稿于中国上海

目　　录

第 3 篇 数据管理机构的基础建设

第 4 篇 临床研究计划阶段的数据管理工作

第 5 篇 临床研究进行中的数据管理工作

第 6 篇 临床研究结束后的数据管理工作

第 7 篇 临床研究使用的计算机系统验证

第 1 篇

临床研究数据管理概论

1.1　药物临床研究

按照国家食品药品监督管理局颁布的《药物临床试验质量管理规范》(GCP)中对临床试验的定义，临床试验是指任何在人体(患者或健康志愿者)进行药物的系统性研究，以证实或揭示试验药物的作用、不良反应和(或)试验药物的吸收、分布、代谢和排泄，目的是确定试验药物的疗效与安全性。临床试验和临床研究，意义相同，两者可以互换。

临床研究的开展必须符合《世界医学大会赫尔辛基宣言》，即公正、尊重人格、力求使受试者最大程度受益和尽可能避免伤害。

药物的开发是一项费时、费力、费钱的过程。药物在进入临床研究前，必须进行有关药物的合成工艺、提取方法、理化性质及纯度、剂型选择、处方筛选、制备工艺、检验方法、质量指标、稳定性、药理、毒理、动物药代动力学等方面的研究。这些临床前资料必须符合进行相应各期临床实验的要求。临床研究药物的制备应当符合《药品生产质量管理规范》，即 GMP。

1.1.1　临床研究的类型

按试验目的的不同，临床试验一般分为以下几种类型。

(1) 治疗性试验：研究新的治疗手段，如新的肿瘤药物、基因疗法等。

(2) 预防性试验：研究新方法和新技术，如疫苗等。

(3) 筛选性试验：研究一种方法来发现诸如肿瘤等疾病，特别是在它的早期阶段发现，如检测试剂。

(4) 生活质量试验：研究缓解患者的病痛和提高生活质量的方法。

1.1.2　临床试验的分期

新药临床试验是按照有序的方式逐步进行的，这被称为分期。分期可以让研究者在临床研究的不同阶段，在可利用的信息基础上对药物的作用提出问题，并通过临床试验的结果来加以回答，同时分期也能达到保护受试者的目的。

临床试验通常分为 I、II、III、IV 期。

(1) I 期临床试验是初步的临床药理学及人体安全性评价性试验，以观察人体对于新药的耐受程度和药代动力学，为制定临床试验的给药方案提供依据。

(2) II 期临床试验是对药物治疗作用的初步评价阶段，其目的是初步评价药物对目标适应证患者的治疗作用及其安全性，并可为 III 期临床试验的研究设计和给药剂量方案的确定提供依据。II 期临床试验的研究设计可以根据具体的研究目的，采用多种形式，其中包括随机盲法对照临床试验等。

(3) III 期临床试验是对治疗作用的确认阶段，其目的是进一步验证药物对目标适应证患者的治疗作用和安全性，评价药物的利益与风险关系，最终为药物注册申请的审查提供充分的依据。III 期试验一般要求具有足够的样本量，并采用随机盲法对照试验。多中心试验多见于 III 期。

(4) IV 期临床试验是新药上市后的应用试验阶段，其目的是观察在大规模使用的情况下药物的疗效和不良反应，评价在普通或者特殊患者中使用的利益与风险关系，改进给药的剂量等。

临床试验的目的是确定试验药物的有效性与安全性，以及两者的利益与风险的关系。而有效性与安全性的确定，则取决于对临床试验中所收集到的受试者数据的统计分析结果。因此，临床试验中的数据质量是衡量临床试验质量的一项重要指标。

临床研究数据是指在临床试验期间，依据临床试验方案的要求而收集的受试者的所有信息。

1.2 临床试验的流程

在我国，只有具有临床试验资格的医疗单位才能开展临床试验。这样，制药企业在获得 SFDA 批准进行临床试验后，要与主要研究者(PI)一起制定临床研究方案、知情同意书，并由数据管理机构设计病例报告表(CRF)。在通过了伦理委员会的审核批准后，研究者可以招募受试者，并开始临床试验。试验中收集的数据由研究者填入病例报告表中，并经数据管理机构录入研究数据库，在经进一步的审查清理过程后，提交给统计师，作统计分析报告。临床研究报告由申办者向药监部门提交，申请药物上市。临床试验的流程见图 1。

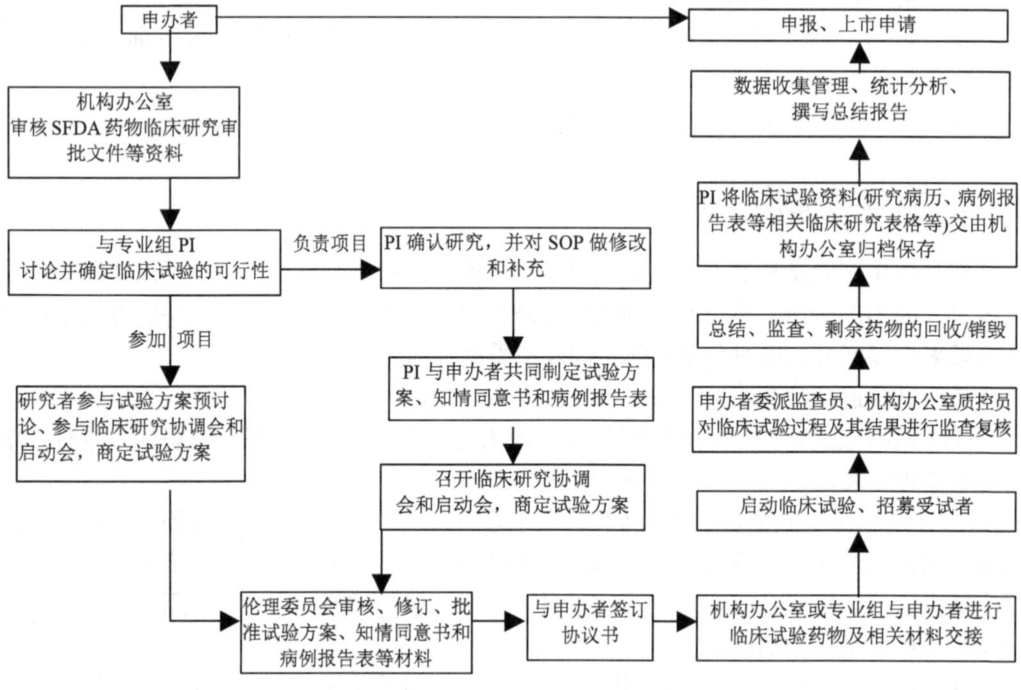

图 1 临床试验工作流程图

1.3　临床研究人员

参与临床试验过程的人员众多，其中涉及临床数据的产生、管理、分析、报告和提交等阶段的主要工作人员有：项目主管或项目经理、统计师、编程人员(SAS 编程等)、研究者与临床研究助理、临床监查员、临床数据管理员、药物警戒(pharmacovigilance)人员、医务法务事务(medical regulatory affair)人员、质量保证人员、医学写作人员、信息技术与信息管理人员。

他们各自在临床研究中的工作列于表 1。

表 1　与临床研究数据有关的人员及其主要工作描述*

与临床研究数据有关的人员	主要工作描述
项目主管或项目经理	负责临床试验项目的管理，确保所有试验严格按照临床试验方案、标准操作程序和相关法规进行制定项目计划，对临床试验项目进行全面的质量控制与管理，按时完成临床试验的启动、执行及结束工作，并及时与项目相关的其他部门进行沟通和协调 负责选定试验中心、研究者并制定试验预算。在项目进行中，负责质量控制与试验进程报告 负责项目相关文件、物资及药品调配，并与各方(如申办方等)及时沟通有关药物的有效性、安全性、物资、时间点及财务预算等相关内容
统计师	参与临床研究设计、随机方案设计、样本大小估算、制定试验的统计学方法 撰写统计分析计划 完成统计分析，撰写统计分析报告 协助完成试验报告
编程人员	负责编写和维护计算机程序，用于临床研究数据的统计分析与报告 支持包括计算机系统验证与程序验证在内的验证工作，编写 SAS 程序、逻辑检验程序，以支持临床研究的结果报告 负责临床研究数据的清理、挖掘、管理和分析使用
研究者	根据 GCP 和研究方案要求，完成临床试验的各项工作 临床试验的受试者筛选、入选及随访工作 向受试者介绍试验的内容与步骤，并解答有关问题 填写病例报告表 完成临床研究资料的收集、审查、归档和管理工作
临床研究助理	根据 GCP 和研究方案要求，协助研究者完成临床试验的各项具体工作 协助临床试验的受试者筛选、入选及随访工作 介绍受试者须知并解答有关问题 协助研究者填写病例报告表 协助完成临床试验资料的收集、归档和管理工作 协助完成临床研究药物管理、计数和记录工作
临床监查员	负责具体新药的临床试验的组织、实施和监查工作，确保临床试验按标准操作程序执行 保证试验文件的妥善保管、归档及药品的发放和回收 协调试验各方关系
临床数据管理员	数据管理计划的撰写、管理与维护 设计 CRF，撰写 CRF 填写指南 数据库的建立与验证、数据录入、审查与报告 进行数据的逻辑检验，负责数据质疑表的管理 研究数据的编码 锁定数据库 完成各项数据质量控制过程

续表

与临床研究数据有关的人员	主要工作描述
药物警戒员	负责临床试验中和上市后药物，以及自发性报告中的不良事件的收集、处理、记录、报告和跟踪随访等
医务法务事务人员	药品的注册与注册产品的维护 药品信息与患者信息的收集与维护 国内外药品安全信息的收集，风险预警 协助完成新产品的开发，负责新产品的注册或报批 与政府监管部门的协调与沟通
质量保证人员	负责实施和维护临床试验中的质量保证和质量控制系统，以确保程序的运行和试验数据的生成、记录和报告均符合研究方案、GCP 以及监管法规的要求 负责质量保证和质量控制系统的评估和监督，以及临床研究中 SOP 的维护、更新和定期培训等
医学写作人员	与项目团队成员的合作，准备临床试验报告、文摘、幻灯片演示文稿等 撰写临床试验报告 检查研究方案，验证计划、统计分析计划和原始数据列表等
信息技术与信息管理人员	维护临床研究系统的正常运转 参与计算机系统的验证与维护 临床研究系统的开发 系统用户的管理 对系统用户的技术支持

*各临床研究机构的设置与分工可能不完全相同。

1.4 临床研究数据的流程

根据临床研究数据收集方式以及数据进入申办者(或其指定的数据管理机构的)数据库的方式不同，临床研究分为纸质研究和电子化数据收集研究(简称 EDC 研究)。纸质研究是在研究基地，依照临床研究方案的规定，研究者或研究助理将受试者的数据记录下来再填入(或者是直接填入)事先设计好的纸质 CRF 中。研究中使用了纸质的 CRF，故称为纸质研究。在纸质研究中，CRF 被送到申办者的数据管理机构中，其数据被录入员录入数据管理系统的数据库中。而 EDC 研究则是试验数据在研究基地被研究者或研究助理直接或间接地录入到研究者的数据库(详见第 3 篇第 7 章：电子数据采集系统)。

临床研究中还有其他一些数据，如临床实验室数据。受试者的样本经中心实验室分析后，其分析结果被直接提交给申办者，并被“批”录入数据管理系统。

在数据的清理过程中，数据库中的“问题”数据不断地被发现。当所有的“问题”数据，经数据管理员向研究者发出质疑表后最终得到解决后，可以锁定临床研究数据库。

临床研究数据库的数据，经统计分析后，连同其他研究文件(如 CRF 和注释 CRF 等)一起提交给药物审批机构，以供评审。

临床研究数据的流程(纸质研究)见图 2。

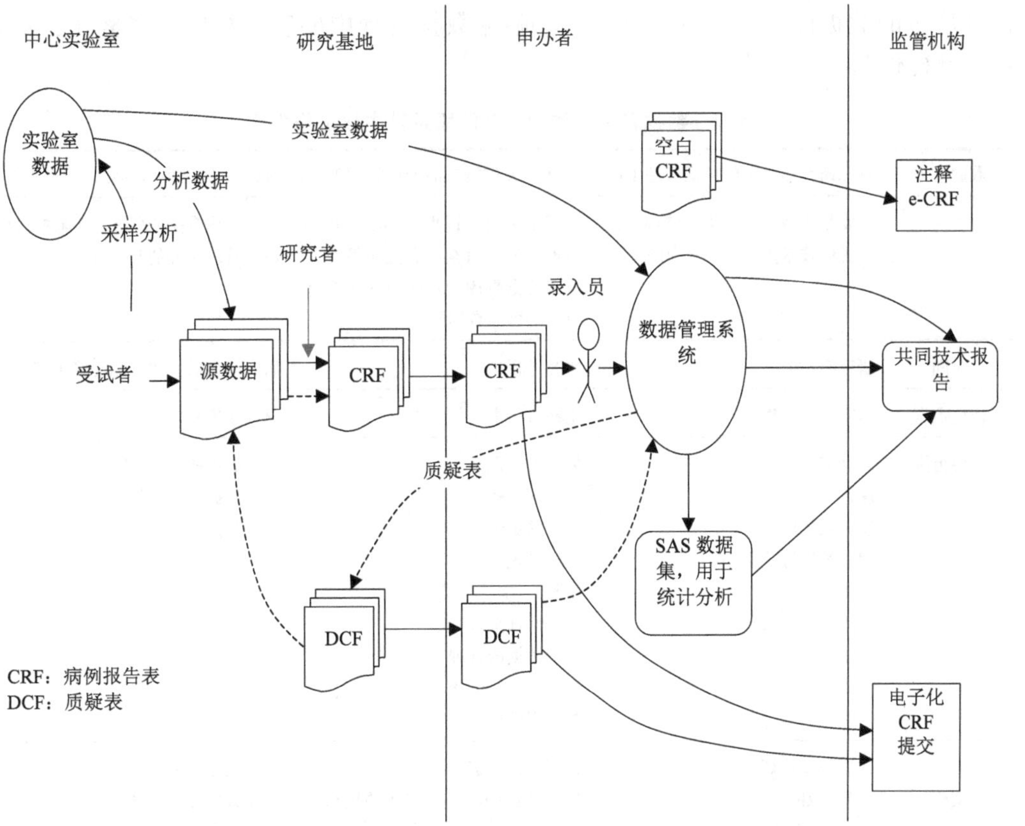

图 2　临床研究数据的流程(纸质研究)

因此，临床研究数据管理是指一系列的工作，它包括数据的录入、传输，以及为录入到临床试验数据库而进行的源数据的转换和衍生。此外，临床研究数据管理也包括数据库的建立、数据的录入审查、编码、更改、质量控制、数据库锁定和数据归档等。数据管理一般不包括源数据的采集。临床数据管理的目的是保证临床研究过程中受试者的权益与安全，以及保证数据的完整性、准确性、逻辑性与一致性。

1.5　数据管理工作的阶段

按临床研究的工作流程，数据管理工作可以分为三个阶段(表 2)。

本书的第 4~6 篇将分别详细论述临床研究各阶段中数据管理的主要工作。

1.6　临床数据管理的基本原则

临床数据管理的基本原则有：①数据管理工作遵守当地的法规、业内的标准，以及本机构的标准操作规范；②临床研究数据库应按照研究方案的要求，重点关注与药物安全性、有效性有关的数据；③数据管理的目标是按时完成数据清理工作，提供高质量的数据库，用于统计分析；④临床数据管理中要确保数据的完整性、安全性、准确性与一致性。

表2 数据管理工作的三个阶段及其主要工作内容

数据管理	临床研究启动前的数据管理工作	临床研究进行中的数据管理工作	临床研究结束后的数据管理工作
主要内容	主要是为数据的收集、清理和报告提供技术支持与技术保障	清理临床研究进程中不断发现的数据问题，直至问题完全解决，并锁定数据库，产生可用于统计分析的可靠数据	检查临床数据的质量，临床数据与数据管理文件的归档等
时间	研究启动前	研究进行中	研究结束后，数据库已经锁定
研究数据	尚未开始收集	正在收集中	已经收集完毕
主要范围	设计CRF 注释CRF 设计数据库 建立逻辑检验程序	数据的录入 数据的审查 数据的更新 差异管理 编码 数据管理报告 外部数据的管理 SAE一致性检查 数据库的锁定	临床数据的质量控制与质量保证 临床数据的保存与归档 临床数据管理报告
主要工作文件	数据管理计划 注释CRF (e)CRF填写指南 数据库文件 数据库验证文件 逻辑检验的技术文件	数据录入指南 外部数据的电子化传送的规格要求 数据库锁定清单	临床数据质量控制/质量保证报告 临床数据归档报告 临床数据管理报告

1.7 临床数据管理员的素质要求

(1) 临床数据管理人员必须遵守相关法规的要求以及GCP的要求开展数据管理工作，并对行业的标准和研究方案有着深刻的领会，同时熟悉本机构的标准操作规范中对于临床研究数据的要求，明确其在数据管理机构的作用与分工。这些都要求数据管理人员不断地学习新知识，关注数据管理行业的动态。

(2) 临床数据管理人员在开展数据管理的工作时，如数据库的建立、数据录入、数据审查和差异管理时，应当注重工作细节，并制定项目计划，遵守工作时间计划，并努力按时完成工作任务。数据管理人员应当掌握相应的计算机技能，并提高组织能力与管理能力。

(3) 临床数据管理过程涉及与项目团队的不同成员(CRA、研究者、统计师、程序员等)，以及外部的CRO等部门的沟通与交流，所以需要数据管理员具有良好的书面与口头表达能力，以及人际交往能力。

(4) 临床数据管理人员应当具有敏锐的观察能力，勤于观察，并善于发现工作中的问题，同时具有分析问题和解决问题的能力。

(5) 临床数据管理人员应当具有逻辑思维能力，并具有创造性思维，保持工作的主动性，并不断完善数据管理工作的流程。

1.8　临床数据管理员的职业发展方向

在获得了基本的技能培训后，数据管理员的职业生涯也会面临多种选择。除了继续作为数据管理员，并在这一方向发展成为数据管理经理或者总监外，还有其他选择空间。一方面，由于对数据管理缺乏足够的认识和充分的准备，在进入数据管理机构后，发现这个工作并不符合自己的职业发展目标，此时，应寻找更适合自己的工作。另一方面，经过几年临床数据管理的锻炼，并积累了临床研究的经验之后，数据管理员可以根据自身的特点，分别尝试进入临床研究的不同领域：①项目主管或项目经理，领导跨职能团队或者领导某个具体药物的开发项目；②计算机编程人员(如 SAS 或数据库编程等)；③临床监查员；④临床数据管理经理；⑤药物警戒人员；⑥医学法务事务人员；⑦质量保证人员；⑧医学写作人员；⑨信息技术与信息管理人员。

因此，进入数据管理这个行业之后，数据管理员有很大的职业发展空间和方向。在明确了自己发展的方向后，对数据管理员的挑战是要不断学习，并向这个方向不断努力。

1.9　数据管理的发展方向及其挑战

数据管理所面临的挑战主要表现在新的研究领域中数据管理的应用、数据管理中的新技术的应用，以及提高数据管理的效率。这些都集中体现为在有限的资源内，更快更好地做好数据管理工作。

数据管理这一行业的出现是伴随着临床研究中对于数据质量的追求。回顾数据管理近 40 年的发展历程，由起初的一支笔、几张纸，到后来的数据管理计算机系统，以及近 10 多年来的 EDC 系统，数据管理系统发展都是伴随着新技术的发展与应用。在这个过程中，对数据的质量标准与要求一直在不断地提高。

在数据管理机构内部，应将数据质量的概念始终贯穿于数据管理的流程当中，制定各个阶段的质量标准并实施质量控制，不断发现数据管理流程中的问题，识别和去除一些不必要的过程与步骤，使得数据管理符合监管机构的标准、行业内的规范，以及电子化的要求。

1.9.1　数据管理范围的扩大

随着临床研究的不断深入，临床研究中出现的问题也越来越复杂，但许多问题依然需要从临床研究数据中寻找答案，例如，及时发现研究中出现的异常不良事件，跟踪并评估这种不良事件的发展趋势。同时，新的研发领域不断地出现与发展，例如，生物技术等。今后，临床数据管理工作将从经典的 CRF 设计、数据库设计、逻辑检验、数据清理、数据转换等工作向新的领域扩展，其中包括以下几个方面。

(1) 开拓新的研究领域的数据管理及其应用(如生物标记物、基因分析等)。

(2) 及时提供清洁可靠的数据库，用于统计分析(如安全性监测、期中分析、临床研究进展等)。

(3) 发现影响临床研究进程或数据质量的瓶颈，提出改善措施。

(4) 促进并实施临床研究的标准化。

(5) 提供临床研究数据的实时报告的服务，及时发现研究中的问题，为早期决定提供数据上的支持。

(6) 加强临床研究数据系统与其他系统的整合，如药物警戒系统和项目管理系统，成为临床研究综合系统的仓库(repository)。

也就是说，今后临床数据管理工作将由现在的数据清理向数据使用的方向发展，这些数据包括源数据、元数据(metadata)、稽查痕迹，以及对数据的度量(metrics)。将来，数据管理工作不但提供临床研究的数据，而且提供临床研究的信息(information)，数据管理员将成为数据科学家(data scientist)。

1.9.2　新的临床数据仓库的应用

在国外，EDC 的使用已经改变了包括研究者、数据管理员、临床监查员和 IT 人员在内的临床研究的过程、内容和方式。在中国，尽管 EDC 研究刚刚起步，但这一趋势已不可逆转。相信在几年之内，纸质研究将从临床研究中消失，取而代之的便是无纸化的 EDC 系统。

与电子化数据收集技术密切相关的其他临床数据的收集方式，如受试者的电子日记(eDiary)、电子化的受试者报告结局(e-PRO)，以及整合语音应答系统等的广泛应用，将极大地提高研究数据的质量，并提高研究的效率。同时，与受试者招募、数据的测量、数据的收集与交换等有关的新方法和新技术，也日益受到重视。同时，这些系统与数据管理(包括 EDC 系统)或临床数据仓库的整合将为药物研发的早期决定提供及时完整的信息(见图 3)。

从技术上说，一方面，要求我国自主开发的临床研究系统的功能(如 EDC)不断完善，在性能指标上符合国际惯例；另一方面，对用于临床研究的计算机系统的验证也要达到监管机构以及国际规范的要求。对数据管理人员来说，如何利用这些新的计算机技术和手段，改善数据管理工作的质量，也是一个尚待探讨的课题。

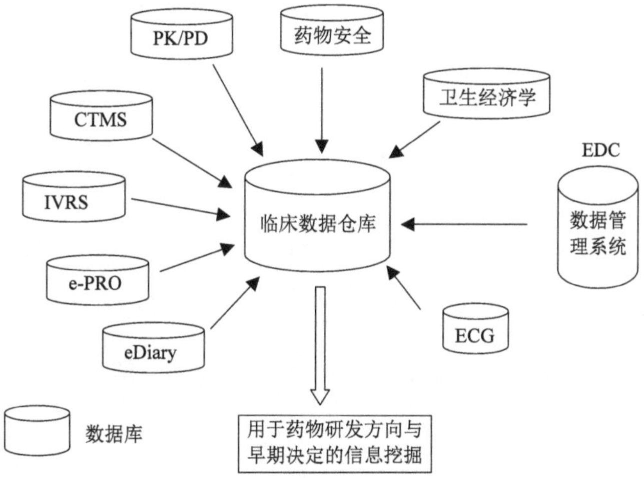

图 3　数据管理系统与临床数据仓库的整合与数据挖掘

1.9.3　临床研究数据的标准化

虽然临床研究数据的标准化有很长的路要走，但标准化带来的好处是显而易见的，并越来越受到重视。这些标准的制定，不但要求能被制药企业、药监机构等接受，而且也要在技术上可行，方便使用。相信随着 CDISC 的日益普及，与之相关的研究方案的制定、CRF 设计、数据集的提交等的标准化和规范化，都将有效地提高临床研究的效率，缩短药物开发或评审的时间与周期，使得药物更早应用于患者，缓解患者的病痛。

1.9.4　临床研究的全球化与 CRO 模式

临床研究全球化的趋势越来越清晰，多中心的全球临床研究以及多国申报也明显增多。临床研究的全球化，给数据管理人员带来新的挑战，除了由于地域的不同带来的数据管理工作的不便，语言也逐渐成为数据管理机构必须重视的问题。

合同研究组织(CRO)正在临床研究中发挥其独特的作用。从制药企业的角度，CRO 可以及时填补由于业务量的增加而带来的人手或技术短缺问题。此外，CRO 与制药企业的合作，可以不断地提高 CRO 的技术与质量。制药企业通过与 CRO 建立长期的合作伙伴关系，使得双方的利益达到最大化。CRO 利用其方便灵活的特点，促进临床研究(包括数据管理)的开展。但是，我国 CRO 在临床研究中发挥的作用仍然有待改善。

第2篇

药物开发过程、规章和标准化

第 1 章　药物开发过程

本章将简要概括新药在上市之前必须进行的研究开发过程，其中包括临床前(pre-clinical)研究和临床(clinical)研究。我们还将以向 FDA 提交申请为例，介绍临床研究过程中的两个重要的里程碑式的文件：新药临床试验申请(IND)和新药申请(NDA)。

尽管数据管理人员并不参与药物开发的每一个步骤，但是，对于药物开发过程的了解，无疑会帮助数据管理人员懂得数据管理工作的重要性和必要性，并增加数据管理人员的责任感和使命感。

医学研究主要是研究疾病的发生、发展及演化的规律。药物研究则注重于去除病因、恢复机体的功能、预防并发症，以及缓解症状等。很明显，在人体临床研究之前，所有的药物作用都是建立在动物(如大鼠、狗和猴)试验的基础上，药物对人体的影响以及影响程度也都是建立在这些试验基础上的推测和假设。因此，药物对人体的真实作用必须得到临床研究的证实。

药物在进入市场前必须通过一系列严格的试验，其中包括化合物的合成、临床前试验和人体临床试验等。药物试验的不同阶段将分别研究药物的安全性、有效性、理想的给药途径、适宜的使用剂量，以及对患者生活质量的影响等。

美国新药评审系统被公认为在世界上是最严格的。根据 Tufts 药物发展研究中心 2001 年的报告，平均起来，一种新药从实验室合成，筛选开始到最后被批准上市，用于患者，一共要花费大约 8 亿美元，费时 10~15 年。在被筛选的 5000~10 000 个化合物中，250 个可以进入临床前试验，而其中只有 5 个可以进入临床试验，最终仅有 1 个能被批准上市(图 1)。

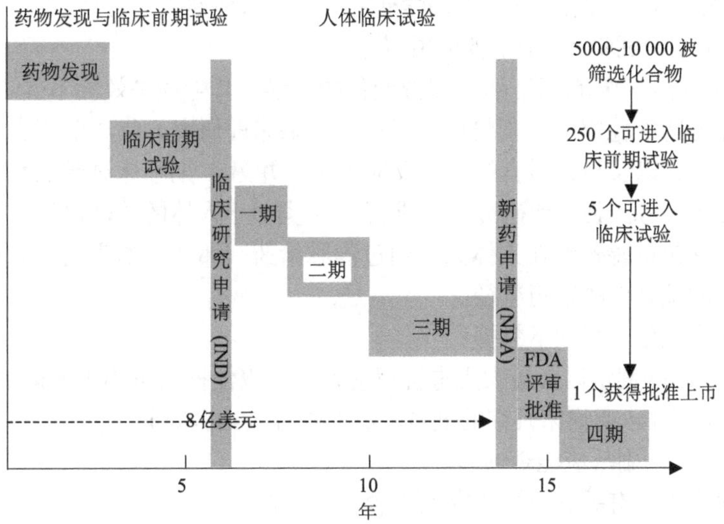

图 1　药物开发过程

药物的开发经历药物的发现、临床前研究和临床研究几个过程。临床前研究指的是受试对象为非人体的研究，而临床研究指的是研究对象为人体的研究。本章主要介绍临床前研究和临床研究。

1.1 临床前研究

药物临床前研究，主要包括药物的合成工艺、提取方法、理化性质及纯度、剂型选择、处方筛选、制备工艺、检验方法、质量指标、稳定性、实验动物的药理、毒理和药代动力学等。临床前期研究的目的是对药物的安全性问题作一初步的测试。有时，临床前研究也能够为药物的疗效提供一些相关的信息，为药物的人体试验打下基础。

临床前研究的结果，可以为申办者和监管部门，如 FDA，以及 IRB 提供足够的证据来决定该药物能否进入临床试验。临床前研究的结果将提交给 FDA 并作为 IND 的主要内容。

临床前研究主要进行非临床药理学，药代动力学和毒理学研究，其中药理学研究强调的是化学物质与机体的相互作用，包括药物的吸收、分布、代谢和排出，而毒理学研究则注重研究化学物质对机体的毒性反应、严重程度、发生频率和毒性作用机制等，包括化合物的生殖毒性、致癌性(能否引起肿瘤)和致畸性(对于 DNA 的影响)，以及单剂量和多剂量的毒性、局部耐受性等。临床前研究均在小动物上或者在细胞分子水平进行，其研究结果可以推断化学物质对人体的可能影响。更重要的是，临床前研究还可以预测在进行临床研究时，人体所能承受的最大可耐受剂量，以降低人体试验时所面临的风险。

进行临床前研究之前，除了要了解化合物的理化及生物学特性，还需要具有：

(1) 检测该化合物的分析方法。

(2) 化合物稳定性数据以支持毒理学研究和临床人体研究。

(3) 可用于动物试验和人体试验的配方。

(4) 生物可利用性资料以证明当配方变化的时候，其生物等效性不变。

当获得化合物的稳定性的资料后，可以启动临床前研究。临床前研究的目的在于测试化合物的毒性，以及与靶器官的计量反应关系，并为 I 期临床试验的剂量选择和观察指标的设计提供参考。临床前研究必须进行 2 种类似于人体的给药途径，如口服给药或静脉给药等。如果试验药物在人体只能通过静脉给药，那么，临床前研究也只试验静脉给药，而不再测试其他的给药途径。

临床前研究期望获得如下数据：

(1) 最大可耐受剂量以及最大无毒性反应剂量，以便推断可用于人体的起始剂量。

(2) 建议可用于 I 期临床研究的剂量，给药途径及给药时间。

(3) 观察药物的副反应能否逆转。

临床前研究中，有关安全性研究的内容主要包括：

(1) 急性毒性试验。
(2) 亚急性和亚慢性毒性试验。
(3) 慢性毒性试验。
(4) 遗传性毒性研究。
(5) 致癌性研究。
(6) 生殖毒性(如致畸、致突变)研究。

1.1.1　急性毒性试验

急性毒性试验通常是单次给药的毒性研究，观察动物一次或 24 小时内多次给予受试药物后，在一定时间内(如 24 小时)所产生的毒性反应及死亡情况，并以半数致死量(LD_{50})来表示。LD_{50}已经成为标志药物、毒物等毒力强度的一个重要常数。LD_{50}越大，其毒性越小，LD_{50}越小，其毒性越大。

急性毒性试验有时也观察给药后 14 天的延迟毒性反应以及机体的恢复能力。急性毒性试验一般要求在至少 2 种非啮齿类和啮齿类动物中进行。

1.1.2　亚慢性毒性试验

亚慢性毒性是指实验动物连续多日接触较大剂量的试验药物所出现的中毒效应，也称为亚急性毒性。所谓较大剂量，是指小于急性半数致死量(LD_{50})的剂量。亚慢性毒性试验的目的，主要是观察毒性反应、毒性剂量、受损靶器官的病理组织学变化等。

亚慢性毒性试验包括连续给药 4 周和 4~13 周的试验，动物一般选用大鼠和狗。

1.1.3　慢性毒性试验

慢性毒性是指以低剂量化合物长期给予实验动物，观察其对实验动物所产生的毒性效应。慢性毒性试验是确定受试药物的毒性下限，即长期接触该化合物可以引起机体危害的最低剂量(LOAEL)和无可见有害作用剂量(NOAEL)。为进行药物的安全性评价与制订人体药物安全限量标准提供毒理学依据。

慢性毒性试验中连续给药的期限一般为：大鼠 6 个月、狗 12 个月、猴 12 个月。试验要求使用 2 或 3 种动物，设计 3 或 4 个剂量组，并要求给药途径与临床使用相一致。慢性毒性试验将提供以下信息：

(1) 出现毒性的时间和剂量、毒性作用的靶器官。
(2) 药物的蓄积性。
(3) 药物的耐受性。
(4) 每种动物的最大无毒性剂量。

1.1.4　遗传毒性研究

遗传毒性研究是观察药物对生物体(细菌、细胞)的突变和染色体损伤的影响。最近 ICH 对遗传毒性指导原则进行修订改版，并对遗传毒性标准试验组合提出了具体的要求，如标准试验组合必须具备以下基本特征：

(1) 用细菌回复突变试验评价致突变性。该试验能检出相关的遗传学改变和大部分啮齿类动物和人类的遗传毒性致癌剂。

(2) 遗传毒性还应采用与哺乳动物细胞体外和(或)体内试验进行评价。

1.1.5　致癌性研究

致癌试验的目的是观察药物在动物体内的潜在致癌作用，从而评价和预测其可能对人体造成的危害。药物致癌性研究一般以大鼠或小鼠为实验对象，连续每日给药，观察 2 年后受试动物的肿瘤发生率。

国际上，对于预计长期使用的药物(如超过 6 个月)已经要求进行啮齿类动物致癌试验。2010 年初，国家食品药品监督管理局组织制定了《药物致癌试验必要性的技术指导原则》。明确指出，由于致癌试验耗费大量时间和动物资源，只有当确实需要通过动物长期给药研究评价人体中药物暴露所致的潜在致癌性时，才能进行致癌试验。

1.1.6　生殖毒性研究

生殖毒性试验是观察药物对哺乳动物(首选是啮齿类动物)生殖功能和发育过程的影响，预测其可能产生的对生殖细胞、受孕、妊娠、分娩、哺乳等亲代生殖机能的影响，以及对子代胚胎—胎儿发育、出生后发育的影响。生殖毒性试验一般采用三段设计进行，即一般生殖毒性试验、致畸敏感期试验和围产期试验。

生殖毒性研究分别评价生殖毒性和发育毒性：生殖毒性是评价药物可能对 F_0 代生殖能力的结构和功能性的影响，如对生育力、分娩和哺乳的毒性影响等；发育毒性是药物对 F_1 代的毒性影响，包括死亡、畸形(结构异常)、生长异常和功能性毒性等。

1.1.7　安全性药理学研究

安全性药理学(safety pharmacology)主要是研究药物在治疗范围内或治疗范围以上剂量时，潜在的、不期望出现的对生理功能的不良影响。该研究一般用于人体临床 I 期前的动物研究，观察药物对实验动物生命体征，如心血管功能、呼吸功能、中枢神经系统功能的影响，用以推测药物用于人体的剂量并预测对人体可能的毒副作用。

1.1.8　药代动力学研究

临床前期药物代谢动力学研究旨在阐明药物在动物体内的吸收(absorption)、分布(distribution)、代谢(metabolism)和排泄(excretion)的动态变化规律，故药代动力学研究也被称作 ADME 研究(表 1)。

表 1　药物的体内代谢过程与药代动力学参数

体内过程		动力学参数
吸收	药物口服后，进入消化道，在不同部位，如口腔、胃、肠吸收，进入血液	溶出度：药物分子在消化道中溶解的程度 生物利用度：药物吸收的程度 最大血药浓度(C_{max}) 达峰浓度(C_{max})：一次给药后的最高浓度，此时吸收和消除达平衡。 达峰时间(T_{max})：给药后达峰浓度的时间,多为 2(1~3)h。
分布	进入血液的药物到达作用部位，产生治疗作用或毒副作用	房室模型：药物在体内的转运和(或)转化速率 同一隔室药物浓度的变化速度相同，均相 一室模型：药物进入血液迅速分布全身，并不断被清除 二室模型：药物进入体内后，首先快速分布于组织中，然后进入缓慢的清除过程 表观分布体积(Vd)：表示药物在体内被组织摄取的能力。表观容积大的药物体内存留时间较长 曲线下面积(AUC):药-时曲线下所覆盖的面积，反映药物体内总量
代谢转化	药物在肝脏或胃肠道通过一系列氧化还原反应进行生物转化的过程	氧化反应 还原反应 水解反应 结合反应 微粒体加单氧酶 细胞色素 P_{450} 等
排泄	药物或代谢物经肾(尿)或胆汁(粪)或呼吸排泄	清除：原药在体内消失的过程。包括肾(尿)或胆汁(粪)或呼吸排泄及代谢转化的总和 消除速率常数：反映药物在体内消失的快慢 半衰期($t_{1/2}$)：药物浓度或药量降低 50%所需的时间 清除率或肾清除率：反映药物或代谢物经肾排出体外的速度

1.1.9　药物非临床研究质量管理规范

临床前研究必须严格执行《药物非临床研究质量管理规范》(GLP)。原国家药品监督管理局成立后开始对 GLP 进行修订，于 1999 年 10 月颁布了《药品非临床研究质量管理规范(试行)》,并于 1999 年 11 月 1 日正式实施。但是在我国加入世界贸易组织(WTO)之后，该规范中某些条款已与国际公认原则不符，2003 年国家食品药品监督管理局(SFDA)根据《药品管理法》、《药品管理法实施条例》，并参照国际公认原则，重新修订并颁布了《药物非临床研究质量管理规范》，于 2003 年 9 月 1 日正式实施。同时原国家药品监督管理局于 1999 年 10 月 14 日发布的《药品非临床研究质量管理规范(试行)》废止。

在动物研究中，要注意观察受试动物的生命指征，如心率、血压、脉搏，以及中枢神经系统、呼吸系统等的功能变化。

在美国，为了保证每一个受试动物免受不必要的疼痛和刺激，动物福祉与使用管理委员会(Institutional Animal Care and Use Committee，IACUC)必须在实验启动前审批动物研究方案，并在实验过程中检查研究进展以及动物福祉法(Animal Welfare Act)的执行情况。

1.2 新药临床试验申请

当临床前期的动物试验结果显示化合物具有足够的安全性并准备进入人体试验时，主办者需要向 FDA 申请新药临床试验(Investigational New Drug Application, IND 申请)。按照美国食品、药品和化妆品法案(Food, Drug and Cosmetic Act)，此时的化合物已经成为研究药物，将受到官方的监管。

FDA 收到药物申报主办者递交的 IND 时，药物申报主办者，即负责药物上市的公司、研究机构和其他组织，必须向 FDA 提供其对实验动物所进行临床前试验的结果，以及进行人体试验的具体计划。在这个阶段，FDA 必须判断药物是否安全，是否达到实施人体试验的标准。

在 FDA 收到新药试验申请日起，30 天内是不能开始进行人体试验的。新药试验申请送达相关的药物审评科评审后，如无问题，FDA 也不会通知申办者，也就是说，申办者在 30 天期限后如未收到 FDA 对试验的任何异议时，该新药试验的申请即开始生效。也就是说，食品药品管理局并非“批准”IND，而是“反不反对”。如 FDA 对该新药申请的临床试验有不同意见，并对临床试验做暂缓进行的判定，此时申办者应充分合作，补足 FDA 所要求的资料或试验。

一般来说，在药厂提交 IND 申请的几个月之前，就会与 FDA 沟通并举行临床试验申请前咨询会议(pre-IND meeting)，并与 FDA 在药物开发过程中持续交流对话，以得到 FDA 有关药物开发的意见和建议。从 FDA 方面来说，临床试验申请前咨询会议可以在科学上和管理上为制药公司提供药物开发过程的指导，澄清并解决临床前研究中发现的有关安全性问题，以免公司过早递交 IND 申请，并最大限度地利用现有的非临床实验结果，减少不必要的动物试验。这样，申办者可尽早启动用来支持药物审批的长期、慢性安全性试验，以缩短审批时间，并使药物尽早上市。

1.3 临床研究

在获得药物的安全性资料之后，药物研究将进入临床试验阶段。相对于在动物体内进行的临床前研究，临床试验是指试验对象是人体的研究。

根据研究目的和受试者的不同，人体临床研究一般分为 4 期(I~IV 期)，I~III 期临床研究的结果，连同临床前期的数据提交给药监评审机构，以获得上市的批准。IV 期临床研究是新药在批准上市后，进行相应的临床研究，观察在更大的范围内使用这个新药时，它的疗效和不良反应、在特殊患者中的使用效果，以及是否要改进给药剂量等。人体临床研究的过程列于表 2。

表 2　临床研究过程 (I~IV 期)

临床试验期	I 期	II 期	III 期	IV 期
目的	观察药物的安全性、剂量范围、配方制剂的剂型、药物代谢动力学特征，如吸收、分布、代谢和排泄，以及药物之间的相互作用	主要观察新药疗效，进一步观察安全性，调整并确定合适的给药剂量	确认新药疗效和安全性，确定给药剂量	观察不良反应、禁忌证、长期疗效和可能有的远期副作用，并评估远期疗效及对卫生经济学与患者的生活质量的影响
人群	健康志愿者或者是某些特殊适应证的患者	患者	患者	患者
规模	短期小规模	中期中等规模	长期大规模	长期大规模
样本数	20~200 人	100~500 人	1000~3000 人	>2000 人
试验设计	开放、基线对照、随机化和盲法	双盲，安慰剂，严格的入选标准和排除标准	随机化，双盲，安慰剂，多中心	可不设对照组，也可进行小样本随机对照试验
持续时间	数月	数月~2 年	1~4 年	数年
平均成功率	70%	33%	25%	

当药物的安全性在 I 期得到确认后，II 期试验将在大量的人群(100~500 人)中进行以评价药物的疗效，同时在 I 期研究的基础上继续药物安全性的评价。绝大部分的新药临床研究在 II 期时失败，主要原因在于其疗效未达到预期，或者是由于药物的毒副作用。

有一些 II 期试验设计成一个案例报告系列(case series)用以表明在特定的处理组中药物的安全性。而另一些 II 期试验则使用随机化方法，将受试者分组并分别给予药物或对照处理。随机化的 II 期临床研究所要求的患者数目比 III 期的患者数目要少。

有时，II 期临床研究又分为 IIa 和 IIb：

IIa 期的主要目的是为了评估给药剂量，即确定给药的剂量。方法是先入组少量受试者(大多为健康志愿者)，以确立合适的治疗剂量和量效关系，评估风险-利益比，探询新药配伍并为下一步试验提供方法学的依据。

IIb 期的主要目的就是评估规定剂量下的药物疗效，即在规定的剂量水平，药物是否发挥作用。IIb 期的受试者一般为患者。

IIb 期是在 IIa 的基础上增加样本量，明确该剂量下的有效性和安全性。例如，一个药物在 IIa 期有几个适应证，入组十几个病例后，观察有效性及安全性，并选择有效性等良好的适应证组扩大样本量做 IIb 试验，最后再观察其有效性和安全性。

II 期临床研究是在 I 期完成的基础上进行的。还有些时候，I 期和 II 期结合起来，共同进行，以检查药物的安全性与有效性。

在 II 期临床完成后，为了更好地选择剂量，降低所需的临床试验数目和临床试验时间，申办者和 FDA 会进行 II 期临床结束会议(end of phase IIa meeting，EOP2a)。该会议的主要目的是确定所申请的 III 期临床试验设计是否能够最大程度地保证试验的成功率，如有效性和安全性指标等。EOP2a 会议有助于 FDA 根据早期药物暴露量-效应关系以提高药物开发的效率。因为 FDA 有机会接触到大多数同类产品的临床研究数据，FDA 往往比申办者更能建立起完整的研究模型(如安慰剂效果、患者退出试验的比例和疾病进展等)，从而建立更为合理的药物-疾病模型和药物暴露量-效应之间的关系。利用这些模型，FDA 能模拟各种试验设计、各种药物剂量和各种用药方法下的药效，从而建议申办者用最优化的 IIb 期和 III 期试验设计方案和最有可能成功的用药方法和剂量，使申请者少走弯路。

III 期试验是在 I 期和 II 期取得满意结果的前提下进行的。该期大多包括多中心的临床试验。

多中心临床研究是指由多名研究者在不同的研究机构内同时参加并按同一试验方案的要求，用相同的方法同步进行的临床试验，所获得的临床数据作为整体做统一分析。多中心试验由一位主要研究者(PI)总负责，并作为各研究中心间的协调者。多中心临床研究的目的是保证样本量的均衡性和试验数据与结论的科学性、客观性、可靠性。

多中心临床研究的优点是：

(1) 收集病例快、病例多，缩短试验周期。

(2) 减少偏差(bias)，所获结论可信度大。

(3) 通过多中心合作，可提高试验设计与研究水平。

III 期临床试验一般由 2 或 3 个重要的研究(pivotal study)组成，以表明药物的安全性与有效性。III 期临床研究的结果可用于新药上市申请(new drug application，NDA)，同时也支持上市药物的标签(labeling)。

1.4 新药申请

新药申请是申办者采取的要求 FDA 考虑批准新药在美国上市的正式步骤。在完成了 III 期临床试验并获得了药物的安全性与有效性的信息后，申办者提出新药申请。

现在，可以以电子方式提交临床研究报告，CDISC 正是基于这一要求而开发的用于数据提交/交换的标准(见第 2 篇第 4 章：数据管理的标准化——CDISC 简介)。

NDA 的审评由药理、化学、统计、医学和药物代谢等不同专业的人员组成的审核小组进行，并由消费者安全官统筹：

(1) 消费者安全官检查所送资料是否完整。

(2) 审核小组审核。

(3) 召集专家咨询委员会会议，公开讨论试验的结果并提出委员会意见。

当 NDA 审核结束后，FDA 将给申办者一份核准信函并说明所需补充的资料或手续。当所有手续齐全后，经 FDA 同意，寄发新药上市许可核准书，作为药物上市的法律依据。

FDA新药申请主要流程见图2。

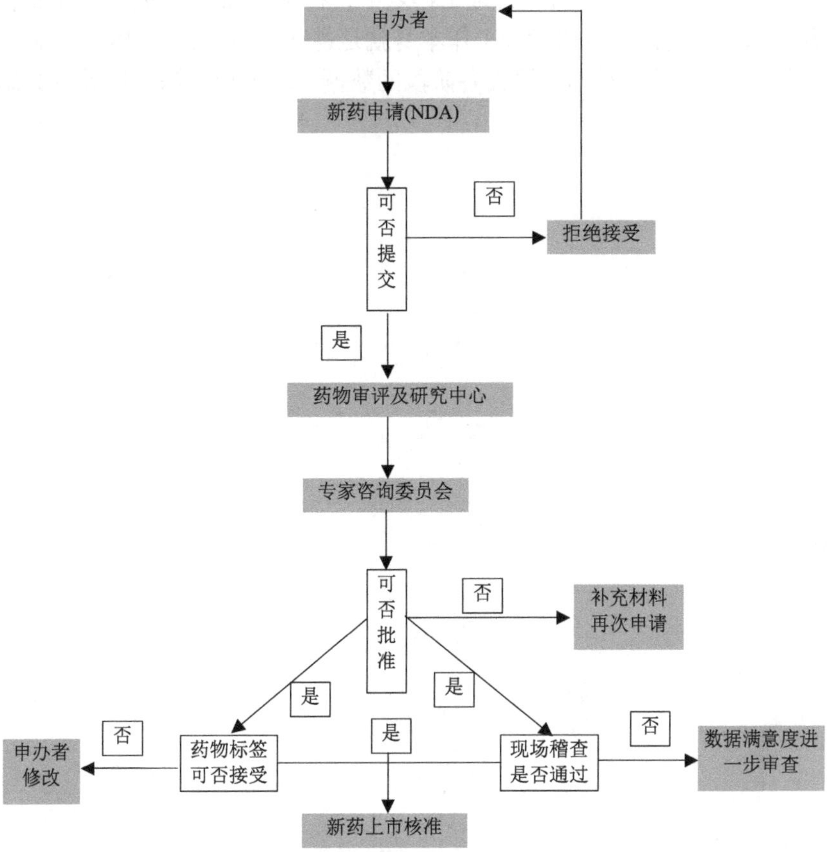

图2　FDA新药申请主要流程图

1.5　IV期临床研究

在新药申请获得批准后，FDA还会要求进行一些临床试验以提供有关药物有效性和安全性的更多信息。有时，作为药物批准条件，FDA也会要求在一定时间进行额外的以确定疗效为目的的补充试验。此外，作为批准的条件，FDA也会要求进行药物安全性的长期试验。这些研究可以是观察性流行病学调查，也可以是上市后监测。IV期临床试验也可用于与其他同类药品的疗效比较，或者注重于某一特定的人群以及特定的适应证，并作为卫生经济学评估和生活质量评估的依据。

1.6　药物临床试验质量管理规范

所有的人体临床研究必须严格遵守药物临床试验质量管理规范。GCP规定了临床试验过程的标准，包括方案设计、组织实施、监查、稽查、记录、分析总结和报告等。其目的是为了保证药品临床试验过程规范，结果科学可靠，保护受试者的权益并保障其安全。数据管理作为临床研究中的最关键工作之一，在保证临床研究数据质量中起到十分重要的作用。从根本上说，数据管理工作本身就是遵守 GCP 的具体体现。本书也正是依照对 GCP 的理解和要求，对临床研究各阶段的数据管理工作做深入细致的介绍。

第 2 章　人体药品注册技术要求国际协调会与 FDA 临床研究指导文件

2.1　ICH 简介

为了严格管理药品，每个国家都必须对药品的研制、开发、生产、销售、进口等进行审批，并形成了各自不同的药品审批注册制度。这一方面，不利于保证药品的安全性、有效性和药品的质量；另一方面，随着制药企业趋向国际化并寻找新的全球市场，制药企业要在国际市场销售药品，需要更长时间和昂贵的多次重复试验和重复申报，客观上也造成了制药企业在生产和科研等部门人力和物力的浪费，导致新药研究和开发费用逐年提高，患者的医疗费用也逐年上升。针对这种状况，20 世纪 90 年代初，美国、日本和欧盟三方的政府药品注册部门和制药行业发起了人用药品注册技术要求国际协调会议(International Conference on Harmonization of Technical Requirements for Registration of Pharmaceuticals for Human Use，ICH)。ICH 的目的是建立一套适用于多个国家和地区的药物申报标准，以减少重复试验所带来的额外经济负担，从而加速药品的上市。

ICH 是由欧盟、美国和日本三方的药品注册部门和生产部门组成，共有六个单位：欧盟、欧洲制药工业协会联合会、日本厚生省、日本制药工业协会、美国食品与药品监督管理局、美国制药研究和生产联合会。

此外，世界卫生组织、欧洲自由贸易区和加拿大卫生保健局作为观察员；国际制药工业协会联合会(IFPMA)作为制药工业的保护伞组织参加协调会。 ICH 秘书处就设在日内瓦国际制药工业协会联合会总部。

2.2　组织机构

ICH 由指导委员会、专家工作组和秘书处组成如下。

(1) 指导委员会

指导委员会由六个参加单位和国际制药工业协会联合会各派两名代表组成，共有 14 名成员。指导委员会主要领导 ICH 会议并协调工作进展。每年召开 2 或 3 次会议，分别由主办国管理部门的代表主持会议，三个观察员组织可分别有 1 名代表列席指导委员会会议，但没有表决权。

(2) 专家工作组

专家工作组由六个参加单位提名的若干专家组成，是指导委员会的技术顾问。其中有1名专题组长，负责该专题的工作。协调的专题共分四个类别(表3)。

表3 ICH协调专题的分类及主要内容

协调专题的类别	协调专题代码	主要包括内容	已制定文件
安全性 safety	S	涉及临床前期研究，如药理、毒理、药物代谢等体内或体外试验	14
质量 quality	Q	涉及化学品或药品的质量保证，如稳定性、验证、杂质、规格等	24
有效性 efficiency	E	涉及人体试验研究，如临床试验设计、研究报告、GCP等	21
综合类 multidisciplinary	M	涉及无法列入上述三类的，如术语、电子代码、共同技术文件、药品字典等	5

(3) 秘书处

秘书处设在日内瓦国际制药工业协会联合会总部。主要负责指导委员会及专家工作组会议的准备工作和有关文件的起草，并负责与各组的协调员联系，以保证将讨论的文件按时发送到有关人员手里。

2.3 职责

(1) 对在欧盟、美国和日本药品注册的技术要求中存在的不同点，提供注册部门与制药部门的交流，以统一认识，目的是将新药及时推向市场，使患者得到及时治疗。

(2) 监测和更新已协调一致的文件，以达到最大程度地接受ICH成员国间的研究开发成果。

(3) 随着新技术的发展和新治疗方法的应用，对出现的问题及时协调，以避免在执行技术文件时产生分歧。

(4) 推动新技术、新方法以替代现有的技术和方法，在不影响安全性的情况下，减少受试者数量、受试动物数量和其他资源。

(5) 鼓励已有的协调技术文件的分发、交流和应用，以执行共同的标准。

(6) 建立全球合作，保护公众的健康。

2.4 工作程序

ICH工作程序按顺序分为5个阶段。

(1) 第一阶段：专家工作组对新选题目进行初步讨论、审查和修改，达成共识后，提交指导委员会。

(2) 第二阶段：在指导委员会的六个参加单位负责人对初稿进行审查讨论并同意后，将技术文件的初稿提交欧盟、美国、日本三方药品管理部门正式讨论，在六个月内将意见汇总。

(3) 第三阶段：药品管理部门启动其咨询过程并对草案提出意见，工作小组对之提出“补充草案”。如果“补充草案”中有重要修改，则需将材料再一次分发到有关单位征求意见，再把意见归纳到“补充草案”中，然后提交给 ICH 专家工作组，由专家代表签字。

(4) 第四阶段：经指导委员会讨论并同意后，指导文件提交三方药品管理部门签字，并建议三方管理部门采用。

(5) 第五阶段：欧盟、美国、日本三方药品管理部门根据各国的程序，将通过的技术文件列入本国药品管理法规中。

2.5　ICH 工作的特征和目标

(1) 患者第一的指导思想

一切从患者利益出发是 ICH 讨论和协商的基础，决定技术文件的准则是：“是否有利于患者？如何更快地为患者提供高质量、安全有效的药物？如何按国际标准进行高质量的临床试验？”

(2) 对话和协作的精神

管理部门和工业部门的专家在同一原则下进行讨论，从不同角度提出更合理的见解，避免片面性。在 ICH 会议中，管理部门和工业部门是对话，是相互合作和相互信任。

(3) 透明的工作方式

透明度是 ICH 的另一个重要特征。为了使达成一致的协议能很快付诸实施，要求所讨论的技术信息不仅在欧盟、美国、日本三方之间共享，而且应尽量使信息传递到非 ICH 国家，使更多国家了解 ICH 的活动，并从中获益。

(4) 重视技术含量

ICH 虽然只有欧盟、美国、日本三方参加，但这三方的产值占了世界的 80%，所使用的研究和开发费用占了世界药物研究总投入的 90%，并集中了国际上有经验的药品审评和研究开发方面专家的智慧，提出一套技术要求的指导原则。

2.6　ICH 的产品

为避免在开发和注册过程中的重复工作，使一整套研究足以证明一种新医药产品的质量、安全性和有效性，ICH 现已制定了 60 多个技术文件，其中包括如何向监管机构提交结构符合要求的通用技术文档(common technical document，CTD)。此外，ICH 正在致力于加强国际电子通讯，研发电子化通用技术文件(electronic common technical document，eCTD)，通过提供电子化标准监督信息传输(ESTRI)，新药申请人以电子化的方式提交通用技术文档给监管部门，来满足制药公司和监管机构的要求。

ICH 主持开发了药事管理的标准医学术语集(medical dictionary for regulatory activities，MedDRA)。MedDRA 适用于除动物毒理外的所有药品的开发过程，被制药企业和监管机构广泛使用，范围涵盖从上市前到上市后的整个监管流程，以及数据录入、检索、评估和报告，是一本非常有效实用的医学术语集。MedDRA 的分析工具-标准 MedDRA 分析查询(SMQ)帮助用户分析 MedDRA 编码数据中的不同 SMQ 主题，以发现和确认与药品安全有关的案例和信号。

由于数据管理员主要参与临床研究的人体试验部分，所以 ICH 技术指导文件中所有与药物有效性和安全性的部分都或多或少的和数据管理有关。此外，MedDRA 医学术语编码也是数据管理必须进行的日常工作。以下将简单介绍几个 ICH 技术要求文件对数据管理工作的影响，理解这些技术要求文件，将有助于更好地完成数据管理工作。

2.6.1　临床安全数据管理：速报制度的定义和标准(ICH E2A)

药品上市前的安全性评价报告判断一个药物能否最终成为安全有效的药品，主要通过风险和效益的综合评价来确定。在所有临床试验中，安全性评价是一个重要内容。临床安全数据管理：速报制度的定义和标准(ICH E2A)指出，临床试验的安全性评价报告需陈述以下内容：对所有不良事件的汇总和分析；死亡和其他严重不良事件，并对此类信息进行罗列、分析、讨论；另外还应包括临床实验室参数异常的评价。通过对以上所有情况的综合评价得出临床安全性结论，ICH E2A、E2B、E2C、E2D 连同 M1 MedDRA 医学术语等对临床安全数据的定义、报告和管理作了具体的规定。根据这些规定，数据管理机构可以制定自己的工作流程并按照要求提供临床数据的安全性材料。

ICH 定义的严重不良事件 (serious adverse drug event, SAE)是指以下未预期的医学事件(在任何剂量下)：①导致死亡；②危及生命；③需要住院或者延长现在住院时间；④导致持久的或严重的残疾或功能不全；⑤先天性畸形或出生缺陷(E2A: II B)。

对于那些临床研究的药品，一旦发现严重威胁生命和功能的反应，申办者在首次获知后的 7 天内尽快通知药品监督管理机构，在随后的 8 天内尽可能完成跟踪报告(E2A: III B 1)。严重的非预期无死亡和生命危险的不良反应，如果符合加速报告的要求，申办者应在首次获知后的 15 天内备案(E2A: III B 2)。因此，在临床试验开始前，申办者和研究者应制定临床试验中关于不良事件记录和严重不良事件报告的标准操作程序，其中至少应包括：有关术语定义(如不良事件、严重不良事件、药物不良反应、非预期药物不良反应等)、不良事件的记录要求和快速报告的标准。在临床试验中，研究者发现任何一件不良事件后，不管是否与试验用药有关，均应在原始记录中记录该不良事件，并转抄至病例报告中。所以数据管理员在设计病例报告表时对不良事件的记录至少应包括：①不良事件所有相关症状的描述；②不良事件发生的时间和持续时间；③不良事件的严重程度；④因不良事件所做的检查和治疗；⑤研究者判断不良事件是否与使用试验药物有关。

不良事件应予以追踪观察，其随访的情况、不良事件的变化情况等，均应记录在原始文件中，其中也包括实验室检查通知单(如 X 射线检查、心电图等)和检验结果报告单。

在对不良事件的数据管理中，逻辑检验可以帮助提高数据的质量，如所有报告的严重不良事件，研究者都必须采取相应的医学处理。如果收集安全性数据和临床数据管理属于两个不同的系统，数据管理员还应进行二者间的一致性检查(SAE reconciliation) 。鉴于不良事件在临床研究中的重要性，本书第 5 篇第 6 章对不良事件与严重不良事件的收集、报告与一致性检查，作专门介绍。

2.6.2 临床研究报告的结构和内容

临床研究报告的结构和内容(ICH E3)通过在 ICH 国家定义一种标准统一的临床研究报告的结构和内容，使临床研究的结果得到各国官方机构的认可，以缩短药物上市前的审批时间。在美国，ICH E3 已经替代了 FDA 当时已有的新药申请的临床和统计格式和内容的指导原则。

为了符合临床研究报告的结构和内容的要求，制药企业或执行临床数据结果分析报告的合同研究组织可能需要修改它们的标准操作规范，其中也可能涉及病例报告表修订。例如，在 E3 10.1 明确要求提供随机化以及进入或完成每一阶段的受试者数量，同时提供随机化后受试者终止试验的理由，并按治疗方法和终止原因分组(随访丢失、副作用、依从性差等)，提供入选受试者的数量以及被剔出的理由。针对这一要求，数据管理员需要在 CRF 中添加对这些要求的相关问题(表 4)。

表 4　受试者终止试验的理由

如果受试者没有按计划完成研究，请给出理由(选择一个答案)：
□1=副作用
□2=反应不满意
□3=无效
□4=未归
□5=其他医疗事件
□6=其他非医疗事件
□7=违反方案
□8=受试者请求
□9=其他，请说明___________

此外，由于报告格式的变化，数据管理员需要对其使用的分析报告的软件程序(如 SAS 程序)作必要的改动。

ICH E3 10.2 方案偏差中要求，与研究入选或排除标准、方案的实施、受试者的管理或评估等有关的重要偏差都应加以说明。在分析报告中，方案中的偏差应按中心做相应总结，并分为以下不同的类别：①受试者不符合入选标准，但进入研究；②受试者符合退出标准，但没有退出研究；③受试者接受错误的治疗和不正确的剂量；④受试者使用了研究禁止的伴随药物。

方案偏差的定义需要根据具体的研究方案，结合临床人员、数据管理员、统计分析师等的多方讨论，以达成共识，并且在研究开始前以书面形式，在数据管理计划中作具体的定义和描述。根据 ICH E3 对研究报告内容的要求，每一个研究必须收集以下 CRF：①知情同意；②人口学资料(年龄、种族、性别、体重及身高)；③入选标准和排除标准；④受试者的处置；⑤不良反应/严重不良反应；⑥伴随用药；⑦方案偏差；⑧既往病史；⑨体格检查；⑩研究用药、剂量、时间；⑪临床实验室分析结果及正常值范围。

2.6.3　ICH E6 GCP

GCP 是临床研究的指导原则(详见第 2 篇第 3 章：GCP 与数据管理)。

2.6.4　临床试验的总考虑

临床试验的总考虑(ICH E8)的主要目的是阐述新药临床开发研究过程中，国际上广泛接受的原则与惯例，通过达成对基本原则、基本方法和相关术语的共识，有利于对国外临床试验数据的评价和接受，ICH E8 强调临床安全性和有效性的概述性文件，便于使用者查阅。

ICH E8 强调临床研究的基本原则是保护受试者，以及科学的研究设计和数据分析。E8 还阐述了药物开发的过程，包括非临床研究和临床研究，并对临床研究的目的、设计、操作、分析和报告作了具体的描述，其要点是：

(1) 清晰地说明研究的目的。

(2) 选择合适的研究设计方法，以获得重要信息。

(3) 选择受试人群要考虑到研究的阶段和适应证，以及已经获得的非临床研究结果和临床研究的信息。

(4) 临床研究应设立一个适当的对照组，并和安慰剂、无治疗对照、阳性对照或不同剂量的研究药物做对照。

(5) 研究人群样本的大小应根据治疗作用的预期值、数据的离差程度、错误发生的概率等因素作统计学的评估。

(6) 应预先定义主要变量，并描述观测方法，观察方法应客观、适时适地。

(7) 为减少偏差，随机化分配受试者入选，并使用盲法和增加依从性。

(8) 遵守 GCP，及时记录并报告研究中的不良反应。

(9) 每一研究需有专门的分析计划，该计划应与研究目的和研究设计相吻合。

(10) 按照 ICH 指导文件(如 E3 和 E6)的要求书写临床研究报告。

理想的数据管理工作应开始于研究方案尚未定稿时的研究计划阶段，通过参与评审研究方案，制定研究流程，数据管理员可以为临床研究设计 CRF 表格，并建立合理高效的数据库，用于数据的管理、分析和报告(详见第 4 篇第 2 章：临床研究方案与数据管理)。

2.6.5　ICH E9 临床试验的统计学指导原则

ICH E9 明确指出：药品的有效性和安全性应通过临床试验来论证，而临床试验的实施应依据 ICH GCP。GCP 认为在临床试验的设计和分析中统计学的作用不可或缺。临床试验的统计原则旨在一个全面的临床开发的背景下，为申办者在进行药品临床试验的设计、实施、统计分析和评价时提供指南。

2.6.5.1　验证性试验

验证性试验(confirmatory trial)是一种事先提出假设，并对该假设进行检验的有对照的试验。验证性试验通常可提供关于药物的有效性和安全性的有力证据，这类试验的关键假设需事先设定，由试验的主要目的直接形成，并且在试验完成后进行检验。

验证性试验主要是对所提出的假设提供坚实的依据，因此，坚持按照试验方案并以标准步骤进行试验操作尤为重要。同时，必须对一些不可避免的修改给出解释并提供书面材料，并检查由此而产生的后果。研究方案修订是指在临床研究的过程中研究方案的任何更改。在研究过程中，研究方案有时会根据研究的进展而作适当的调整，如当入选标准过于苛刻时，受试者的入选变得非常困难；有时因为试验药物的不良反应，也必须对研究方案中规定的药物剂量作相应的调整。

选择受试者的入选标准与排除标准在临床试验中应当保持不变，但有时也要对其进行适当的修改。入选标准与排除标准的更改不能破盲，对所做修改应在修订方案中说明，其内容包括任何统计的后果(如不同事件发生率导致样本量的调整，或分析方法的修订，如按修改的入选标准或排除标准进行分层分析等)。

研究方案修订的方式，可以是添加额外的附加页，对需要修改的地方逐一描述。如果研究方案有太多的修改，此时方案可能需要重写，并用不同的版本号以区别于先前已批准的方案。但修订后的研究方案被批准后，研究者需要采用新的修订后的研究方案。此时数据管理员的主要工作就是针对方案修改过的部分，对所涉及的 CRF、注释 CRF 以及数据库进行修订，以满足新的研究方案的需要。如有必要，CRF 填写指南也要做相应的修订，这些改动都必须记录在数据管理计划中。

在 EDC 研究中，研究方案的修订与发布，一定要有与之相适应的数据库，以便于研究者按照新的 eCRF 进行数据录入(详见第 3 篇第 7 章：电子数据收集系统)。

2.6.5.2　临床研究数据的收集与处理

临床试验中，数据收集的内容必须与研究方案保持一致，数据收集的内容和收集的时间在临床研究方案中应有明确的规定。在研究过程中，应当专注在分析计划中预先设定的重要数据，如主要变量，确定对方案的依从性，并识别是否有违反方案(如服药时间或访视时间是否在方案规定的时间窗口等)。严格区分缺失值(missing value)与“0”值和空值(characteristic absent)。

(1) 主要变量与次要变量

主要变量，有时也叫目标变量(target variable)或主要疗效指标(primary endpoint)。它是针对试验的主要目的、提供与临床最有关的且确凿可信的证据的变量。主要变量通常只有一个，可以是安全性、有效性(或耐受性)的变量，也可以是有关生活质量和卫生经济学的测量值。主要变量的选择应考虑相关研究领域已有的公认准则和标准。主要变量通常用作样本量的估算。

次要变量也称为次要疗效指标，它是与主要目的有关的支持性或辅助性指标，或者与次要目的有关的疗效指标。次要变量也是试验的目的的必要组成部分。

在临床研究的数据收集、整理和分析报告过程中，必须严格按照 GCP 的规定执行，做到数据的及时记录、更正错误和补遗。临床监查员的源数据核查(SDV)应当确保主要变量与次要变量的 100%核查，而数据管理员的主要工作是确保主要变量和次要变量 100%的准确无误(详见第 4 篇第 2 章：临床研究方案与数据管理)。

(2) 违反方案

违反方案(protocol violation)是指没有遵守经伦理委员会和研究部门批准的研究方案。违反方案是一个由错误、欺诈或不当行为而引起的对研究方案的严重违背，因而导致受试者的数据被排除在统计分析报告之外。违反方案必须尽快报告给申办者和伦理委员会。

相对于违反方案，方案偏差可以算作是不太严重的违规，通常发生于不可预见的情况。一般在事先或事后申办者可以和研究者进一步讨论，以达成一致。通常，申办者应当在研究方案中描述研究中可能出现的偏差或者违反方案的标准。以下是临床研究中较为常见的违反方案和方案偏差：①入选标准或排除标准没有达到；②研究过程中使用了方案中规定的禁用药物；③方案完成不正确或一些检查没有进行；④样本(如血样)处理不当；⑤随访时间不在规定的时间范围；⑥受试者没有遵守研究的要求，如服药或访视等。

数据管理员在建立研究数据库时，必须和统计人员、临床研究人员共同合作，对违反方案的内容、标准以及分类做出定义，并将之列于研究结果的分析与报告的 16.2.2 中(见 ICH E3 10.2 方案偏差)。

(3) 缺失值

缺失值是 CRF 中规定要收集的数据，但研究者没有填入，而导致数据的空缺。病例报告表中原则上不应有缺失值，尤其是重要指标(如主要疗效指标和安全性指标)与受试者的基本数据，如性别、出生日期、入组日期和各种观察日期等。试验中观察的阴性结果、测得的结果为零和未能测出的数据，均应有相应的符号表示，不能空缺，以便与缺失值相区分。也就是说缺失值需与“0”值和空值相区别。“0”值是数据本身是“0”，有明确意义；而空值则是逻辑上不应出现的一些数值，典型的例子就是男性受试者是否有怀孕的历史，或者女性受试者是否有前列腺的疾病等。数据管理工作的重点是尽可能地找回缺失值。

缺失值会对临床试验的分析结果产生偏差。如果缺失值数量很多，就无法对试验结果进行正确的解释。缺失数据的产生可能有许多原因，但大都与受试者不能参与或完成研究方案有关(例如受试者拒绝继续参加研究、治疗失败或已成功、不良事件以及受试者脱落等)。有时，有些受试者即使完成了研究方案，某些数据仍有未收集到，而出现不同程度的数据不完整(例如，实验室检查的遗漏)，或者某一特定的问题没有询问(例如不良反应出现的时间)等。数据管理员的责任就是根据研究方案，尽快找出缺失数据并通过质疑的过程要求研究者及时找回缺失数据。这样，尽可能地减少数据的缺失，从而保证研究数据的质量。需要强调的是，数据管理员应当将有限的时间和资源用于主要变量和次要变量等重要数据，以确保这些数据的准确无误。

(4) 期中分析

期中分析(interim analysis)是指正式完成临床试验前，按事先制订的分析计划，分析处理组间的有效性和安全性，以检验试验方案中的假设是否合适，样本含量的估计是否正确等。由于分析的次数、方法和结果对试验结果的解释产生影响，所以，所有期中分析必须预先计划并在研究方案中作出说明。

由于期中分析可能包含了非盲态的数据及结果，因此所有参与试验的人员中，除直接实施期中分析的人员之外，这类分析的结果其他人员也必须保持盲态。研究者仅仅会被告知是否会继续进行试验或对试验方案是否进行修订。任何设计不好的期中分析都可能会使分析结果有误，导致所得的结论缺乏可靠性，因此应避免这样的期中分析。如果进行了计划外的期中分析，在研究报告中应解释其分析的必要性或破盲的必要性，并评估可能导致的偏倚、偏倚的严重程度，以及对结果解释的影响。对数据管理员来说，及时提供高质量的数据库用于期中分析是数据管理过程中的一项重要工作，其操作程序和要求与最终数据库的锁定相同(见第 5 篇第 7 章：数据库锁定与解锁)。

2.6.6　非抗心律失常药物致 QT/QTc 间期延长及潜在致心律失常作用的临床评价

在 20 世纪 60~70 年代，有些药物(如抗精神病药和 H1 受体拮抗剂等)被报道具有心脏毒性，但是由于这些药物应用范围较窄，它们引起 QT 间期延长的现象并未引起足够的重视。以往仅发现先天性 QT 间期延长综合征的患者在应用某些抗心律失常药物时，会发生一种恶性室性心律失常，最终会导致室颤而致死亡的尖端扭转型室性心动过速(torsades de pointes , TdP),但是目前研究证实许多非治疗心脏病的药物亦有致心律失常的副作用。目前，虽然尚不清楚心率失常的发生与 QT 间期或 QT 离散度(QTc[①])的增加之间是否存在必然联系，但是大多数引发 TdP 的药物都可以明显引起 QT/QTc 间期的延长。引起 TdP 的药物停止上市的例子并不少见。由于 QT/QTc 间期延长是心率失常的敏感心电图表现，因此新药上市前进行充分的安全性评价应包括该药对 QT/QTc 间期的影响特征。

ICH E14 的重点就是要求对所有新的化合物进行全面的 QT/QTc 研究。全面的心电图研究除了强调对 QTc 间期的观察，也要求临床试验必须对所有 ECG 变化作出全面的描述。数据管理员应当具备一定的临床医学背景，并不断地学习与数据管理有关的新要求、新知识，以 ICH E14 为例，数据管理员应当与心脏科医生、统计人员等一起，建立有效的心电图数据收集程序，以满足数据的统计分析报告。

2.6.7　医学术语：药事管理的标准医学术语集

药事管理的标准医学术语集(the Medical Dictionary for Regulatory Activities，MedDRA)

① QTc 是 QT 离散度，表示同步记录的 12 导联体表 ECG 中最长 QT 间期与最短 QT 间期的差值。

是在 ICH 主持下创建的国际医学术语集。MedDRA 可用于医疗产品研发整个周期中，对医学信息进行分类、检索、报告与信息间的交流。MedDRA 对于新药上市前后不良事件报告的电子传输，以及临床试验数据的编码等尤其重要。

MedDRA 发布以后很快被欧盟、美国、日本所接受并逐渐在商业领域中广泛应用。目前，MedDRA 已有汉语、捷克语、荷兰语、法语、德语、意大利语、日语、葡萄牙语、西班牙语等多国语言版本。此外，一些商业软件中也包含 MedDRA 的应用。著名数据分析公司甲骨文(Oracle)就在其旗下的临床数据管理产品中，采用 MedDRA 对新药临床试验中出现的不良事件等进行标准化编码。MedDRA 广泛用于药物上市前后的不良事件报告，临床试验数据的编码 MedDRA 需要不断地更新和维护。维护和支持服务组织(MSSO)执行这一任务。对于用户要求增加或改变一个现有医疗概念的编码，MSSO 会在国际医学专家的充分论证之后加以更新。MSSO 在每年的 3 月和 9 月两次发布或更新 MedDRA 版本。每年的 3 月发行包含 LLT 和 PT，以及 HLT 水平的变动，是主要的发行。9 月发行只包含 LLT 和 PT 水平的变化。2011 年 3 月版本 14.0 是目前 MedDRA 的最新版本。

MedDRA 是一个多轴型层次结构(multiaxial and hierarchical structure)，分为以下几个层次：

(1) 系统器官分类(system organ class, SOC)。

(2) 高级别组术语(high level group term, HLGT)。

(3) 高级别术语(high level term, HLT)。

(4) 首选术语(preferred term, PT)。

(5) 最低级别术语(lowest level term, LLT)。

另外，MedDRA 字典包括规范化的 MedDRA 分析查询(SMQ)(详见第 2 篇章第 5 章：MedDRA 与标准 MedDRA 分析查询)。

ICH E2B 中要求使用 MedDRA LLT 对所有疾病或诊断名称、适应证、不良反应名称及表现、检验项目等进行编码，因为 LLT 能够最接近地表达所报告的最原始的反应和事件。如果 MedDRA LLT 中无合适编码，建议根据临床表现选用最相近的编码。MedDRA 除了用于不良反应的编码，还可用于描述疾病、诊断、体征、症状、临床操作、实验室检测结果、外科手术程序，以及病史、社会学和家族史等。

编码的目的是为了更好地对临床研究数据(如不良事件)有一个综合的分析和报告，所以编码是数据管理员的一项重要工作。有的数据管理机构的编码工作是由专门人员负责，以提高工作效率和编码的一致性。这样，就要求编码工作者具有一定的专业知识。对大多数数据管理员来说，除了要了解 MedDRA 的结构，按照编码人员的建议对临床研究的数据进行必要的质疑，如术语分解(split)等，还要能够指导研究者准确填写不良事件等信息，以符合编码的要求(详见第 3 篇第 8 章：医学术语与编码)。

2.7 FDA 临床研究指导性文件

ICH 的技术要求文件涵盖了药物的质量、安全性和有效性等药物开发的多个方面。

ICH 批准这些文件(第四步)后，将会建议欧、美、日三方的药品管理部门根据本国的程序，将所通过的技术要求文件列入本国的药品管理法规中。除此之外，药品管理部门也会制定自己的临床研究工作指南，例如，FDA 发表了一系列临床研究指导性文件和信息资料(information sheet)，对现行的法律法规作进一步的解释，或者作出 FDA 的解读(表 5)。尽管这些指导性文件并不影响法规的执行，但是一般认为，临床研究部门(如制药企业或 CRO)应努力地按照这些指导原则去做，因为 FDA 是法规的执行者，而这些指导性文件代表了 FDA 对这些法规的观点和看法。

表 5　FDA 发布的部分临床研究指导性文件

发布日期	原文件名	参考译名
2005 年 9 月	Collection of Race and Ethnicity Data in Clinical Trials	临床试验中人种与种族数据的收集
1999 年 4 月	Computerized Systems Used in Clinical Trials	计算机系统在临床试验中的应用
1998 年 1 月	Acceptance of Foreign Clinical Studies	接受的国外临床研究
1998 年 1 月	Recruiting Study Subjects	招聘研究受试者
1998 年 1 月	Screening Tests Prior to Study Enrollment	研究注册前的筛选检查
1998 年 1 月	A Guide to Informed Consent	知情同意指南
2009 年 1 月	Adverse Event Reporting to IRBs	不良事件报告给 IRB
2003 年 8 月	Electronic Records; Electronic Signatures-Part 11, Scope and Application	电子记录、电子签名——第 11 部分范围和应用
2002 年 1 月	General Principles of Software Validation	软件验证的一般原则
2007 年 4 月	Adverse Event Reporting-Improving Human Subject Protection	不良事件报告——提高对受试人体的保护
2002 年 1 月	Regulatory Submissions in Electronic Format; General Considerations	申报文件电子格式：一般考虑
2004 年 5 月	Handling and Retention of Bioavailability and Bioequivalence Testing Samples	处理和保存用于生物利用度及生物等效性测试的样品

资料来源：http://www.fda.gov/RegulatoryInformation/Guidances/UCM122046

2.7.1　联邦法规 21 章第 11 款范围和应用

21 CFR Part 11 是联邦法规 21 章第 11 款，该法规制定了一个标准，在此标准下，FDA 将认为电子记录、电子签名和在电子记录上的签名是可信的、可靠的，并且通常等同于纸制记录和纸上的手写签名。此法规旨在要求电子档案的管理过程保障电子记录的真实性，使电子记录更具可信度，无法篡改、造假或复制，并要求制药厂商、医疗设备制造商、生物科技公司，以及其他与 FDA 相关的产业都要遵守这一标准。

为了更好地理解和执行第 11 款的内容，自 1997 年起 FDA 发布了有关第 11 款指南的初稿，经过几年的反复讨论并广泛征求意见，于 2003 年 8 月发布了正式的指导文件，并对第 11 款的一些要求作了具体的建议，如对计算机系统的验证要求、稽查痕迹，以及文件记录的复制等。

2.7.2　计算机系统在临床试验中的应用

2007 年 5 月，FDA 发布了计算机系统在临床试验中的应用的指导原则，提出 FDA 对于计算机系统用于临床研究的具体要求，该指导原则比 ICH E6 5.5 部分更为具体。

临床试验中应用计算机系统的指导原则适用于申办者、合同研究组织、数据管理中心、临床研究者，以及伦理审查委员会的临床试验的计算机系统。计算机系统的应用，是以电子化表格的形式生成、修改、维护、归档、恢复及传送临床试验数据，也可用于递交给 FDA 的数据申报，该指导原则适用于计算机系统建立原始文档(电子记录)，也适用于计算机系统处理自动化分析仪器收集到的原始数据，还可用于纸质文件再录入或直接将数据录入计算机系统，或者由计算机系统自动录入数据。

该指导原则主要包括以下几点：

(1) 临床研究方案。

(2) 标准操作程序。

(3) 原始文件及其保存。

(4) 内部安全(访问限制、原始数据生成记录、日期/时间的标记)。

(5) 外部安全维护。

(6) 其他系统特征(数据直接录入、数据恢复、系统文件的可靠性、系统控制、变更控制)。

(7) 人员的培训。

2.7.3　软件验证的一般原则

2002 年 FDA 发布了软件验证的一般原则指导文件(版本 2.0)，对软件验证的一般原则的目的、适用的范围、软件验证的原则、工作和任务等进行了具体的描述。本书第 7 章将讨论临床研究中使用的计算机系统的验证。

一般来说，一个国家或地区的法令加上 ICH 的规范，是当地制药企业建立标准操作规范的基础。具体地说，美国制药企业对于其药物上市的申请，除了要遵守 ICH 的指导文件，还必须遵守 FDA 的法规要求(包括其指导文件和规范)，并根据自身的工作流程，建立自己的标准操作规范(SOP)。就数据管理机构来说，ICH 指导文件及当地官方对临床研究数据及数据管理的法规要求直接影响数据管理工作的内容、责任以及操作规范。

第3章　GCP与数据管理

ICH GCP是有关人体试验的方案设计、组织实施、监查、稽查、记录、分析总结和报告的伦理学和科学的国际质量标准。遵循这一标准是为了保护受试者的权益、安全和健康，并与《赫尔辛基宣言》的原则保持一致。遵循ICH GCP原则也为临床试验数据的可信性提供了保证。

我国GCP的制定最早是在收集了各国以及世界卫生组织(WHO) GCP的相关指导原则后酝酿起草的，经过广泛征求意见，又充分借鉴了ICH GCP的指导原则，再结合我国的实际情况，最终定稿并颁布实施。

3.1　ICH GCP的基本原则

(1) 临床试验的实施

临床试验的实施应符合《赫尔辛基宣言》的伦理原则，并与GCP和监管法规要求保持一致。

(2) 风险评估

在开始一个试验之前，应当权衡个体受试者和社会的可预见风险、不方便和预期的受益。只有当预期的受益大于风险时，才可以开始和继续这个临床试验。

(3) 受试者的权利与安全

受试者的权利、安全和健康是最重要的考虑，应当胜过对科学和社会利益的考虑。

(4) 药物背景信息

应当提供有足够的关于试验用药的非临床和临床资料，以支持将要进行的临床试验。

(5) 试验方案

进行临床试验应当有充分的科学基础，有明确、详细描述的试验方案。

(6) 伦理委员会评审与批准

临床试验的实施应当遵循事先已经得到研究机构审查委员会(IRB)/独立的伦理委员会(IEC)批准/赞成的试验方案。

(7) 受试者的医学保健

一名合格医生或合格牙医的职责是给予受试者医疗保健，代表受试者作出医学决定。

(8) 称职的临床试验人员

参与实施临床试验的每一个人应在受教育、培训和经验等方面都有资格完成他(她)的预期任务。

(9) 知情同意的过程

在参加临床试验前，应当获得每一个受试者自己给出的知情同意书。

(10) 数据管理

所有临床试验资料应被妥善的记录、处理和保存，以确保相关资料能进行准确报告、解释和核对。

(11) 受试者的隐私

确保用于鉴别受试者身份的记录的保密性得到保护，依照相应的监管要求尊重隐私和保密规定。

(12) 试验用药的生产、处理和储存

试验用药品应当按照适用的药品生产质量管理规范(GMP)生产、处理和储存，应按照已批准的方案使用。

(13) 质量保证

应当建立用以保证试验各方面质量的程序系统。

此外，ICH GCP 的主要内容还有：机构审评委员会或独立的伦理委员会、研究者、申办者、临床研究方案和方案的修改、研究者手册、临床试验必需文件。

3.2　ICH GCP 中数据和数据管理有关的内容

ICH GCP 是人体临床试验的质量管理规范，虽然其中没有专门的章节描述对数据管理的要求，但数据管理以及与数据管理相关的工作在 ICH GCP 的不同章节里多次被提到。数据管理作为临床研究中的一项重要工作，GCP 的基本原则也同样适用于数据管理。在 ICH GCP 的前言中明确指出：在产生提交给监管机构的临床数据时应当遵循本指导原则。本节对与数据管理有关的 ICH GCP 条款做一简单的归纳，其中，表 6~表 8 分别列出与数据和数据管理有关的 GCP 术语、GCP 条款，以及 GCP 对研究文件归档的要求。应当指出的是，作为数据管理者，应当对 ICH GCP 有全面的理解和认识，这里介绍的内容只是 GCP 的一小部分内容。

表 6　与数据和数据管理有关的 GCP 术语

GCP 术语名称	定义
1.9 稽查痕迹	允许重现整个稽查事件过程的相应文件
1.11 病例报告表	按试验方案中的规定而设计的一种印刷的、光学或电子文件，用来记录每一名受试者在研究过程中的全部信息，并报告给申办者
1.51 源数据	临床试验中的临床发现、观察或其他活动的原始记录及其可靠副本中的全部资料，对于重建和评价试验是必要的。源数据包含在源文件中(原始记录或可靠副本)
1.52 源文件	原始文件、数据和记录，如医院记录、临床和办公室图表、实验室笔记、备忘录、受试者日记卡或评价表、药房发药记录、自动仪器记录的数据、在核对后做为准确副本的可靠复印件或抄件、显微胶片、摄影负片、缩微胶卷或磁介质、X 射线、受试者文件，以及保存在药房实验室和参与临床试验的医学技术部门中的记录
1.55 标准操作规范	为达到均一性完成某一特定职责而制定的详细书面说明

表 7 与数据和数据管理有关的 ICH GCP 规范

ICH GCP 规范	内容
2.8	参与进行临床试验的每个人应当在受教育、培训和经验方面都能胜任并完成所赋予的各自的任务
2.10	所有临床试验资料应妥善记录、处理和保存，以确保对相关资料能进行准确报告、解释和核对
2.11	确保用于鉴别受试者身份的记录的保密性得到保护，依照适用的管理要求尊重个人隐私
4.9.1	研究者应当保证提供给申办者的病历报告表(CRF)和所有需要报告的数据的准确、完整、易辨认和及时
4.9.2	CRF 中来自源文件的数据应当与源文件一致，如不一致应作出解释
4.9.3	CRF 中数据的任何改变或更正，应当注明日期、姓名中的第一个字母和简单说明(如有必要)，并使原来的记录依然清晰可见(即应保留稽查痕迹)；这同样适用于文字和电子的改变或更正。申办者应当向研究者和(或)研究者指定的代表提供关于进行这种更正的指南。申办者应当有书面的程序以保证在 CRF 中由申办者指定的代表所作出的改变或更正是有记录、有必要的，并得到研究者的认可。研究者应当保留改变和更正的记录
4.9.5	基本文件应当保留到最后批准在一个 ICH 地区上市后至少 2 年，和直到在一个 ICH 地区没有未决的或仍在考虑的上市应用，或试验用药品的临床研究正式停止后至少已过去 2 年。但是，根据适用的官方管理要求需要或申办者签署的协议需要，这些文件应当被保存更长时间。申办者有责任通知研究者和研究机构，到什么时候这些文件不必再保存
5.1.1	申办者负责按照书面 SOP 执行和维持质量保证和质量控制系统，保证试验的实施和数据的产生、记录和报告遵守试验方案、GCP 及适用的官方管理要求
5.1.3	在数据处理的每一阶段都应当有质量控制，以保证所有的数据是可靠的并已经得到正确处理
5.5.1	申办者应当任用有合适资格的人监督试验的全面实施、处理数据、核对数据，进行统计分析和准备试验报告
5.5.3	当应用电子化试验数据处理和(或)远程电子试验数据系统时，申办者应当： (1) 确保并记录电子数据处理系统符合申办者所设定的关于完整性、准确性、可靠性和一致性的要求，并达到期望的性能(如数据确认) (2) 有使用这些系统的 SOP (3) 保证系统的设计在允许数据修改时按这种方式进行：数据的修改被记录下来而不删除已经录入的数据(即保留稽查痕迹、数据痕迹和编辑痕迹) (4) 有一个防止未经授权访问数据的安全系统 (5) 有一份被授权修改数据的人员名单 (6) 具有足够的数据备份 (7) 如采用盲法，保护盲法安全(如在数据输入和处理期间维持盲态)
5.5.4	如果在处理中数据作了转换，将原始数据和观测值与处理后的数据进行比较
5.5.5	申办者应当使用明确的受试者识别码，以识别所报告的每一位受试者的所有数据
5.18.4	监查员的责任 按照申办者的要求，在试验和试验单位恰当和必要的时候，监查员应当通过下列活动，以保证试验正确的实施和记录： (1) 作为申办者和研究者之间的交流主干线 (2) 核实研究者有足够的资格和资源，并且在整个试验期间这些资源仍是足够的；核实设备，包括实验室、仪器和人员，能够安全和正确地开展试验，并在整个试验期间也能正常进行 (3) 对于试验用药，核实： (a)储存时间和条件是可以接受的，在整个试验中供应充足 (b)试验用药只按试验方案规定的剂量提供给合格的受试者 (c)向受试者提供正确使用、处理、储存和归还试验用药的说明 (d)在试验单位，试验用药的接收、使用和返还有适当的控制和记录 (e)试验单位对未使用的试验用药的处置符合官方管理要求和申办者的要求 (4) 核实研究者遵循已批准的方案和所有已批准的修改

续表

ICH GCP 规范	内容
	(5) 核实在每个受试者参加试验之前已经得到书面的知情同意 (6) 确保研究者收到最新的研究者手册、所有的文件、所有试验用药，以正确开展试验，并遵守适用的官方管理的规定 (7) 保证研究者及其试验单位的职员对试验有充分的知识 (8) 核实研究者及其试验单位的职员正在按照方案中与申办者和研究者或研究机构之间的其他书面协议执行特定的试验职责，而没有将这些职责委派给未经授权的人 (9) 核实研究者只招募合格的受试者 (10) 报告受试者招募速度 (11) 核实源文件和其他试验记录的准确性、完整性、更新情况并都得到保存 (12) 确保研究者需要提供的报告、通知、申请和递交的文件，并确保这些文件都是准确、完整、及时、清晰可读、注明日期和具有试验标识的 (13) 彼此对照检查 CRF 记录、源文件和其他与试验有关的记录，确保其准确性和完整性。监查员尤其应当核查： (a)试验方案需要的数据在 CRF 上有准确记录，并与源文件一致 (b)每一位试验受试者的剂量和治疗的任何修改均有很好的记录 (c)不良事件，伴随用药和试验过程中发生的疾病根据方案的要求在 CRF 上作了报告 (d)受试者未进行的随访、未进行的测试，以及未进行的检查应在 CRF 上作清楚报告 (e)所有已接纳的受试者撤出或中途退出试验应在 CRF 上报告并给出说明 (14) 通知研究者关于 CRF 的填写错误、遗漏或字迹不清楚。监查员应当确保所做的更正、附加或删除是适当的，并注明日期和解释(如有必要)，而且由研究者或研究者授权的修正 CRF 的试验人员签上姓名首字母，授权应当有证明 (15) 确定所有不良事件在 GCP、试验方案、IRB/IEC、申办者和有关官方管理要求所规定的期限内恰当地作了报告 (16) 确定研究者持有基本文件 (17) 通知研究者关于试验方案、SOP、GCP 和官方管理要求的偏差，并采取适当措施防止所发现的偏差再次发生

表 8 ICH GCP 中对数据和数据管理有关的研究文件归档要求

ICH GCP 规范	文件	目的	归档在	
			研究者/研究机构	申办者
8.2.2	已签字的试验方案和修改的方案(若有)以及病例报告表样本	以证明研究者和申办者同意试验方案或修改后的试验方案以及 CRF	X	X
8.3.2	对以下内容任何的更改： 试验方案及其修改和 CRF 知情同意书 任何其他提供给受试者的书面资料	以记录在试验期间生效的与试验有关的文件的修改	X	X
8.3.13	原始记录	以记录受试者的状态，证明所收集试验数据的完整性。包括与试验、医学治疗以及受试者病史有关的原始文件	X	
8.3.14	已签字、注明日期且完整的病例报告表	以证明研究者或授权的研究小组成员确认所记录的观测值	X(复印件)	X(原件)
8.3.15	CRF 更正记录	以证明在获得初始数据记录后，对 CRF 的所有更改、补充或更正	X(复印件)	X(原件)
8.3.24	签字页	以记录所有授权在 CRF 上进行数据填写和(或)更正的人员的签名及姓名首字母	X	X

3.3　我国 GCP 中的数据管理

国家食品药品监督管理局于 2003 年 8 月 6 日颁布了《药物临床试验质量管理规范》，第九章是统计分析与数据处理，其中第五十三条规定：

> 数据管理的目的在于把试验数据迅速、完整、无误地纳入报告，所有涉及数据管理的各种步骤均需记录在案，以便对数据质量及试验实施进行检查。用适当的程序保证数据库的保密性，应具有计算机数据库的维护和支持程序。

一般来说，GCP 可以帮助数据管理员了解以下几个方面的内容：

(1) 药物开发的全过程，包括研究设计、质量控制，以及保证研究产品的安全性与有效性。

(2) 研究方案的重要性。

(3) 稽查痕迹的目的、作用及产生。

(4) 与数据完整性有关的所有部门，以及数据是如何核实的。

(5) 如何开展数据管理工作。

(6) 一个好的 CRF 设计可以有效加强数据的收集。

(7) GCP 对申办者和研究者的职责要求等。

学习 GCP 是开展临床研究数据管理的第一步，重要的是，数据管理部门要将 GCP 的基本原则和要求落实到数据管理的 SOP 中去，而更重要的是每一个从事数据管理工作的人员都按照这一标准操作规程，按时，保质保量地完成数据管理工作。

第 4 章　临床数据管理的标准化——CDISC 简介

在开始本章之前，我想举一个数据管理中经常遇到的简单例子，相信每个做过数据管理的人都会遇到。

每一个临床试验都要用一个受试者代码/代号来代表特定的受试者。对于这个受试者来说，他在这个试验中的代码是不会改变的。在 CRF 中，这个代码就是区别该受试者与其他受试者的唯一依据。但是，不同机构(制药企业或数据管理机构)在设立受试者代码时所使用的名称及其属性并不相同，表 9 是不同机构使用受试者代码的几种情况。

表 9　不同机构使用受试者代码及其属性

制药企业/数据管理机构	受试者代码的名称	英文名称	数据类型	字节长度	SAS 标签
A	受试者	SUBJECT	文本类型	8	受试者
B	受试者代码	SUBJETID	数值类型	8	受试者代码
C	病人	PATIENT	数值类型	8	病人
D	病人号码	PTNO	数值类型	8	病人号码
E	受试者编号	SUBJECTNO	文本类型	6	受试者编号

就特定的数据管理机构来说，这种做法一点也没有错，也符合规范。但试想一下，如果这个机构是 CRO，分别承接不同制药企业的数据管理工作，而这些制药企业都有各自不同的受试者代码名称及其属性(表 9)，这样在 CRO，对于同一个数据项(受试者代码)，必须有几个甚至十几个名称(考虑到代码的名称、数据类型、字节长度、SAS 标签，以及它们可能存在的不同组合等)，以满足不同企业的要求。当这些临床研究数据提交给 FDA 时，各企业都使用自己的受试者代码名称与属性，这样，FDA 的数据审查人员会因为受试者名称属性的不同而不停地修改统计分析程序(如 SAS 程序)，从而影响评审的效率。FDA 审阅者需要花更多的时间，而这些时间可能不是花费在数据的分析与评审上，而是花费在对提交的不同格式数据的重新组织上。

类似的例子也见于临床研究中对于受试者性别的定义(表 10)。

表 10　同一个研究机构的不同临床试验中的性别变量及其编码

临床试验	性别变量(英文名)	编码
A 试验	GENDER	M(男), F(女)
B 试验	SEX	MALE(男), FEMALE(女)
C 试验	SEX2	1 (男),2(女)
D 试验	GEND01	0(男), 1(女)

在表 10 中，除了性别变量使用不同的名称，各个试验中性别的编码也不尽相同。也就是说即使是相同意义的变量(如性别)在不同的试验中也可能会有不同的表现形式。在该研究机构中，当 A~D 四个试验的数据需要整合在一起，作为一个项目提交时，一项繁琐的工作是将这些不同名称的性别变量以及它们的编码整合到一起。

由于每一个试验只能回答该药物的某一特定的问题，因而在试验设计、受试者的选择、入选/排除标准、研究时间、随访次数等都会有很大的不同。下面的例子，也是在数据管理中经常遇到的：

研究 1，药物 XYZ II 期临床试验中，受试者种族的分类使用

□美洲印第安人或阿拉斯加本地人
□白种人
□黑人
□夏威夷本地人或其他太平洋岛国居民
□亚裔

研究 2：药物 XYZ III 期临床试验，人口学资料是

□白种人
□黑人
□蒙古人
□西班牙人
□其他

当研究 2 进行期间药物安全委员会发现 III 期试验可能有 QT 期延长的倾向，并要求再次核查 II 期试验时的不良事件报告，特别是重新分析药物对 QT 间期的影响。为了提高统计分析的效率，要求把 2 个试验的受试者数据集中到一起(pool)做统一分析。这样，由于两个试验中的人种收集分类的不同，使得数据无法直接整合。如果将人种作为一个变量，理论上又减小了统计分析的检验效能(power)。其实，这些都是些再简单不过的例子。

在药物的开发过程一章中，我们知道，一个化合物要真正成为药物需要经过很多的临床试验，而药物开发又是一个十分耗时费钱的工作。

当前生物制药企业面临的问题，除了试验药物的安全性和有效性，越来越大的压力来自药物进入市场的速度，主要是药物开发时间以及药物评审时间。此外，药物开发的费用也在直线增加。就临床数据而言，提高临床信息的透明度，以及对电子医疗记录的日益重视，并增加各系统之间的可互操作性，就显得越来越重要了。

许多年来，人们一直在探索如何加快临床研究的进程。建立一套标准化的临床研究过程并达到数据的标准化，其中包括数据收集的标准化，数据提交的标准化、数据集中数据项的标准化，以及数据分析的标准化等，都是不断探索的课题。

就标准而言，国际标准化组织(International Organization for Standardization，ISO)建立的标准涉及全球几乎所有的行业，而为人们所熟知。在医学领域，也有许多不为人们

所熟知的标准，如医疗健康标准 (Health Level Seven，HL7)，成立于 1987 年，其主要应用领域是医院信息系统，以规范医院信息系统及其设备之间的交流。它涉及对患者的信息管理、化验系统、药房系统、放射系统、收费系统、病房管理等各个方面。HL7 的宗旨是开发和研制医院数据信息传输协议和标准，规范临床医学和管理信息格式，降低医院信息系统互连的成本，提高医院信息系统之间数据信息共享的程度。

在本篇第 2 章中，我们介绍了 ICH 是致力于欧洲、美国和日本的药物监管的标准化，其目的就是保证药品的安全性、有效性和药品的质量，以避免重复试验和重复申报所带来的时间和成本的浪费。MedDRA 就是其下的一个用于临床研究以及上市后的安全性评价的术语集(详见第 2 篇第 2 章：人体药品注册技术要求国际协调会与 FDA 临床研究指导文件)。

表 11 是与医学有关的一些标准。它们分别属于不同的机构，用于不同的目的，各自都有自己的用户群。

表 11　医学有关的一些标准及其相关信息

标准的名称	缩写	主要适用领域	描述	开发者
术语标准				
国际疾病分类-9	ICD-9	疾病名称	临床诊断用语与编码,常用于医院账单。也可作为流行病学和卫生管理中的疾病分类国际标准	世界卫生组织
观测指标标识符逻辑命名与编码系统	LOINC	实验室术语	是一部数据库和通用标准,用于标识检验医学及临床观测指标。LOINC 数据库旨在促进临床观测指标结果的交换与共享	Regenstrief Institute, Inc.
医学系统命名法—临床术语	SNOMED-CT	临床研究术语	是经过系统组织编排的,便于计算机处理的医学术语集，涵盖各个方面的临床信息，如疾病、所见、操作、微生物、药物等	美国病理家学会
概念标准				
统一医学语言系统	UMLS	医学名称与概念	医学术语的词汇库,可将医学术语整合入通常的临床概念	美国国家医学图书馆
HL7 信息模型	RIM	临床概念	面向对象的模型,将广泛的临床概念和域连接，以达到不同标准之间的互操作性	Health Level Seven
文档标准				
治疗记录连续性的标准	CCR	临床总结文件	该标准是一个病人健康简要标准,旨在支持服务的连续性、减少医疗错误以及通过消除重复性的测试和程序来增加效率	ASTM International
HL7 临床文档结构标准	CDA	临床文件	临床文档，如出院记录，病程记录的标准交换模式	Health Level Seven
信息标准				
健康信息传输与交换标准	HL7 V2.4	数据交换信息	临床，财务以及管理型数据的交换信息标准	HL7
美国电气与电子工程师协会标准 1073	IEEE 1073	医疗设备通讯	医疗设备信息交换的通用语言结构	美国电气与电子工程师协会标准
应用标准				
临床上下文管理标准	HL7 CCOW	应用程序之间的互操作性	允许各应用程序之间的安全连接的架构	HL7

就临床试验的数据提交与药物审批而言，目前广受重视的 CDISC 标准，是当今制药企业最热门的话题。自 2004 年起，FDA 鼓励药厂在提交申请时，使用研究数据制表模型(SDTM)。尽管目前它还不是强制的要求，今后是否会，目前并不清楚。但就目前的状况而言，临床研究朝着 CDISC 标准化的方向发展似乎已毋庸置疑。

尽管如此，我们也应该看到，临床研究是一个复杂的过程。临床试验的内容，方式和方法受到药物适应证、试验的范围、受试者的病史以及病程的影响，有时很难用一种固定的标准来规范所有的临床试验过程。一方面，临床试验中所收集的数据，有时因为所使用的标准不同，而不得不作额外的处理，这样使得数据的表达不透彻。另一方面，CDISC 的每一个标准都是由大量的文件组成，这些文件的背后还有更大量的用以指导具体操作的实施指南。此外，不同的机构对于标准的解读也不完全一致，因而导致 FDA 无法获知申办者所提交的数据是否真正符合 CDISC 的要求。因此，CDISC 何时将成为监管机构(FDA、EMEA、SFDA)的法规要求(requirement)，我们仍将拭目以待。

任何标准的建立与应用都会经历漫长的过程，中间也会出现很多的问题与争论。此外，标准本身也在不断完善中。事实上，在不同的临床研究机构中，负责 CDISC 工作的人员可能来自不同的领域，有的来自 IT，有的来自统计，还有的是由 SAS 程序员担任。尽管如此，作为数据管理工作者，了解、熟悉并掌握业内动向，并随时准备实施 CDISC 标准，是理应采取的积极态度。本章旨在帮助读者了解 CDISC 标准的基本信息。对于 CDISC 更深一步的了解，请参考各个具体的标准以及它们的实施指南。作为数据管理工作者，我们建议加强对 SDTM 以及 CDASH 的理解与掌握。需要指出的是，在标准的发展与完善过程中，标准本身也会有不同程度的变化，这就要求读者以历史的眼光来看待本章将要介绍的内容。

4.1 标准的定义

GB/T 20000.1—2002《标准化工作指南第 1 部分：标准化和相关活动的通用词汇》中对标准的定义是：为了在一定范围内获得最佳秩序，经协商一致制定并由公认机构批准，共同使用的和重复使用的一种规范性文件。注：标准宜以科学、技术的综合成果为基础，以促进最佳的共同效益为目的。

标准是科学、技术和实践经验的总结。为在一定的范围内获得最佳秩序，对实际的或潜在的问题制定共同的和重复使用的规则的活动，即制定、发布及实施标准的过程，称为标准化。

4.2 标准化的优点

临床研究中的标准化包括数据名称、代码、结构和格式的标准化，以达到数据在不同地点、不同研究之间以及不同研究机构之间的交换。就用于收集数据的 CRF 来说，在不同研究中，使用标准化的数据项名称及属性，如受试者代码(表 9)、数据类型、字节长度以及 SAS 标签等，都将大大缩短 CRF 设计所需要的时间，并减少人力物力成本。研究结果分析的标准化以及提交的研究报告的标准化将大大增加数据间的交流(如 CRO 与申办者、申办者与药监局等)，从而缩短药物审批所需要的时间。这样，加快了药物上市的速度，从而有利于患者及时获得相应药物的治疗。

此外，标准化的另一个好处是可以很容易地将不同试验间的数据进行整合，以做进一步的分析。样本量的增加，提高了统计分析的效能。数据格式的标准化，也会给数据的使用者(程序员、统计师和评审人员)带来极大的便利。标准化的数据所带来的好处见表 12。

表 12　临床数据标准化的优点

临床操作方面	标准化可增加研究元素(如 CRF 中的变量名)的可重复利用，提高临床试验的效率 增加团队成员之间和业务伙伴之间(如研究者、申办者、CRO、实验室等)的沟通与交流，改善业务流程 简化研究基地数据的收集，因为高质量的数据来自统一要求的标准 使用共同的标准，便于软件的开发 提供数据存档的长期化和电子化 加速 FDA 对提交申请的审批速度 加强医疗保健与临床研究之间的联系
科学方面	加强数据在各试验之间、各药物之间，以及各制药企业之间的整合 有利于评估数据的趋势和模型，有利于公共健康、药物开发，以及指导疾病研究 可以让制药公司专注于其潜在的治疗产品的开发而不是数据本身问题 改善药物的安全监测和警戒 支持特定的(Ad hoc)数据分析报告,在数据审查过程中提高决策能力

4.3　遵守标准的基本要求

(1) 使用最新版本的标准。

(2) 使用适合本国监管机构要求的标准。

(3) 不要自行修改已发布的标准。

4.4　CDISC 简介

临床数据交换标准协会(Clinical Data Interchange Standards Consortium，CDISC)成立于 1997 年，是自发成立的组织，2000 年注册为非营利性组织，目前已有超过 200 家公司成员，主要由制药/生物制药企业、CRO、学术机构、政府机构、软件/技术开发商、非营利机构等组成。CDISC 用户群包括 ICH 地区、印度、中国等。CDISC 与其他国际标准机构和组织紧密合作，以达到各种标准之间的相互可操作性。CDISC 标准的制定需要广泛征集各个方面的意见，采用协商一致与公众审查的方式。

CDISC 是一个开放的、包括各种学科的非盈利性机构。协会致力于开发全球范围内的行业标准，为医学和生物制药产品的开发提供临床试验数据和元数据的收集、交换、提交以及存档的电子手段。

4.4.1　CDISC 原则

(1) 引领开发标准化的数据模型，以提高临床研究的效率，同时支持临床研究的科学性。

(2) 以实现创建规范化提交为最终目标，允许科学内容上的灵活性，并易于评审者的解读、理解和探索。

(3) 认可数据的内容，结构和标准化的数据模型的质量是至关重要的，且不依赖实施方式和实施平台。

(4) 保持 CDISC 及其各工作小组的组成是全球化的、多学科的和跨部门的。

(5) 与其他专业团体一同努力，鼓励信息共享的最大化和重复工作的最小化。

(6) 对 CDISC 标准、模型、价值和优点提供培训服务。

(7) 完成 CDISC 的目标和使命，而不宣传任何供应商或机构。

4.4.2　CDISC 标准

自 2004 年 7 月以来，FDA 已参照使用 SDTM 的研究数据格式作为通用的电子技术文档 (http://www.fda.gov/cder/regulatory/ersr/Studydata-v1.2.pdf)。为了提高向药监部门或其他管理部门提交数据的效率，以及为整个临床研究过程提供标准化的规范参考，CDISC 建立了从临床试验方案设计开始，涵盖数据的收集、分析、交换和提交等环节的一套完整标准。CDISC 开发的标准或模型见表 13。

随着 CDISC-SDTM 被 FDA 接受为标准的数据提交标准，一些临床数据管理软件以及电子数据收集系统也遵循 CDISC 的操作数据模型(ODM)标准，它们有的已通过了 ODM 的认证。SAS 软件在其 9.1 版本中也加入了 CDISC 数据标准软件包以支持 CDISC 的实施。由此可见，CDISC 标准将在未来的药物临床研究中占据重要的位置，将对药物开发过程产生重大的影响。

4.5　研究数据制表模型(SDTM)

建立 CDISC 的 SDTM 域(domain)数据集的目的是将病例报告表数据以统一的标准形式提交给监管机构(如 FDA)，使得提交的数据可以被正确解读，从而提高评审的效率。SDTM 实施指南(SDTMIG)提供域数据集中的元数据(metadata)文档，其中包含文件的名称、变量名称、类型、标签、格式、角色和控制术语(control terminology)。

虽然大部分的 SDTM 域数据集呈现标准化的(垂直瘦高型)数据结构，但提供其数据的临床数据管理系统则大都不使用这样的结构(见第 4 篇第 5 章：研究数据库的建立与验证)。因此，由数据管理系统导出的数据一般都需要按照 CDISC 的要求再进行适当的转化。在转化过程中，特别要遵守标准中的域名、变量名、变量类型和格式等的要求。

表 13　CDISC 建立的标准，数据模型以及使用目的

标准，模型	使用目的
方案表述模型(protocol representation model，PRM)	此模型的范围包括研究方案的内容，如研究设计、资格标准和官方注册(如 ClinicalTrials.gov 和世界卫生组织)的要求。临床试验方案的主题专家(subject matter expert)提供了大多数的业务需求，该部分与 HL7 联合制定
操作数据模型(operational data model，ODM)	基于 XML，用于获取，交换，报告或递交，以及对基于病例报告表的临床研究数据归档的内容和格式标准
临床数据获取的标准协调 (clinical data acquisition standards harmonization，CDASH)	以 CDISC 为指导，联合开发的，用于病例报告表中基础数据收集字段的内容标准。该标准基于 SDTM
研究数据制表模型(study data tabulation model，SDTM)	有关临床研究项目病例报告表数据的表格，用于向监管部门递交的内容标准、方案表述，用于支持临床试验方案信息交换的内容和格式标准。该部分与 HL7 联合制订
分析数据模型(analysis dataset models，ADaM)	有关分析数据集及相关文件，用于向监管部门递交的内容标准
病例报告表表格数据定义规范(Define.xml)	基于 XML 的内容和格式标准，用与 CDISC 的 SDTM 数据集数据定义的规范文件，提供给 FDA 参考。该标准也称为 Define.xml，是 ODM 的拓展
非临床数据交换标准(SEND)	SDTM 的拓展标准，用于递交临床前研究的数据
实验室数据模型(laboratory data model，LAB)	用于在临床实验室和研究申办者/CRO 间进行数据转移的内容和格式标准
CDISC 术语集(CDISC terminology)	用于解释与临床研究信息、电子收集、交换与报告相关的术语及其定义、简称和缩写。它包括 CDISC 数据模型/标准中所涉及的所有标准词汇

4.5.1　SDTM 的域

SDTM 的组成包括一组临床数据文件格式和基本准则。主题相同、逻辑相关的记录的组合被称为域。域是用来组成特定类型的临床研究数据，如人口资料学数据、生命体征或不良事件等。CDISC SDTM 实施指南提供了 30 个域，且新域还在不断开发之中。

SDTM 域分为六类。21 个临床数据域分别属于其中的三类：干预(intervention)、事件(event)和发现(finding)。试验设计类包含 7 个域，专用类包含 2 个域(人口资料学和注释)。表 14 是 SDTM 标准域的模型。试验设计域提供审阅者试验分组、受试者选择标准、研究组成以及临床研究访视安排等信息。通过将试验设计的关键信息放置在标准的数据结构中，评审者可以随时访问该试验设计，使他们能够在上下文中查看临床数据的详细信息。

SDTM 中唯一且必需的域是人口资料学。人口资料学与其他域数据集的不同在于它是水平结构，是一个受试者一行数据。

此外，还有两个特殊用途的关系数据集：相关记录数据集(RELREC)和补充(SUPPQUAL)数据集。

在定义两个或多个数据集中两个记录之间(如事件记录和一个干预记录)的关系时，需要使用“RELREC”数据集。RELREC 中设定特定的标识符值来建立来自不同数据集的相关记录的关系。

表 14　CDISC SDTM 标准域模型

<table>
<tr><td rowspan="11">SDTM 域
■收集逻辑相关的观察结果且共享同一主题
■一个域中的数据可以来自很多不同的 CRF 页；同一 CRF 页上的数据可以分布在不同的域中
■单一数据集是典型代表
■数据集名称=域的两位代码
■构成平面文件(行=观察值；列=变量名)
■申办者可以根据每一个特定的项目要求自行添加特定的域</td><td colspan="7">特殊目的域</td></tr>
<tr><td colspan="2">人口统计学(DM)</td><td colspan="2">备注(CO)</td><td colspan="2">受试者基本条件(SE)</td><td>受试者访视(SV)</td></tr>
<tr><td colspan="7">常规观察类</td></tr>
<tr><td colspan="4">干预措施</td><td colspan="3">检查结果</td></tr>
<tr><td colspan="4">有意实施的治疗/程序
■伴随用药(CM)
■试验用药(EX)
■非试验用药(SU)</td><td colspan="3" rowspan="3">用以说明具体问题的计划性评估
■心电图试验结果(EG)
■入选/排除标准没有满足(IE)
■实验室检查结果(LB)
■体格检查(PE)
■问卷调查表(QS)
■受试者特征(SC)
■生命体征(VS)
■用药计数(DA)
■微生物样本(MB)
■微生物药敏试验(MS)
■药代动力学浓度(PC)
■药代动力学参数(PP)
■事件或干预措施的结果(FA)</td></tr>
<tr><td colspan="4">事件</td></tr>
<tr><td colspan="4">独立的计划研究评估的观察结果
■不良事件(AE)
■处置(DS)
■病史(MH)
■方案的偏移(DV)
■临床事件(CE)</td></tr>
<tr><td colspan="7">试验设计域</td></tr>
<tr><td>试验分组(TA)</td><td colspan="2">试验组成(TE)</td><td colspan="2">试验访视(TV)</td><td>试验入选/排除标准(TI)</td><td>试验总结(TS)</td></tr>
<tr><td colspan="7">特殊用途(关系)数据集</td></tr>
<tr><td colspan="4">附加的限定值(补充数据集)</td><td colspan="3">相关记录(RELREC)</td></tr>
</table>

SUPPQUAL 是一个高度规范化的数据集，描述补充限定符和所有非标准的变量，以及它们在域中与其上层记录的关系。SUPPQUAL 收集目前不包括在 SDTM 模型中的变量。SDTM 不允许添加新的变量，因此，有必要在 SUPPQUAL 数据集中，以每个非标准变量的变量/值组合来表示。

一般来说，SUPPQUAL 应尽量减少使用。SUPPQUAL 的目的是提供一种方法以添加研究中的关键变量，因为这些变量并不包括在 SDTM 域中，也不适合作为一个额外的标识符、主题或时间变量。如果这种额外变量的数目很大，或者无法包含在现有的域，在这种情况下，就要考虑创建自定义的域。

所有数据集的结构为平面文件(flat file)，分别由代表观测数据的(observation)的行与代表变量(variable)的列来表示。每一数据集通过元数据(metadata)的定义来描述，而元数据的定义提供了数据集中关于变量的信息。也就是说元数据是关于数据的数据。每一个提交的数据集(表格或者分析)均伴有两个层次的信息：数据集和数据集中的变量。它们的信息一般称为定义文件(define file)，其形式可以是 PDF，也可以是 XML 文件。它用于提交数据给药监机构。

4.5.2　元数据的属性

定义文件(define.xml)规定了描述 SDTM 数据的七个元数据的属性：

(1) 变量名(限 8 个字符，与 SAS 传输格式兼容)。

(2) 描述性的变量标签，使用多达 40 个字符，数据集中的变量标签不可相同。

(3) 数据类型(如数值型或字符型)。

(4) 变量的控制术语或样式。

(5) 每一变量的来源或出处。

(6) 变量的角色，描述数据集中如何使用该变量。

(7) 评论或其他有关变量或者数据的相关信息，包括申办者认为有必要对数据内容，变量信息与监管机构进行交流等。

4.5.3　元数据中变量的角色

与数据集或表中的“行”相一致，每个观察可以通过一系列的变量来描述。每个变量可以按其角色分类。角色决定每一个不同的观察中的变量所传递信息的类型，以及如何使用。变量分别起五种不同的角色：

(1) 标识符变量，如研究标识，受试者代码等。

(2) 主题变量，特别用于观察类数据，如实验室检测的名称。

(3) 时间变量，描述观察的时间，如开始日期、结束日期等。

(4) 限定符变量，包括附加的说明性文字或数值，描述结果或其他性状的。例如，测量的单位等。

(5) 角色变量，表示一个算法或可执行文件的方法，在设计模型中，用以定义开始、结束和分支或循环条件。

4.5.4　核心变量的分类

作为评论项的一部分，核心变量(core variable)一列的内容并没有包含在“定义文件”中，但核心变量既可以作为一项手段用以检查 SDTM 的标准是否得到遵从，也可以给申办者提供指南。

域模型中的核心变量有三类。

(1) 必需变量(required variable)：该变量必须存在于域中，其值不能为空(null)，如一些关键(key)变量。

(2) 期望变量(expected variable)：该变量有存在于某一特定的域中的必要。

(3) 允许变量(permissible variable)：该变量在需要时可以使用。

4.5.5　遵守 SDTM 标准的要求：

(1) 遵守域的完整元数据结构以及域中的每个变量。域中不添加新的或额外的变量。添加新的变量会损害 FDA 建立一个数据存储库的能力，利用标准化的工具来查询域数据库，并进行统计分析。

(2) 遵守 CDISC 域模型。

(3) 包括所有的必需变量。

(4) 变量使用 CDISC 指定的格式、属性和命名规则。

4.6　临床数据获取标准协调(CDASH)

将临床数据管理系统的 CRF/eCRF 数据转化为符合 SDTM 标准的数据集，数据管理机构需要花费大量的人力、物力与时间。为了提高效率，减少数据库中数据的转化手续，建立与 SDTM 相匹配或者是最接近的数据收集标准就被提上了议事日程。CDASH 就是试图根据 SDTM 的数据结构，建立标准的 CRF，用于数据的收集，以支持临床研究从数据收集到数据提交的标准化。

4.6.1　CDASH 的目的

(1) 支持将研究纳入临床保健的工作流程。

(2) 开发一套基本适用于全球制药行业内的病例报告表各数据项(field)内容的标准，以支持临床研究。

(3) 开始使用的范围仅限于临床研究中最常收集的数据项。

(4) 这些病例报告表的标准将适用于所有治疗领域和临床试验各期(I 期~IV 期)。

4.6.2　CDASH 的要点

(1) CDASH 适用于纸质 CRF 和 eCRF。

(2) 数据项指的是 CRF 上的数据项(field)，而变量(variable)指的是数据库里的变量。

(3) 各域表中的变量都是临床试验中最常收集的指标。

(4) 核心变量名称有 3 类：①极力推荐(HR)变量是指必须在 CRF 中收集的数据(例如，属于监管法规的要求)；②推荐/条件(R/C)变量是指在某些条件下，CRF 应当收集的这些数据；③可选(O)变量是指可供选择使用的数据，CRF 中可依方案的要求，决定是否收集。

(5) 域表的结构：问题描述(question text)、提示(prompt)、SDTM/CDASH 变量名、BRIDG、定义、CRF 完成指南、申办者信息、核心变量分类。

4.6.3 遵守 CDASH 的要求

遵守 CDASH 标准的 CRF 主要包括以下几个方面：

(1) CRF 中使用 CDASH 域中极力推荐变量和推荐/条件变量。

(2) CRF 中的所有代码列表尽可能地使用当前发布的 CDISC 控制术语及其控制术语子集。

(3) 遵守 CDASH 的最佳实践的建议。

(4) 除非有文化与语言上的原因，尽可能地使用 CDASH 上的问题文字或提示。

(5) 申办者必须遵守法规与业务的要求，但可以根据研究的需要增加额外的数据项。

4.7 SDTM 与 CDASH 比较

见表 15。

表 15　SDTM 与 CDASH 的比较

	CDASH	SDTM
相同	CDISC 标准的一部分域名	CDISC 标准的一部分域名
不同	位于临床研究数据流的早期，以建立标准的 CRF 用于数据的收集	位于临床研究数据流程的晚期，以建立研究数据表格的标准结构，用于数据的申报，其模型注重发现类数据
	不含有衍生数据值	可含有衍生数据
	极力推荐(highly recommended)是指该数据应当在 CRF 中	在 SDTM 中，必需变量是指在 SDTM 中，该数值应当出现
	CDASH 并不定义数据清理的规则，数据清理工作依然需要按照监管机构的要求，SDTM 的要求，以及数据分析的要求来进行	
	不含有 SDTM 中的关系类数据集等	
关系	CDASH 收集的数据用于整合到 SDTM 数据结构中，当变量均包含在 SDTM 和 CDASH 时，CDASH 中使用 CDTM 的变量名，如果 CDAH 中的变量名不存在于 SDTM 时，建议使用新的变量名。	

4.8 数据管理员在执行 CDISC 标准中的作用

对于实施 CDISC 标准开展临床研究的机构，数据管理员要参与研究方案和研究分析计划(SAP)的评审，并将数据管理经验与 CDISC 知识，主要是 CDASH 和 SDTM 的规则结合起来，设计出符合研究方案的 CRF 和注释 CRF。在 CRF 设计中，要尽可能地使用 CDASH 中的问题描述(question text)或提示(prompt)；在研究数据库建立中，使用 CDASH 变量名。如果目前在 CDASH 中无法发现，应尽可能地在 SDTM 中查找。由于目前 CDASH 与 SDTM 间还有一段距离，无法做到 100%的吻合，所以，数据管理员在设计 CRF 和建立数据库时应明确 CRF 中的每一个数据项将对应于哪一个 SDTM 的域。如果需要，数据管理员应在统计师的帮助下，创建基于研究项目的特殊域。数据管理员还要验证所建立的基于 CDASH 的 CRF 以及 SDTM 的域，以确保收集数据都在 SDTM 的对应域中。。

由于所使用的数据管理系统或 EDC 系统的不同，导出数据的结构与 SDTM 之间可能会有不同程度的差距，中间还需要一些手工的调整。相信在掌握 SDTM 和 CDASH 的基本原则，并经历了 2 或 3 个数据管理的实践之后，数据管理员能够体会标准化带来的好处与便利。

第 5 章　MedDRA 与标准 MedDRA 分析查询

5.1　药事管理的标准医学术语集

药事管理的标准医学术语集(MedDRA)是经临床核实的国际医学术语集，被监管机构和生物制药公司用于上市前和上市后的监管报告。MedDRA 可用于数据的输入、提取、评估和报告。它是 ICH 最成功的一次实践。

5.1.1　MedDRA 的开发历史

(1) 1989 年英国药制署(MCA)意识到需要一种医学术语，以支持新的计算机数据库。

(2) 1991 年英国 MCA 创建 ADROIT(Adverse Drug Reactions On-Line Information Tracking)医学术语数据库。

(3) 1993 年欧洲共同体认为需要医学术语支持药物监管系统。

(4) 1993 年第二季度，欧洲监管机构和制药业代表建立工作组评估 MCA 术语广泛使用的可能性。

(5) 1993 年 11 月至 1994 年 10 月工作组审查并修订了 MCA 的术语，现在称为 MedDRA。

(6) 1993 年 12 月欧洲专利药品委员会批准 MedDRA 项目。

(7) 1994 年 10 月 ICH 采用 MedDRA (版本 1.0)作为一种新的医学术语。

(8) 1994 年 11 月 ICH 指导委员会发布术语的草案(alpha)版本(版本 1.1)以便审查和评估。

(9) 1995 年 3 月 ICH 工作组评估 alpha 测试结果及其修改的建议。

(10) 1996 年 2 月 MedDRA 1.5 国际 beta 版发表，并在美国和日本评估。

(11) 1997 年 7 月 ICH 批准实施版本(v2.1)作为国际术语，并冠以新的名称 MedDRA。MedDRA 中的术语来自很多当时已经存在的许多其他字典如 WHO-ART、COSTAR、HARTS、ICD-9 等。

(12) 1998 年 11 月 IFPMA(ICH 指导委员会受托人，知识产权持有者)选择 BDM 国际公司(TRW 公司的子公司)作为 MedDRA 维护和支持服务组织(maintenance support service organization，MSSO)。MSSO 提供以下服务支持 MedDRA 术语，其中包括术语的维护、分发、实施和继续开发，以确保术语根据用户的需要不断完善。在 ICH 管理委员会(management board，MB)的监督与指导下工作，MSSO 在全球招募了许多经验丰富的医师，他们对 MedDRA 客户提出的建议做出及时反馈。在日本 JMO(Japan Maintenance Organization)独立行使 MSSO 的职责。

(13) 1999 年 3 月 MedDRA 版本 2.1 发布。

(14) 2005 年，MSSO 与 CIOMS 共同开发 SMQ。

5.1.2　MedDRA 的用途及范围

MedDRA 用于个体病例报告中(纸质的或电子化的)不良药物反应/不良事件名称的报告。其结构允许对报告的不良事件的名称作医学上有意义的分组，以加强对安全数据的分析。MedDRA 还可以用于不良药物反应/不良事件数据报告的报表，计算临床上相似的不良药物反应/不良事件发生的频率，捕获和分析相关的数据如产品适应证、临床检查、病史与社会史等。

MedDRA 的适用范围见表 16。

表 16　MedDRA 的适用范围

MedDRA 适用于	MedDRA 不适用于
疾病	患者的人口统计学信息，如性别、年龄、人种、宗教等
诊断	药品制剂名称
症状与体征	医疗器械的名称
治疗适应证，适应证的名称	试验设计的名称
临床检查及其定性结果	表示程度的修饰语
内外科的处理	计量检查结果
病史与社会史	
家族史	

5.1.3　MedDRA 的版本

MedDRA 每年 3 月以 X.0 版本发布一次主要的升级(涉及所有级别)，9 月则以 X.1 作一次小的升级(LLT 和 PT 级别)。2010 年 3 月为 MedDRA 版本 13.0，9 月为 13.1，前者是主要升级版本，后者则是对前者的小幅修订。

新的版本可能会包括以下的一些变化：①添加新的术语；②术语在 MedDRA 中层次的变化；③增加术语的一致性；④增加或修改术语主 SOC 轴的途径(path)；⑤淘汰(标记为“非现行”)已经存在的含糊不清、拼写错误或过时的等不正确或不适用的，或者是不符合 MedDRA 规则的术语；⑥SMQ 的维护。

5.2　MedDRA 的特点

MedDRA 由 5 个等级的术语及其数字代码组成。其内容与结构是 MedDRA 的两个主要特点：

(1) 细分化(specificity and granularity)，即 MedDRA 的最低水平术语提供了非常具体、细致的医学术语，尽可能地接近报告的字面语言，五级水平允许从各种角度进行数据的检索和归类。

(2) 多轴性(multi-axial)。

此外，由用户参与的意见/要求反馈，以及版本的不断升级更新以满足多种需要也成为它的特点之一。

5.2.1 MedDRA 代码

(1) 每个 MedDRA 术语均有与其对应的 8 位数字代码。

(2) 起初，代码是按术语的字母顺序从 10000001 开始，现在新的术语代码是按顺序分配的内部序号。

(3) 代码永远不会重复使用。

(4) 代码本身没有任何含义。

(5) 代码可在各项电子方式提交的报告(如 E2b)中作为数据项存在。

5.2.2 MedDRA 的分层结构

MedDRA 词库含有五个等级水平(分层结构)的术语，每一个级别水平代表的含义见表 17。

表 17 MedDRA 的分级名称，注解以及 13.1 版本中的数量

分级名称	注解	MedDRA 中的数量[a]
系统器官分类(SOC)	代表高级别组术语水平类似医学术语的集合。主要按解剖学与生理学，病因学和目的分类	26
高级别组术语(HLGT)	代表高级别术语水平类似医学术语的集合。高级别组术语是高级别术语之上更广义的概念	335
高级别术语(HLT)	代表首选语水平类似的医学术语的集合。高级别术语将首选语按解剖学、病理学、生物学、病因学、生理机能等多种方式分类，以用于检索、归类	1709
首选语(PT)	首选语用来表达独特的、明确的医学概念，是国际医学情报交换的基本用语 首选语下的最低级别术语数量没有限制 每一首选语都有其相对应的最低级别术语 由首选语到特定的系统器官分类的途径只能有一个 相同的首选语可以连接到多个系统器官分类(即多轴性)，但只有一个主要途径	18919
最低级别术语(LLT)	最低级别术语用最细致的语言描述特定的事件，以支持编码 它位于术语的最底层，每一低级别术语链接到一个单一的首选语 最低级别术语与首选语有以下关系 同义词 词汇的变体 口语用语 低级别术语可以有“非现行(non-current)”和“现行(current)”状态 某种语言所特有的事件只能见于这一水平	68661
标准 MedDRA 分析查询(SMQ)	指来自一个或以上 MedDRA 的系统器官分类，与规定的医学状况或所关心的问题有关的术语组	84

a 基于 MedDRA 版本为 V13.1，于 2010 年 9 月发布。

MedDRA 的分层结构提供了数据的分组标准，即将数据分组后再进行分析，分层结构也定义了各术语的意义，及其与其他级别术语的关系，从而支持数据表达形式的一致性，达到数据报告的标准化。此外，MedDRA 的不同层次的术语也具有不同的作用(见表 18)。

表 18 MedDRA 不同级别的作用

	编码	报告	分析查询
系统器官分类(SOC)		X	X
高级别组术语(HLGT)		X	
高级别术语(HLT)		X	
首选语(PT)		X	X
最低级别术语(LLT)	X		
SMQ			X

5.2.3 MedDRA 的多轴结构

MedDRA 系统允许从检索与报告的不同角度归类术语 (如从病因学或表现部位等)。每一最低级别术语只能连接到一个首选语，而自首选语向上，可以通过多条路径连接到上一个级别水平的术语，即一个首选语可以连接到几个高级别术语。一个高级别术语可以连接到几个高级别组术语，每一高级别组术语又可以连接到几个系统器官分类。这种一个医学概念(即首选语)隶属于一个以上的系统器官分类的特性被称为多轴性，也就是说，同一个首选语属于同一个系统器官分类，而不同的首选语可属于同一个系统器官分类(图 3)。

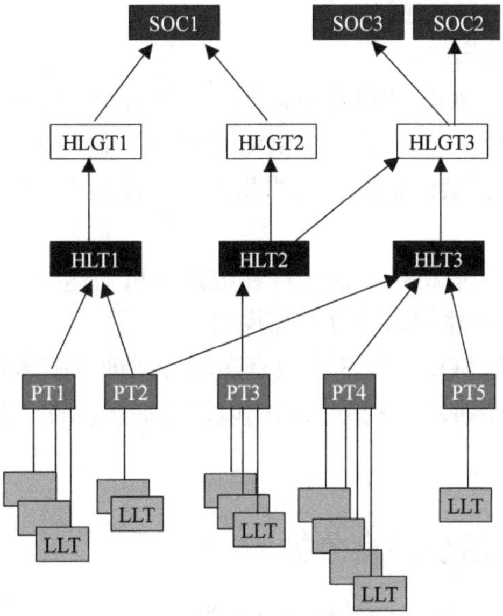

图 3 MedDRA 的多轴性(multi-axial)结构

MedDRA 多轴性的意义在于允许使用不同的分类，即允许数据集的数据以不同的形式检索、演示和表达。多轴性也使得自动编码(auto coding)成为可能。

在 MedDRA 的多轴结构中，同一个首选语可属于多个系统器官分类，但其中只有一个系统器官分类被指定为主 SOC(Primary SOC)，而其他的 SOC 均被称为相应首选语的次 SOC (secondary SOC)，见图 4。MedDRA 用户不能改变主 SOC 的设置。

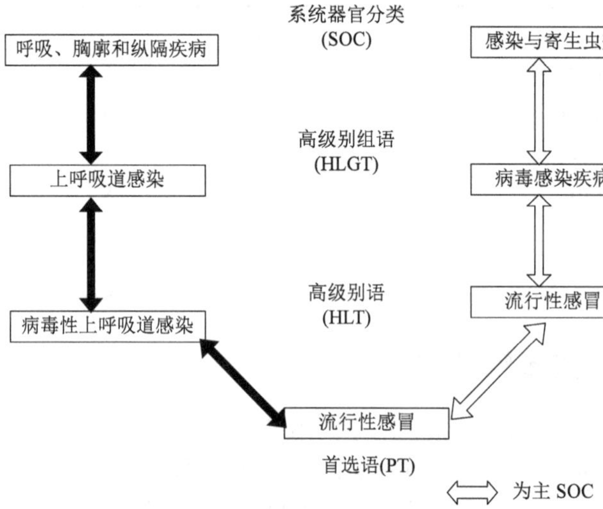

图 4　MedDRA 多轴性举例

当 PT 与多个 SOC 相关时，主 SOC 一般按以下次序设置：

第一选择：先天性、家族性和遗传性疾病。

第二选择：良性、恶性及未确定性肿瘤(不包括囊肿和息肉)。

第三选择：感染和寄生虫感染。

第四选择：疾病发生部位。

在分析数据集时，主 SOC 的设置可以明确选择各 PT 的 SOC。因为每一个 PT 只能有一个与之相对应的主 SOC，这样，主 SOC 的使用，避免了数据报告中的 SOC 的累计计数，降低了 SOC 重复计数的危险。应当指出，当使用次 SOC 时，则可能增加重复计数的危险。

主 SOC 的使用也使药监机构与制药厂在数据分析上达到统一，并支持数据报告的标准化。次 SOC 多用于科学性的研究分析与探讨。

在 MedDRA 的 26 个 SOC 中，3 个没有多轴性，即“临床检查”、“外科与内科处置”、“社会环境”。MedDRA 的分层结构以及它的多轴性，使其在编码、查询、报告等方面具有很多的优势。

5.2.4　MedDRA 的系统器官分类

表 19 是目前 MedDRA 使用的系统器官分类。

表 19　MedDRA 的系统器官分类

MedDRA 的系统器官分类	中文
Blood and lymphatic system disorders	血液及淋巴系统疾病
Cardiac disorders	心脏疾病
Congenital and familial/genetic disorders	先天与家族/遗传疾病
Ear and labyrinth disorders	耳和迷路疾病
Endocrine disorders	内分泌疾病
Eye disorders	眼病
Gastrointestinal disorders	胃肠道疾病
General disorders and administration site conditions	一般疾病
Hepato-biliary disorders	肝胆疾病
Immune system disorders	免疫系统疾病
Infections and infestations	感染及侵染类疾病
Injury and poisoning	各种损伤、中毒及手术并发症
Investigations	各类检查
Metabolism and nutrition disorders	代谢及营养障碍
Musculoskeletal, connective tissue and bone disorders	各种肌肉骨骼及结缔组织疾病
Neoplasms benign and malignant (including cysts and polyps)	良、恶性肿瘤(包括囊肿和息肉)
Nervous system disorders	中枢神经系统疾病
Pregnancy, puerperium and perinatal disorders	怀孕、产褥期和围产期疾病
Psychiatric disorders	精神疾病
Renal and urinary disorders	肾和泌尿系疾病
Reproductive system and breast disorders	生殖系统和乳腺疾病
Respiratory, thoracic and mediastinal disorders	呼吸、胸部和纵隔疾病
Skin and subcutaneous tissue disorders	皮肤及皮下组织疾病
Social circumstances	社会环境
Surgical and medical procedures	各种手术及医疗操作
Vascular disorders	血管疾病

5.2.5　MedDRA 规则

MedDRA 有自己的一套对术语集的标准，以统一规范术语集的内容与格式：

(1) 术语长度不超过 200 个字符。

(2) 英式英语拼写在 PT 及其以上级别的术语。

(3) 美语拼写只可存在于 LLT 一级。

(4) 大写用于各术语的第一个字母、专有名称和缩写，如 Partial loss of vision、Charcot-Marie atrophy、AIDS。

(5) 普遍接受的缩写词可以用在 LLT 中，如 HIV (Human immunodeficiency virus)、WBC (White blood cells)等。

(6) PT 一级或以上级别应当保持自然词序。

(7) 标点符号仅限用于人名的撇号和一些术语中的连字符，如 Glaucoma steroid-induced、Fanconi's syndrome。

(8) NEC=未在别处分类(not elsewhere classified)，多用于：①无法对报告的名称作特异性的编码时；②用于某些 HLGT、HLT 和 LLT：coronary artery disorder NEC (vs. the specific: ischaemiccoronary artery disorder)。

(9) NOS=不另指定(not otherwise specified)：指经常使用但又无特指：①只见于 LLT 中；②当报告的名称并不是特定的 no-specified term。

5.2.6 MedDRA 的编码选择原则

在 MedDRA 新版本发布时，都会伴有 MedDRA：术语选择(MTS:PTC)以指导用户正确地编码①。

(1) 源数据的质量

原始报告的信息的质量直接影响编码后数据的质量。因此，对不明确、 令人困惑或无法理解/识别的数据必须加以澄清。

(2) 质量保证

为加强编码的一致性，数据管理机构的编码指南应记录其术语选择方法和质量保证程序，该指南应符合 MTS:PTC 文件的精神。

① 设计良好的资料收集表格；

② 培训数据收集人员(例如，研究者、药物销售代表)等；

③ 编码工作应选择合格的人员审核，审核人员应具有医学背景并受过 MedDRA 的培训；

④ 自动编码的结果应真实反应所报告信息的完整性，并具有医学意义。

(3) 不要改变 MedDRA

MedDRA 是个标准化的术语，具有预定义的术语层次结构，不应改变。用户不能对 MedDRA 结构进行修改，如不能更改主 SOC 设置，因为这样做会损害这一标准术语集的完整性。如果发现术语在 MedDRA 层次结构中不正确或不合理，用户应向 MSSO 提交变更请求。

(4) 总是选择一个最低级别术语进行编码

MedDRA 中的最低级别术语，可以最准确地反映报告的原文信息，故编码时应当使用。

一些 MedDRA LLT 特异性的程度可能影响对术语的选择。下面是一些实例：如逐词术语的单个字母差异可以影响词的含义，因而会影响术语的选择(表 20)。

---

① 部分内容摘译自 MedDRA® TERM SELECTION: POINTS TO CONSIDER(MTS-PTC)，ICH-Endorsed Guide for MedDRA Users，Release 4.0，Based on MedDRA Version 13.1，1 October, 2010

表 20　逐词术语对 LLT 的影响

报告用语	建议选择的 LLT (PT)
Lip sore	Lip sore (PT Lip pain)
Lip sores	Sores lip (PT Cheilitis)
Sore gums	Sore gums (PT Gingival pain)
Sores gum	Sores gum (PT Gingivitis)

(5) 选择现行术语

(6) 何时提出术语请求

不要提出机构内部对 MedDRA 中不足之处的解决方法。如果 MedDRA 不能充分反映所报告的信息，应向 MSSO 提出变更的请求。

(7) 使用临床判断

如果无法发现一致的匹配，应当按照 MedDRA 的医学概念进行临床判断。

(8) 选择一个以上的术语

当一个特定的医学概念不能由一个单一的 MedDRA 术语表达时，考虑做更改请求。同时，在等待新的术语时，选择一个或多个现有的术语，并使用相同的方法分别检查它们对数据检索、分析和报告的影响。在某些情况下可以选择多个 MedDRA LLT 代表所报告的信息。如果仅选择一个术语，可能会丧失其特异性；但选择多个术语又可能会导致冗余/重复计数。因此要有一套批准的程序，并予以记录。

(9) 检查层次结构

在考虑选择 LLT 时，检查 LLT 之上的层次(PT 或者 PT 以上的 HLT、HLGT 和 SOC)，以保证准确地反映所报告一词的含义。

(10) 报告中的所有信息都应当选择术语，但不要添加信息

选择每一个报告的不良事件/不良药物反应，无论有无因果关系。此外，酌情选择与医疗器械相关的事件、产品质量问题、用药错误、病史、社会史、临床研究以及适应证等。如果给出了带有症状和体征的诊断，首选应针对诊断的术语。在选择术语时，没有报告的信息应排除在术语选择过程之外；同样，如果只报告症状或体征，在选择诊断术语时，则不要添加信息(见表 21)。

表 21　不要添加信息

报告用语	选择的 LLT	评论
腹痛(Abdominal pain) 血清淀粉酶增加(increased serum amylase) 和血清脂肪酶增加(increased serum lipase)	腹痛(Abdominal pain) 血清淀粉酶增加(increased serum amylase) 血清脂肪酶增加(increased serum lipase)	选择“胰腺炎”的诊断作为 LLT 是不恰当的

5.2.7　MedDRA 编码应当注意的问题

尽管 MedDRA 用户指南(MedDRA 术语选择-考量点)可帮助用户选择术语，确保其医学上的准确性和一致性，并在有多个选择时，确定优先选项，但是，MedDRA 缺乏一套

严格的控制编码的程序。也就是说MedDRA编码过程主要依赖于各制药企业内部的控制，其编码的不准确和(或)不完整会导致安全性信号的延迟、误导或遗漏。

MedDRA 编码时应当注意的问题，主要有几个方面的表现：

(1) 编码错误(miss coding)。

(2) 不相似的术语混在一起(lumping dissimilar term)。

(3) 相似的术语又被拆散(splitting similar term)。

严格地说，所有这些问题都属于编码错误。

5.2.7.1　编码错误

举例

使用药物 2 个月后，患者出现腿部水肿、肝脏功能检测异常。在后来的 1 个月内，患者症状恶化，包括腹水、肝性脑病，并死于肝衰竭。

错误编码：肝功能异常 Hepatic function abnormal。

正确编码：肝脏衰竭 Hepatic failure。

5.2.7.2　不相似的术语混编

举例

将身体各部位的水肿都编码为首选语水肿，这是最典型的混编：

报告的名称	错误的编码：PT	正确的编码：PT
脸肿 Face edema	水肿 Oedema	脸肿 Face oedema
唇肿 Lip edema		唇肿 Lip oedema
眼睑肿 Eyelid edema		眼睑肿 Eyelid oedema
手肿 Edema of hands		外周水肿 Oedema peripheral
脚肿 Foot edema		

5.2.7.3　相似的术语被拆散

将同一类的术语拆散，会降低统计效率并掩盖可能的安全性问题。典型的例子是将胃型流感(stomach flu) 与病毒性肠胃炎(viral gastroenteritis)分别编码。产生这样的错误，主要是因为 MedDRA 提供了非常细化的术语选择。

建议的编码原则：

(1) 协调并与 MedDRA 用户指南(MedDRA 术语选择-考量点)一致。

(2) 鼓励公司建立自己的编码指南但不要与 MedDRA 术语选择-考量点相冲突。

5.2.8　MedDRA 的优缺点

目前，MedDRA 已被制药企业、监管机构等接受。除了它的分层多轴结构以及其细分的特点，MedDRA 的最大优点是提供数据报告的标准化。

(1) 国际通用的编码，使得国际数据交换成为可能，因而改善药监管理部门与各方的交流，简化新药注册与审批手续。

(2) 促进编码的一致性，减少编码后医学信息的损失，加强数据质量审查。

(3) 多国语言版本。

但是获得 MedDRA 的使用权需要一定的花费(最近获悉 MedDRA 出台了一些优惠政策)。频繁的版本升级也会成为制药企业的一项负担，尤其是长期的研究项目，要求使用不断更新的 MedDRA 版本，加重了 MedDRA 的维护以及数据管理的工作负担。

5.3　标准 MedDRA 分析查询

2003 年，药监机构和制药公司都发现有必要开发基于 MedDRA 的药物不良事件数据库搜索查询系统，但导致了很多重复工作，而且，企业开发的系统也无法保证被药监机构所使用。面对这种状况，国际医学科学组织委员会(CIOMS)启动了标准 MedDRA 分析查询(Standardized MedDRA Query，SMQ)项目，以协调、规范和合理地使用术语，并使不同数据库之间的药物安全性数据具有可比性。这也促成了 CIOMS 和 ICH 的合作。

SMQ 作为 MedDRA 的一部分，首次在 MedDRA7.1 中发布(2005 年 10 月)。MSSO 对 SMQ 提供统一的支持。

5.3.1　定义

SMQ 是指来自一个或多个 MedDRA 的系统器官分类的组合，它们与规定的医学状况或所关心的问题有关。旨在帮助确认与检索用 MedDRA 编码的数据库中(上市前的临床试验以及上市后的安全性监测)可能相关的报告或病例。

术语组中的术语主要是首选语，包括症状、体征、诊断、综合征、体格检查、实验室检查结果与其他生理检查的数据等，它们均与所关心的医学状况有关。

5.3.2　SMQ 分层结构

有一些(并非所有)SMQ 可以与其他 SMQ 一起建立相互关联的检索，而具有分层结构(hierarchy)关系，这种分层结构与 MedDRA 的标准分层结构没有联系。一个或多个处于从属地位的 SMQ 相互组合，可建立一个高级的、包括范围更广的用于检索的 SMQ(图 5)。SMQ 的分层结构使得分析员能够选择不同的查询范围。

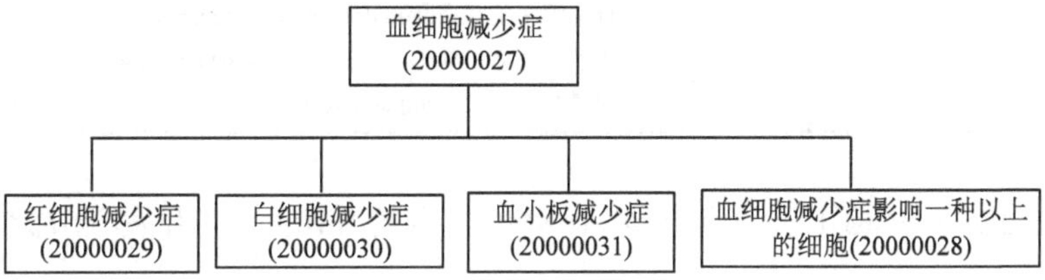

图 5　SMQ 的分层结构

5.3.3 SMQ 检索的内容

SMQ 包括非特异的术语和较不特异的术语，因此，SMQ 的检索范围有广狭之分。狭窄(narrow) 的检索范围用以查找和确认与所关心问题高度相关的病例，即强调检索的特异性；而广泛(broad)的检索范围则检索所有可能的病例，包括那些在深入检查时，与所关心问题关系很小或者可能没有关系的病例，但它强调检索的敏感性。

5.3.4 举例

急性肾功能衰竭定义：急性肾功能衰竭是由多种原因引起的肾功能迅速恶化、代谢产物潴留、水电解质和酸碱平衡紊乱为主要特征的一组综合征，包括由肾前性氮质血症、肾源性和肾后性原因引起的急性肾衰(表 22)。

表 22 急性肾功能衰竭的狭窄和广义查询

狭窄查询	广义查询
	除了狭窄查询外，再加上：
肾前性急性衰竭(Acute prerenal failure)	蛋白尿(Albuminuria)
无尿症(Anuria)	血肌酐异常(Blood creatinine abnormal)
氮质血症(Azotaemia)	血肌酐增加(Blood creatinine increased)
连续血液透析滤过(Continuous haemodiafiltration)	血尿素异常(Blood urea abnormal)
透析(Dialysis)	血尿素增加(Blood urea increased)
血液透析(Haemodialysis)	血尿素氮/肌酐比率上升(Blood urea nitrogen/creatinine ratio increased)
新生儿无尿症(Neonatal anuria)	肾肌酐清除下降(Creatinine renal clearance decreased)
中毒性肾病(Nephropathy toxic)	肾小球滤过率异常(Glomerular filtration rate abnormal)
少尿(Oliguria)	肾小球滤过率降低(Glomerular filtration rate decreased)
腹膜透析(Peritoneal dialysis)	高肌酐血症(Hypercreatininaemia)
急性肾功能衰竭(Renal failure acute)	肾病综合征(Nephritic syndrome)
新生儿肾功能衰竭(Renal failure neonatal)	肾炎(Nephritis)
肾脏损伤(Renal impairment)	间质性肾炎(Nephritis interstitial)
新生儿肾脏损伤(Renal impairment neonatal)	因肾脏病变的水肿(Oedema due to renal disease)
	出现蛋白尿(Protein urine present)
	蛋白尿(Proteinuria)
	肾移植(Renal transplant)
	肾小管疾病(Renal tubular disorder)
	肾小管坏死(Renal tubular necrosis)
	肾小管间质肾炎(Tubulointerstitial nephritis)
	尿素肾清除下降(Urea renal clearance decreased)
	尿量减少(Urine output decreased)

目前 MedDRA V 13.1 已制定出 84 个 SMQ。有的 SMQ 尚在开发/测试之中。

5.3.5　SMQ 的应用

SMQ 主要应用于安全性报告的总结。如果临床研究的主要目的是关于药物的安全性，SMQ 及其主要内容应当在研究方案中明确地规定。监管机构、制药企业以及临床研究者对于某一药物的安全性疑问，SMQ 也可作出回答。SMQ 还可针对某一安全性问题做出正式的评价，如专家报告、定期的安全性报告等。

SMQ 可以比较药品间某一特异性医学状况的发生频率，而作为药物安全警戒监测的信号，如在贝氏方法中，比例报告比(proportional reporting ratio)使用 SMQ 而不使用单一的首选语。SMQ 还可用于项目风险管理，以及分析个别药物的安全性。

在临床研究中，当在受试药物的安全性的信息尚未完全建立时，使用多个 SMQ 作为例行筛选工具，可以发现潜在的药物安全性问题。当药物的安全性问题已经明确(如临床前期的数据)，SMQ 则可以对临床研究数据作出选择性的评估。

对药物上市后的安全性监测，可以选择 SMQ，检索可疑病例或者检索已知的安全问题。

5.3.6　SMQ 的优缺点

在行业内部建立统一检索方法和指标，使得监管部门可对检索的方法和结果得以重复；因对所关心的医学状况的术语事先定义分组，所以使用方便。SMQ 帮助定义综合征/疾病,促进跨 SOC 分析。广泛检索和狭窄线索使得用户可以分别选择敏感性和特异性的检索方法。SMQ 经 MedDRA 用户测试后再发布，增加了用户参与的积极性(表 23)。

表 23　SMQ 的优缺点比较

SMQ 的优点	SMQ 的缺点
检索术语的标准化，安全性信息交流的标准化	目前尚不全面，没有包括所有的安全性问题
可用于多个治疗领域，并有助于同类产品的比较	SMQ 必须使用相同版本的 MedDRA 数据库
检索定义的可重复使用	无法解决编码方法的不同所带来的差异
检索结果的可重复性	SMQ 目前只有英文版本
与 MedDRA 一同维护升级	

5.4　MedDRA 在 ICH 地区的状况

1997 年 7 月,MedDRA 作为标准医学术语被 ICH 地区药物监管机构所采用。MedDRA 主要用于药物进入市场销售后的安全性监测以及药物的临床研究。目前已经开发出包括中文在内的多国语言的版本。MedDRA 已应用于世界卫生组织 Vigibase 数据库中，用于发掘潜在的药品不良反应信号。

5.4.1　欧盟

欧盟药物评审委员会(EMEA)在 1999 年年初将 MedDRA 2.0 用于 EUDRAWATCH

警戒网络。这为欧盟成员国的各药管局在 EMEA 地区以电子方式实现药品不良反应报告的交换。欧洲鼓励制药公司以电子方式快速提交不良反应的报告，使用 ICH E2b 和 M2 标准的报告数据元素和传输模式。

EMEA 已决定将最低水平术语用作于制药公司电子化药品不良反应的报告，因为 LLT 水平的数据传输可以给接收者提供最大的特异性，并可用于多个水平的分析。

欧盟还建议将 SMQ 用与于药物安全信号的监测。

5.4.2　日本

日本要求提交电子化的个体病例安全性报告，日本从 2000 年 4 月起要求使用日语版 MedDRA；从 2003 年 10 月起必须以 E2B 格式提交电子化的安全性报告；2004 年 4 月起，在定期的传染病报告与安全报告中也要使用日语版 MedDRA。

5.4.3　FDA

自 1997 年起，FDA 的药物评审中心(CDER)将 MedDRA 应用于不良事件报告系统(AERS)，使用 MedDRA 作为药物上市前研究和上市后的报告。2003 年 3 月，美国 FDA 提出建议要求上市后的不良反应报告使用 MedDRA。

AERS 中，MedDRA 编码用于：①不良事件；②药物误用事件；③药品质量问题；④药品的适应证。

第 6 章　药物 ATC 分类与 WHO 药物字典

编码的目的是能够对临床数据进行适当的分类，以便于统计分析。在临床试验过程中，受试者除了要使用研究方案中规定的试验药物之外，还可能会使用其他的药物，有的是为了治疗临床研究药物带来的不良事件，有的是为了治疗受试者在参加试验前就已经存在的疾病。因此，为了了解这些药物对受试者或临床试验的影响，除了要分析受试药物的有效性与安全性，还要分析药物间，以及药物与疾病间的相互影响(ICH GCP E3 11.4.5)。为此，需要使用一套标准的药物字典，对所用药物进行分类、编码。

目前，世界卫生组织药物字典(WHO Drug Dictionary, WHO DD)是药物编码的最重要字典，主要用户是制药企业、CRO 以及药物监管机构。其目的就是对临床研究中的药物信息、上市后的药物监测查报告，以及其他来源的药物信息进行分类编码和分析报告。

研究者填写在受试者 CRF 上的药物信息，被称为逐字术语(verbatim term)。病例报告表中的药物信息一般都包括药品名称、成分以及适应证等。WHO DD 将逐字术语中的药物名称，转换成与之对应的代码，这一过程，被称为编码。编码后字典中的其他信息再合并到临床数据集中，用作分析报告。受试者的其他信息(如使用药品的国家或药物剂型等)对于选择恰当的编码非常有帮助。

WHO DD 还有助于分析试验药物与其他药物之间的相互影响，从而全面地了解药物的作用以及作用机制，以指导药物的开发。

WHO DD 按照药物的解剖-治疗-化学分类，即 ATC 分类。因此，本章将先简单介绍 ATC 分类系统，然后再介绍W H O的药物字典，并对临床研究中药物信息的收集作一介绍。

6.1　ATC 分类

在 20 世纪 70 年代初，北欧国家的专家小组根据当时欧洲制药市场研究协会的解剖和治疗 3 级分类系统，增加了 2 个化学级，建立了 ATC 分类系统，1976 年做第一版发布。1982 年，位于奥斯陆的 WHO 药物统计方法合作中心负责维护 ATC 代码，使得 ATC 系统得以巩固和发展。1996 年以后，该中心成为全球性机构，ATC 系统也成为国际标准。ATC 系统为提高药物使用的质量、比较国际国内药物的使用研究、监测药物使用的趋势变化，以及药物安全性研究等方面做出了重要的贡献。

ATC 分类，即解剖-治疗-化学代码，是一种药物的系统分级分类法。ATC 的首写字母中：

(1) A 代表解剖(anatomical)，即药品作用的器官系统。

(2) T 代表治疗(therapeutic)，即药品的治疗/药理作用。

(3) C 代表化学品(chemical)，即药品的化学结构和特性。

ATC 分类的特点

ATC 的特点在于：

(1) 确定了一个药品，并包括其有效物质、用药途径和相关的剂量等。

(2) 既面向治疗，又面向化学特性，这是其他大多数系统所缺乏的。

(3) 其分级结构允许逻辑分组，并可用于分析报告。

(4) 已作为 WHO 药物应用研究的国际标准。ATC 分类是 WHO DD 的组成部分。但药物 ATC 代码会随着 WHO DD 的升级而有所变化。

6.2　ATC 分类的结构和原则

ATC 分类系统根据药物作用的器官或系统、药物的治疗学、药理学和化学特性，将药物分为 5 个级别，由字母与数字间隔而成，共有 7 位，其中：

第一级由一位字母组成，表示解剖学上的分类，共 14 大类(见表 24)。

第二级由两位数字组成，表示治疗学上的分类。

第三级由一位字母组成，表示药理学上的分类。

第四级由一位字母组成，表示化学上的分类。

第五级由两位数字组成，表示化合物上的分类。

表 24　ATC 解剖学分类表

缩写	器官或系统	中文
A	ALIMENTARY TRACT AND METABOLISM	消化道及代谢
B	BLOOD AND BLOOD FORMING ORGANS	血液和造血器官
C	CARDIOVASCULAR SYSTEM	心血管系统
D	DERMATOLOGICALS	皮肤病用药
G	GENITO URINARY SYSTEM AND SEX HORMONES	生殖泌尿系统和性激素
H	SYSTEMIC HORMONAL PREPARATIONS, EXCL. SEX HORMONES AND INSULINS	非性激素和胰岛素类的激素类系统用药
J	ANTIINFECTIVES FOR SYSTEMIC USE	系统用抗感染药
L	ANTINEOPLASTIC AND IMMUNOMODULATING AGENTS	抗肿瘤药和免疫机能调节药
M	MUSCULO-SKELETAL SYSTEM	肌肉-骨骼系统
N	NERVOUS SYSTEM	神经系统
P	ANTIPARASITIC PRODUCTS, INSECTICIDES AND REPELLENTS	抗寄生虫药、杀虫药和驱虫药
R	RESPIRATORY SYSTEM	呼吸系统
S	SENSORY ORGANS	感觉器官
V	VARIOUS	其他

举例：表 25 用乙酰氨基酚(扑热息痛)的完整 ATC 分类，来说明 ATC 代码的结构。

表 25　乙酰氨基酚的 ATC 代码结构

ATC 代码	代码结构	级别	代码结构注释
N	表示神经系统 (nervous system)	第一级	解剖分类
N02	表示止痛药(analgesics)	第二级	治疗分类
N02B	表示其他止痛退药及退热药(other analgesics and antipyretics)	第三级	药理分类
N02BE	表示苯胺类(anilides)	第四级	化学分组
N02BE01	表示乙酰氨基酚(paracetamol)	第五级	化学物质

因此，对乙酰氨基酚(扑热息痛)的 ATC 代码是 N02BE01。

6.3　ATC 分类的一般原则

依据其主要活性成分的主要治疗用途,药品 ATC 分类的基本原则是每一给药途径只有一个 ATC 代码。这样，每个药物至少有一个 ATC 代码。成分相似和强度相似的药品其 ATC 代码相同。速溶片与缓释片的 ATC 代码通常也相同。

同一药品因其不同的治疗目的，不同的给药途径或不同的剂型等，可以有多个 ATC 代码。例如，

(1) 性激素的某些剂型或规格只用于癌症治疗，因此被分类为 L02-内分泌治疗，而其他的剂型/规格则被分类为 G03-性激素和生殖系统调节剂。

(2) 可乐定(Clonidine)有两个不同的剂型：分别用于高血压治疗(ATC 分类为 C02-抗高血压药物)和用于治疗偏头痛(ATC 分类为 N02C-抗偏头痛制剂)。

不同剂型的药物在局部和全身使用时，其 ATC 编码也不同，例如，强的松龙(Prednisolone)是单一成分的药品，因其不同的使用目的，不同使用部位的不同配方，它会有几个 ATC 代码(表 26)。

表 26　强的松龙的不同使用部位与 ATC 分类代码

ATC 分类代码	药物分类
A07EA01	肠道抗炎药
C05AA04	痔疮外用治疗
D07AA03	皮肤病制剂
H02AB06	糖皮质激素的全身使用
R01AD02	治疗鼻塞
S01BA04	眼科药物
S02BA03	耳科

6.4　世界卫生组织药物字典

世界卫生组织药物字典(WHO Drug Dictionary，WHO DD)是世界上最全面的药品字

典，广泛用于医学研究机构(如制药公司、临床研究组织)和药物监管机构，其目的是用于标识药品的名称、有效成分及治疗用途。

WHO DD 收集来自 90 多个国家的药品的专有和通用的名称，其中包括处方药、非处方药、药剂师配发的药品等。疫苗、血制品、诊断用品和造影剂亦包括在内。截至 2010 年年底，中文版本正在测试之中，希望不久可以问世。WHO DD 每季度更新一次。

世界卫生组织药物字典及其加强版中的所有药品均按照解剖治疗化学分类(ATC 分类，见上节)。通过这种分层分类方式，可以按照药物的治疗用途、作用部位、化学结构及其组合等对试验数据进行分析 。

WHO DD 的开发是为了解决药物安全/警戒中的编码以及数据的分析和报告的标准化问题。该字典由乌普萨拉监控中心(UMC)产品科技服务(WHO 国际药物监测中心的一部分，UMC)维护，并应用于 WHO 的国际药物监测项目。自 1968 年以来，已对药物的不良药物反应的病例报告中使用的药物进行分类。

为了满足不同用户的需求，已经开发出不同类型的字典：

(1) 世界卫生组织药物字典(WHO Drug Dictionary，WHO DD)，是其字典开发的延续，含有与其前身相同的信息。

(2) 世界卫生组织药物字典(加强版)(WHO Drug Dictionary Enhanced，WHO DD Enhanced)，含有与 WHODD 相同类型的药品，但添加了大量的新药。

(3) 世界卫生组织草药字典 (WHO Herbal Dictionary，WHO HD)，只含有草药制品。

6.4.1　世界卫生组织药物字典的分类

自 1968 年以来，UMC 专业人员定期记录递交到 WHO 项目中的国际药品不良反应报告中提到的药物，其中包括 FDA 和 EMEA。作为其中的一部分工作，所有报告中的药物都需要进行分类。

UMC 正与艾美仕市场研究公司(IMS Health)合作，以收集全球 65 个国家药物使用的数据，以及产品信息。艾美仕市场研究公司的这些数据包含在 WHO DD(加强版)与世界卫生组织中药字典中。

字典中的药物只包括有效成分。某些物质在一些国家作为有效成分，而在另一些国家则作为辅料、着色剂或防腐剂，例如，抗坏血酸是一种防腐剂，但也是维生素产品中的维生素 C。

6.4.1.1　WHO DD

2005 年前，WHO DD 是唯一可以使用的字典类型。之后，引入了世界卫生组织药物字典(加强版)和世界卫生组织中药字典。

WHO DD 不包含艾美仕市场研究公司的数据，但会加入从其他来源的药物，或在 WHO 项目中的所有国家药品不良反应报告中出现的药物。

WHO DD 按照 ATC 进行分类编码。

6.4.1.2　WHO DD(加强版)

到目前为止，WHO DD(加强版)是最全面的药物字典。字典中包含了世界卫生组织药物字典中的所有条目，并添加了艾美仕市场研究公司所提供的数据，其中包括几乎所有国家的所有药品的名称。

艾美仕市场研究公司收集全球药物使用的数据，经处理后整合到WHO DD的结构中。

当有新的药物推出或者现有药物的改制(如剂型)时，艾美仕市场研究公司也及时更新数据，以保证字典更新的频率和速度。也就是说，艾美仕市场研究公司数据的添加，使得WHO DD变成其加强版。它的优点是：

(1) 含有更多的药品名称，增加了自动编码(auto coding)的机会,从而减少了手工编码。

(2) 提高编码的速度与质量。

WHO DD和WHO DD (加强版)主要包含人类使用的常规药品信息，其中也包括疫苗和自然来源的药物，但不包括医疗设备、自检用产品和消费品，如牙膏、化妆品等。WHO DD(加强版)也按照ATC进行分类编码。

6.4.1.3　世界卫生组织中药字典

为了更好地代表天然来源的药物——草药，世界卫生组织中药字典于2005年问世。因为

(1) 中药产品源自植物，而不是化学合成，因而需要特别的分类。

(2) 药物代码标识植物和植物的部位，而不是分子或其盐的形式。

世界卫生组织中药字典的开发使得草药信息得以编码，同时可以更好地了解草药是否会影响其他药物，以及影响的程度。

常规药物和草药组合的药品将列入WHO DD和WHO DD(加强版)。

世界卫生组织中药字典被用于中药解剖治疗化学 (HATC)分类的编码。

6.4.1.4　联合字典

世界卫生组织中药字典可以作为独立的字典单独发行，也可以与WHO DD或WHO DD (加强版) 一起作为联合字典(combined dictionaries)，一同发行。联合字典中，含有草药和常用药物。为了便于加载，联合字典中的各字典使用相同的格式，并按照ATC和HATC分类编码。

WHO DD(加强版)和世界卫生组织中药字典的组合，最大程度地包含有可能出现在逐词术语(verbatim term)中的药物名称。

6.4.2　WHO DD的内容

WHO DD /WHO DD(加强版)主要包含的内容有：

(1) 药用产品(medicinal product)。
(2) 草药(herbal remedy)。
(3) 疫苗。
(4) 膳食补充。
(5) 放射性药物。
(6) 血制品。
(7) 诊断用药。
(8) 顺式治疗药(homeopatic remedy)。
世界卫生组织草药字典只包含天然活性成分的产品。

6.4.3 世界卫生组织药物字典的格式

在 WHO DD 中，经常使用“字典类型(type)”和“字典格式(format)”。这是两个不可混淆的重要概念。2005 年以前，只有一种字典类型，2002 年以前，只有一种字典格式。

(1) 字典类型：字典中所包含的药物条目的不同，如药物的类型或药物的数量。主要有 WHO DD、WHO DD(加强版)、世界卫生组织草药字典。

(2) 字典格式：是字典中每个药物所包含的信息量的不同。主要有 B-1 格式、B-2 格式、C 格式。

世界卫生组织药物字典的每一类型(WHO DD、WHO DD 加强版以及 WHO 中药字典)都有三种不同的字典格式，尽管 WHO DD 与 WHO DD(加强版)之间有一些微小的差别。

字典格式是字典数据的不同表达方式，即使用不同的表格结构和不同的数据项(data field)。不同的数据项还允许许多条目加入 C 格式，但不能加入 B-1 或 B-2 格式，因为加入的数据项增加了字典条目的特殊信息，如表示药物特定的形式、规格的变化，以及国家等。

在 C 格式应用，以前 B 格式已使用了 20 年。B 格式使用药物代码系统，而 C 格式使用药物代码和药用产品识别码，这样可以区别相同名称的不同药物，因而增加了编码的准确性。起初，开发 C 格式的目的是为了取代 B 格式，但是在实际工作中，发现许多制药企业在实施 C 格式时遇到了很多困难，因此，UMC 同意在更新药物字典时继续发行 B-2 格式。同时，自 2009 年起，B-1 格式不再作为标准格式发行，但可以申请，继续获得。

6.4.3.1 A 格式

1992~2002 年所使用的字典格式称为 A 格式。目前，A 格式已停止使用。这是一本药物名称的字典。它可用于查找指定药物的有效成分和治疗用途(通过 ATC 分类)。

6.4.3.2 B 格式

2002 年，在 A 格式的基础上做微小的更改后，被重命名为 B 格式。B 格式又分为两个版本：B-1 格式和 B-2 格式，二者的区别在于纳入 B 格式标准的不同。

在 B-1 格式中，药物名称和药物代码可以重复。现主要由一些用户用作参考。

B-2 格式与 A 格式含有相同的条目类型，药物名称和药物代码的组合保证其唯一性。B-2 是字典中最常用的格式。

B 格式将药物名称转化为更多有用的信息，如有效成分、药物的代码、ATC 代码等。B 格式不受国家的影响，也不包含关于药物型剂或规格的信息。

在 B 格式中，药物是以其有效成分的首选名称进行 ATC 分类编码。例如，所有含有乙酰水杨酸的药物可以有下列的 ATC 编码。

ATC 编码	用途
A01AD	口腔局部治疗
B01AC	血小板聚集
N02BA	解热镇痛

图 6 表示 B-2 格式中的结构关系。

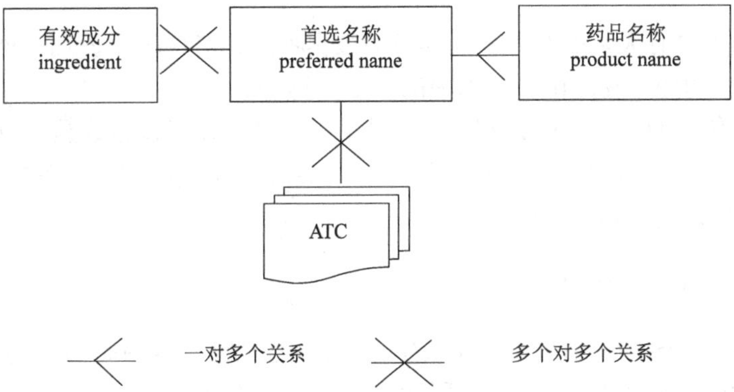

图 6　B 格式中的结构关系

6.4.3.3　C 格式

在 2002 年推出一种新的字典格式—C 格式。新的字典格式包含有关药品的信息，如它们在不同国家的销售，此外还包含有关药物型剂的信息。

C 格式包含药物的名称、使用的国家、药物型剂以及成分等信息，所以有助于正确编码，它还可以更好地使用 ATC 分类。

C 格式中，药物的 ATC 分类编码是按其最常用的适应证。例如，所有含有乙酰水杨酸的药物只编码为 N02BA，即它的最常用的镇痛作用。

图 7 表示 C 格式中的结构关系。

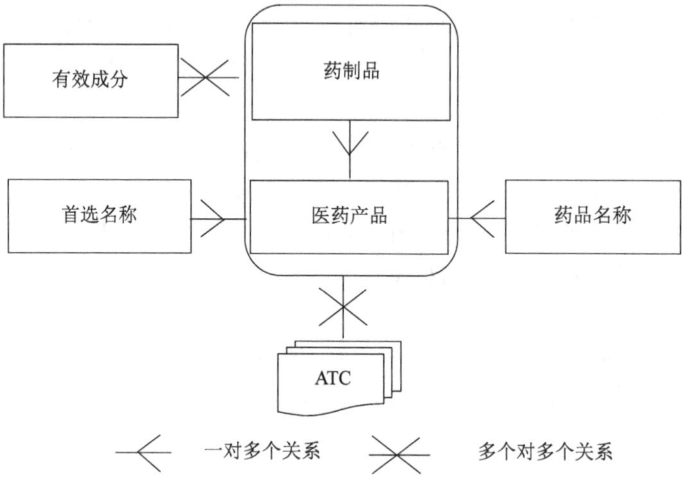

图 7　C 格式中的结构关系

6.4.4　WHO DD 中的编码和识别码

WHO DD 中含有大量的有关药品信息的数据项。此信息用于识别一种药品，并在数据库得以编码，例如，临床试验数据中的伴随药物等。

WHO DD 包含两种类型的识别码，可以用作字典与临床试验数据库或药物安全数据库之间的联系。药物代码是 B-2 格式的唯一标识符，它也用于中 C 格式中。而 C 格式则含有药用产品识别码和药物代码。

6.4.4.1　药品识别码

C 格式中的每个条目的药品识别码(ID)是独一无二的。ID 只是药品的“数字名称”，本身没有任何内在的意义。药品识别码代表以下信息的组合：

1. 药品名称
2. 名称说明
3. 药物代码 (药物记录编号 ＋ 序列 1 ＋ 序列 2)
4. 市场授权持有人(MAH)
5. 国家
6. 药物剂型，作为序列号 3，以及药品表中的药物剂型
7. 药物规格，作为序列号 4，以及成分表中有效成分的数量和单位

这就意味着在所有七项中，不能有两个条目是相同。如果其中之一有不同，就计为一个新的唯一条目。例如，在特定的国家使用相同的商品名称，具有相同的有效成分和药物制剂，但可以是有两个不同的规格。它还可以用于两种不同制剂而其他一切均是相同的。

在字典中，并非每个条目都包含所有的七条信息。但最低要求是必须包括药品名称和药物代码，而其余数据项则未作规定。要求药物代码的原因是在药物数据的最少信息

时，药品名称可以表示不同的有效成分(见表 27)。

表 27　药品识别码

药品识别码 MP ID	药物代码	药品名称	名称说明	市场授权持有人 MAH	国家	剂型 (Seq 3)	规格 Strength (Seq 4)
067763	00544101003	Bezalip		Not Specified	未注明	未注明	
123647	00544101003	Bezalip		Hoffmannla roche limited	加拿大	未注明	
123646	00544101003	Bezalip	SR	Hoffmannla roche limited	加拿大	Coated tablets	
123645	00544101003	Bezalip	SR 400MG	Hoffmannla roche limited	加拿大	Coated tablets	400 mg

在表 27 中名为 Bezalip 的药物共有多个条目。药品 ID 067763 只具有药品名称和有效成分(通过药物代码)。药品 ID 123647、123646 和 123645 所含的信息数量也不同。

6.4.4.2　药物代码

药物代码标识(identifies)药品的商品名称或通用名。药物代码是 B-2 格式的主键(primary key)，它也用于 C 格式中。

药物代码包含有三个方面的信息：序列号 1、药物记录号和序列号 2。相同的药物代码会有不同的药品识别码，因为每一个 MP ID 都具有独一无二的意义。

药物代码是药物名称的唯一标识符，它还提供了关于药物的有效成分及其盐/酯的形式。

序列号 1 和序列号 2 的组合提供关于药物形式的信息，并可以在名称字段中找到化学形式的类型：

(1) 如果序列号是“01 001”，该名称则是药物记录号的首选(preferred)名称。 单一成分的药物，其首选名称是它的基质(Base substance)名称。

(2) 如果序列号是“XX 001”，其中 XX 是除了 01 以外的任何数，该名称则是首选名称的盐或酯型。

(3) 如果序列号是“XX YYY”，其中 XX 是除了 01 以外的任何数，而“YYY”是除了 001 以外的任何数，则名称便是商品名称或非首选的通用名称。

6.4.4.3　药物记录编号

具有相同有效成分或者具有相同有效成分的独特组合的所有条目，它们的药物记录编号(drug recird number, drecno)是相同的。

举例

药品识别码 MP ID	药物代码			名称
	药物记录编号 drecno	序列号 1 Seq 1	序列号 2 Seq 2	
000143	000005	01	001	氨苄青霉素 Ampicillin
004762	000200	01	001	扑热息痛 Paracetamol

以上的两个例子有不同药物记录数，这表明它们包含不同的有效成分：氨苄青霉素和对乙酰氨基酚。

只包含氨苄青霉素的所有条目会有相同的药物记录编号，不论其盐质、使用的商品名称或所处的国家如何。

序列号 1

在单一有效成分的药品中，序列号 1 (Seq1)标识有效成分的盐或酯型。“01”数字标识基质内容，即不含有任何的盐或酯。而大于“01”的值将确定其对应的盐或酯型。

举例

药品识别码 MP ID	药物记录编号 drecno	序列号 1 Seq 1	序列号 2 Seq 2	名称
000143	000005	01	001	氨苄青霉素 Ampicillin
000225	000005	02	001	氨苄青霉素钠 Ampicillin sodium
000251	000005	03	001	氨苄青霉素三水酸 Ampicillin trihydrate

所有的三个条目都有相同的有效成分——氨苄青霉素，因而它们都有相同的药物记录编号：000005，但它们却以不同的形式存在，如钠盐和三水酸。

只含有氨苄青霉素钠的所有条目会有相同的药物记录编号和序列号 1000005 02，无论所使用的商品名称和所处的国家如何。

多有效成分条目的药物记录编号的序列号 1=“01”的只能有一个。

序列号 2

序列号 2 (Seq2)标识药品名称，并在某些情况下，也可能是通用名称的同义词。例如，乙酰氨基酚为扑热息痛的代名词。

序列号 1=“01”和序列号 2=“001”的条目标识药物(药物记录编号)的首选名称。

(1) 在单一有效成分的药物记录编号中，序列号 2=“001”表示常用药物的国际非专有名称(INN)，或者是草药的已认可的科学名称。

(2) 在多有效成分的药物记录编号中，序列号 2=“001”代表第一次输入字典的已知组合的药品名称，通常是商品名称。

举例

药品识别码 MP ID	药物记录编号 drecno	序列号 1 Seq 1	序列 2 Seq 2	名称
000143	000005	01	001	氨苄青霉素 Ampicillin
083950	000005	01	002	安比西林 Ampicin
083951	000005	01	003	拜力多 Binotal
000225	000005	02	001	氨苄青霉素钠 Ampicillin sodium
084022	000005	02	002	拜力多 Binotal
084023	000005	02	003	氨苄西林 Polycillin-n

上表中的所有条目都包含用氨苄青霉素。MP ID 条目 000143，083950 和 083951 包含氨苄青霉素基质(序列号 1=“01”)，但条目 000225、084022 和 084023 则含有氨苄西林钠(序列号 1≠“001”)。条目 000143 为药物记录号 000005 的首选名称(序列号 1=“01”和序列号 2=“001”)。

6.4.4.4　含多个有效成分产品

具有一个以上有效成分的产品被称为多有效成分产品。多有效成分产品需要一个单独的编码原则。将所有有效成分的名称都包含在药物名称中几乎是不可能的。所以，多有效成分药品首次输入字典时的名称便被用作首选名称，即使它有时并不是通用名称。

举例

药品识别码 MP ID	药物记录编号 drecno	序列号 1 Seq 1	序列号 2 Seq 2	名称	通用名称
098204	001903	01	001	邻氯青霉素氨苄青霉素合剂 Ampiclox	否
098205	001903	01	002	Sinteclox	否

条目 098204 和 098205 是多有效成分产品。“Seq 1=01”与“Seq 2=001”的条目作为首选名称，尽管它不是通用名称。

6.5　临床研究中药物信息的收集与表达

临床研究中的一项重要工作是收集研究期间患者用药的情况，其中包括试验用药以及所有使用的药物并生成研究报告，从而分析研究药物，伴随药物对研究结果的影响，以及药物之间的相互影响。

数据管理机构在设计 CRF 收集药物/伴随药物的数据时,应当明确所要收集数据的方法及其优缺点。为此，数据管理人员应当了解药物编码的过程与方法。

一般说来，临床研究中的药物名称的收集可以通过以下几种途径：

(1) 药物记录编号(drecno)。

(2) 药物代码(药物记录编号+Seq 1 +Seq2)。

(3) 药用产品识别码。

(4) ATC 编码。

(5) 逐字术语。

收集药物记录编号、药物代码、药用产品识别码等信息要求研究现场或研究者非常熟悉 WHO 药物字典的结构和使用，同时可以正确并及时地找到所需要的信息，这就要求病例报告表中收集药物的制造商、商标名称、国家，以及剂型等信息，这样也增加了基地的工作量与数据收集的难度，因为有时这些信息并不容易获得。

直接收集患者所使用的药物的 ATC 编码，也可作为一种收集药物信息的一种形式，因为每一种药品均对应其 ATC 编码。但由于相同的药物具有不同的治疗适应证，因此，有时同一种药物有多个 ATC 编码。此外，当使用药物代码或药用产品识别码与 ATC 整合时，由于它们与 ATC 的一对多个或多个对多个的关系，有可能出现一种药物的多种 ATC 编码。而且，随着时间的推移，WHO 药物字典的升级，它们的 ATC 分类关系也可能发生变化。

目前，最常用的方法是在 CRF 表中设置药物的名称，由研究者填写受试者进入试验后所有用过的药物的名称(CMTRT)和药物的治疗适应证(CMINDC)等。根据药物的名称和适应证，按照 WHO DD 的字典结构得到对应的 ATC 编码，用于临床数据的表达(如列表)与分析报告等。

第 3 篇

数据管理机构的基础建设

第 1 章　数据管理质量体系的建立

1.1　全面质量管理体系的概念

数据管理的主要工作是保证临床数据的质量，为临床研究提供准确和完整的用于统计分析的数据。影响数据质量的因素很多。首先是临床研究涉及不同的机构、组织与人员(如申办者、CRO、研究者、监查员和数据管理员等)，他们的临床研究经验各不相同；其次在临床研究过程中，临床研究的数据也经历许多次的抄录和转换(如患者病历信息填入 CRF、CRF 数据录入数据库、数据库数据导出成分析数据集等)，其中每一次的转换都有一次潜在出错的可能；最后，临床研究及其数据管理工作本身也可能影响数据的质量，如临床研究方案的设计与修改、CRF 的设计与修改、CRF 的填写说明、数据库的建立，以及逻辑检验的建立等因素。

为了保证数据质量，必须对影响数据质量的因素进行全面的控制。从数据管理的角度来说，控制范围应涉及数据收集、处理、统计报告的全过程，也就是用数据管理体系的概念去分析、研究上述质量形成中各项要素(包括直接的与间接影响因素)的相互联系和相互制约的关系，以整体优化的要求处理好各项质量活动的协调和配合。

数据管理机构必须掌握质量体系的运行规律，及时分析解决体系运行中出现的问题，并注意解决在内外环境变化时体系的适应性问题，使质量体系有效地运行。也就是说，按系统学的原理建立起一个体系，对可能影响数据质量结果的各种因素和环节进行全面控制和管理，使这些因素都处于受控状态，使临床研究数据始终保持在可控和可靠的水平。

质量管理体系阐述数据管理中与质量有关的基本原则、 标准、目标和工作，其目的是建立一个提供优质临床数据管理服务的组织结构。质量管理体系强调文件记录和工作流程的重要性。

在临床数据管理的流程中，系统发生变化时，数据管理的目标和标准也必须随之进行重新评估。质量管理是一个持续的过程，即确保数据的质量，遵守适用的法律、法规和制度，追求质量改善。定期审查工作包括政策、程序、人员编制和人员资格等。

1.2　质量体系的构成

数据管理的质量体系由组织结构、标准操作规范、数据管理过程和资源四部分组成。

1.2.1　组织结构

组织结构是指一个组织为行使其职能，按某种方式建立的职、责，权及其相互间的关系。数据管理单位可以是一个独立的机构，如数据管理 CRO,也可以是临床研究机构中的一个部门，如××大学临床研究所数据管理部。但它的组织结构的本质是数据管理人员间的分工协作关系，目的是为实现临床研究的质量方针与目标，其内涵是数据管理工作者在职、责、权方面的结构体系。组织结构对数据管理机构中所有从事对数据质量有关的工作人员明确规定其责任与权限，从整体的角度正确处理机构上下级和同级之间的职权关系，把质量职权合理分配到各个层次及部门，明确规定不同部门、不同人员的具体职权，建立起集中统一、步调一致、协调配合的质量职权结构。组织结构中的一项重要内容是对员工的培训和对其能力的评估(第 2 篇第 3 章：数据管理机构，人员及其培训)。

1.2.2　标准操作规范

标准操作规范是指为进行数据管理活动而制定的具体步骤和方法。数据管理机构为了保证组织结构能按预定要求正常运行，除了要进行横向的协调设计外，标准操作规范的设计也非常重要。

标准操作规范文件是数据管理人员工作的行为规范和准则。标准操作规范明确规定数据管理中的各项工作应由哪个部门/团队去做，由谁去做，怎样做，使用何种方法去做，在何种环境条件下去做等。

标准操作规范有管理性规范 (如数据管理机构中的各项规章制度、各级人员职责、岗位责任制等)和技术性规范(如作业指导书、操作指南或工作手册等)。

质量体系中的标准操作规范通常都要求形成文件。编制一份书面的或文件化的规范，其内容通常包括目的、范围、职责、工作流程、引用文件和所使用的记录、工作清单、表格等。当组织的结构发生了变化，或者使用了新的软件或新的程序，使得数据管理的流程发生了变化时，文件化的规范应及时反映这种变化(如以新的版本形式发布)并告知与该程序有关的各级人员。也就是说要建立一套文档控制要求(详见第 3 篇第 2 章：数据管理中的标准操作规范)。

建立标准操作规程时，应当遵循以下原则：

(1) 实事求是，按照本机构的人员/岗位设置而制定，不要照搬其他机构的文件。

(2) 必须能客观反映本机构的实际情况、技术水平和整体素质。

(3) 标准操作规范的制定、批准、发布以及修订都要有一定的规范，即要有制定 SOP 的 SOP。

(4) 要使数据管理机构的全体人员明白和了解，对涉及数据管理不同工作的人员(如数据录入员、程序员、数据管理员、编码员等)要分别进行与其工作相关的标准规范的培训。

标准操作规范的文件作为实际工作的客观反映，应对数据管理机构的人员的工作行为具有约束力，任何涉及某一工作领域的人员均不能违反相应的程序。

1.2.3　数据管理过程方法

任何使用资源将输入转化为输出的活动或一组活动均可视为一个过程。为使组织有效运行，必须识别和管理许多相互关联和相互作用的过程。通常，一个过程的输出将直接成为下一个过程的输入。系统地识别、管理和组织所应用的过程，特别是这些过程之间的相互作用，称为“过程方法”。

就数据管理而言，数据管理过程就是将临床研究中的所有数据(包括“问题”数据)转化为可用于临床研究统计分析报告的‘清洁’数据的一组彼此相关的活动。从这个意义上说，整个数据管理过程可以理解为一组输入和输出的过程，输入是数据管理过程的依据或基础(如发现“不清洁”数据并清理之)，输出是完成数据清理工作的结果(如获得“清洁”数据支持临床研究报告)，完成数据管理工作的过程必须投入适当的资源和活动。

数据管理过程是临床研究中的一个重要的步骤，它的所有工作又是通过一个个过程来实现的。例如，临床数据管理过程都是一组相互关联，且与数据管理有关的资源、活动和影响因素密切相关。资源包括数据管理人员、软件、操作规程(包括各项规章制度、操作手册)、逻辑检验方法等；活动是数据管理的具体工作，如 CRF 设计、数据录入、质疑表的管理、数据的质量控制等；影响因素是指对数据管理的结果有影响的各种环境因素，如计算机系统、网络的稳定性等。

在一个逻辑检验过程中，通常由数据管理员根据研究方案的要求，制定逻辑检验的计划，并通过测试数据核实逻辑检验程序的准确性与特异性。在生产环境中，逻辑检验的过程就是捕捉临床研究过程中的“问题”数据，并及时向研究者发起质疑，以尽早解决这些问题。当研究结束后，如数据库锁定之后，可以用错误率来表示临床数据管理的质量。数据管理过程包含许多纵向(直接)或横向(间接)过程。

纵向过程多涉及机构内部的工作流程，其中包括：

(1) CRF 一次录入→CRF 二次录入。

(2) 数据审查发现问题→向研究者发起质疑。

(3) 质疑表的发出→回收→“问题”的解决等。

而横向过程则主要是数据管理部门与其他部门或单位的协作，主要包括：

(1) CRF 的提交(CRA)→数据的录入(数据管理)。

(2) 外部数据，如中心实验室数据→数据库(数据管理)。

(3) CRF 数据(研究者)→编码(数据管理)。

(4) 数据库导出的数据(数据管理)→统计分析(统计师)。

临床数据的流程一般包括：

(1) 临床研究数据填入 CRF。

(2) CRF 数据录入数据库。

(3) 数据清理过程。

(4) 发起质疑。

(5) 质疑的解决。

(6) 编码。

(7) 数据库锁定等。

(8) 研究报告。

这些过程的集合形成数据管理的全过程，其中每一过程都涉及质量控制工作。上一过程质量控制完成后即作为下一过程的输入，而下一过程得到上一过程的输出结果，经过质量控制后再将结果输出给它的下一过程。此外，在这种逐级(纵向)传递过程中还涉及与该过程相关的横向传递过程，从而形成完整的数据管理的全过程。也就是说，逐步或同时完成这些过程后才能完成数据管理的全过程。

为保证数据管理的质量，数据管理中的质量控制过程通常分为 3 个阶段(表 1)：

(1) 研究开始前质量控制。

(2) 研究进行中质量控制。

(3) 研究结束后质量控制。

表 1 临床研究数据管理中的质量控制活动

临床研究过程	数据管理中的质量控制活动
研究开始前质量控制	数据管理人员的培训 数据管理人员的分工与职责 审查数据管理的全面质量管理程序 计算机的验证 数据管理计划 临床研究方案及其修订 CRF 设计 数据库的设计 逻辑检验 数据库的安全性
研究进行中质量控制	CRF 的接收与追踪 数据录入 数据审查与清理 数据差异管理 外部电子数据的管理 编码(不良事件和药物) SAE 一致性检验 数据库锁定与解锁
研究结束后质量控制	数据的保存与存档 数据管理报告

数据管理过程中，要制定质量指标，并制定质量控制的程序，并达到内部和外部客户满意度。研究开始前质量控制主要是根据研究方案，为数据的收集、清理作准备。研究进行中的质量控制主要涉及人员素质、操作流程、软件使用、文件管理等多方面因素。这些都需要数据管理机构有一套以标准化、规范化管理为基础的完整质量体系。研究结束后质量控制方面涉及数据质量的检查，保证数据管理所提供的数据的准确性与完整性，

并确保该临床数据可用于统计分析报告。

1.2.4　资源

资源包括人员、设备、设施、资金、技术和方法等。衡量一个数据管理机构的资源保障，主要反映在是否具有满足数据管理工作所需的各种软件、设备、设施和一批具有丰富经验、有资历的数据管理人员和项目管理人员，这是保证产生高质量数据的必要条件。在当今计算机及网络快速发展的时代，计算机系统的验证程序、系统事故管理程序以及数据访问安全也是数据管理机构必须重视的内容。

数据管理机构为了维持、发展和提高服务质量与技术水平，应当做好五个方面的工作：

(1) 全面的质量管理。

(2) 人才培养。

(3) 系统、软件实施(包括验证与网络安全)。

(4) 全面质量控制。

(5) 创新和特色服务。

对数据管理 CRO 来说，开拓市场既是自身生存的需要，也是衡量数据管理质量的一项重要指标。

1.2.5　质量体系四要素之间的内在联系

质量体系中的组织结构、标准操作规范、数据管理过程和资源这四个要素之间是相对独立的，但又是互相依存的。

标准操作程序是组织结构的继续和细化，也是职权的进一步补充，比如数据管理机构中各级人员职责的规定，可使组织结构更加规范化，起到巩固和稳定组织结构的作用。

标准操作程序和数据管理过程是密切相关的。有了质量保证的各种操作规范和规范的数据管理操作手册，才能保证数据管理过程的高质量。质量保证是通过对数据的过程管理来实现的，过程的质量又取决于所投入的资源与活动，而活动的质量则是通过实施该项活动所采用的方法(或途径)予以确保的，控制活动的途径和方法均制定在书面或文件化标准操作程序之中。

1.3　质量管理体系的建立

数据管理机构质量管理体系的建立是引进国际先进管理经验，提高管理水平，不断发展的过程。

质量管理体系的建立要求从管理层到一般工作人员对质量管理体系的概念、依据、方法和目的都有充分的了解：

(1) 要对数据管理机构全体人员进行教育培训。

(2) 每个成员要充分认识质量管理体系的概念、目的、方法、所依据的原理和国际标准，以及建立先进质量管理体系的意义。

(3) 决策层要充分认识在质量管理体系的国际标准，明确建立、完善质量体系的迫切性和重要性，明确决策层在质量体系建设中的关键地位和主导作用。

(4) 管理层要全面了解质量管理体系的内容。

(5) 执行层主要是培训与本岗位质量活动有关的内容。

质量管理体系都有其方针和目标，但每个数据管理机构的具体情况不同，质量方针和目标也不同，质量方针和目标的制定原则是实事求是。质量管理体系能够帮助组织增强顾客满意度。

1.3.1　质量管理体系方法

建立和实施质量管理体系的方法包括以下步骤：

(1) 确定顾客和其他相关方的需求和期望。

(2) 建立机构的质量方针和质量目标。

(3) 确定实现质量目标必需的过程和职责。

(4) 确定和提供实现质量目标必需的资源。

(5) 规定测量每个过程的有效性和效率的方法。

(6) 应用这些测量方法确定每个过程的有效性和效率。

(7) 确定防止不合格并消除产生原因的措施。

(8) 建立和应用持续改进质量管理体系的过程。

采用这些方法的机构能对其过程能力和产品质量树立信心，为持续改进提供基础，从而增进顾客和其他相关方的满意度，并提高机构的知名度。

1.3.2　确立质量方针

质量方针和质量目标确定了预期的结果，以帮助机构利用其资源达到这些结果。质量方针为建立和评审质量目标提供了框架。质量目标需要与质量方针和持续改进的承诺相一致，其实现应当是可测量的。质量目标的实现对数据质量、数据管理运行有效性和数据管理业绩都有积极的影响，因此对相关方的满意和信任也产生了积极影响。

质量方针是机构的质量宗旨和质量方向，是质量管理体系的纲领，它要体现出本机构的目标、顾客的期望和需要。制定和实施质量方针是质量管理的重要内容，在制定质量方针时要满足以下要求：

(1) 质量方针要与其质量管理体系相匹配，即要与机构的质量水平、管理能力、服务和管理水平一致。

(2) 质量方针的内容要与本机构所提供的服务的职能类型和特点相关。

(3) 质量方针要对质量做出承诺，要反映出顾客的期望。

(4) 质量方针以文件的形式由最高管理者批准、发布，并注明发布日期。

(5) 质量方针要易懂、易记，使全体员工都熟悉、理解并遵照执行。

1.3.3　确立质量目标

质量目标是质量方针的具体化，是数据管理机构在质量方面所追求的目的。质量目标应符合以下要求：

(1) 需要量化，是可测量评价和可达到的指标。

(2) 要先进合理，起到质量管理水平的定位作用。

(3) 应定期评价、调整，以适应内外部环境的变化。

(4) 为保证目标的实现，质量目标要层层分解，落实到每一个部门及员工。

1.3.4　组织机构及职责设计

质量管理体系是依托组织机构来协调和运行的。质量管理体系的运行涉及内部质量管理体系所覆盖的所有部门的各项活动，这些活动的分工、顺序、途径和衔接都是通过本机构的组织结构和职责分工来实现的，所以，必须建立一个与质量管理体系相适应的组织结构。为此，需要完成以下工作：

(1) 分析现有组织结构，绘制本机构的行政组织架构图。

(2) 分析机构的质量管理层次、职责及相互关系，绘制质量管理体系组织架构图，说明本机构的质量管理体系。

(3) 将质量管理体系的各要素分别分配给相关职能部门，编制质量职责分配表。

(4) 规定部门质量职责，管理、执行和验证人员的质量职责。

(5) 明确对质量管理体系和过程的全部要素负有决策权的责任人员的职责和权限。

依据国际标准建立的质量管理体系，最终受益的将是三方：数据管理机构本身、服务对象及数据管理机构资源供应方。不同的数据管理机构，应根据自己的具体情况，也就是根据与自己相关的以上三方的具体情况，来制定质量管理体系。

质量管理体系方针和目标的制定应考虑以下四个方面的内容。

(1) 数据管理机构的服务对象和任务。数据管理机构是以服务外包为主，还是对内服务为主；以服务商业化的临床研究为主，还是以科研为主；是数据管理 CRO 还是制药企业的数据管理部门。一般来说，服务外包的数据管理机构要求具有更为严格的标准操作规范。临床数据管理机构还应考虑服务对象(如制药企业)的满意度。数据管理机构的设置、服务对象和任务各不相同，其质量方针和目标也有所不同。

(2) 数据管理机构的人力物力资源以及资源供应方情况。不同规模、不同实力的数据管理机构所能达到的质量是不一样的，如使用的数据管理软件或提供的服务也各不相同，质量方针和质量目标应实事求是，既不可偏高，也不可偏低。

(3) 要与上级组织保持一致。临床研究机构中的数据管理部门的质量方针和目标应是上级组织的质量方针和质量目标的细化和补充，绝对不能偏离。

(4) 数据管理机构中的各个成员易于理解并坚决执行。

质量管理体系的建立来源于对数据管理机构的现状调查和分析，调查分析的目的是为了合理地选择质量体系的要素。调查和分析的具体内容包括：

(1) 数据管理机构已有的质量体系情况。

(2) 数据质量的要求水平。

(3) 数据管理机构组织结构。

(4) 计算机系统。

(5) 人力资源等。

经过调查和分析后，确定要素和控制程序时要注意：

(1) 是否符合有关质量体系的国际标准。

(2) 是否适合本数据管理机构的特点。

(3) 是否适合本数据管理机构实施的能力。

(4) 是否符合相关法规的规定。

最后，还要将质量管理活动中的工作职责和权限明确地分配到各个职能岗位。

1.3.5　质量体系文件的编制

质量管理体系的实施和运行是通过建立贯彻质量管理体系的文件来实现的：

(1) 通过质量管理体系文件贯彻质量方针。

(2) 当情况改变时，保持质量管理体系及其要求的一致性和连续性。

(3) 作为数据管理机构开展质量活动的依据，质量管理体系文件为内部审核和外部审核提供证据。

(4) 质量管理体系文件可用以展示机构的质量管理体系，证明其与客户及第三方的要求相符合。

质量管理体系文件一般由四个部分组成：质量手册、程序文件、作业指导书、质量记录表格。质量管理体系文件应分级审批。质量手册应由最高管理者审批；程序文件应由管理者代表批准；作业指导书一般由该文件业务主管部门的负责人审批；跨部门/多专业的文件由管理者代表审批。文件审批后，需正式发布，并规定实施日期。以宣传和培训的形式，使机构中所有人员理解质量方针和质量管理体系文件中规定的有关内容，在质量管理体系运行前，可以通过测试来检查员工对有关内容的了解和理解情况。

编制质量体系文件是建立国际标准化的质量管理体系过程中的一项重要工作。质量体系文件是质量体系存在的基础和依据，也是体系评价、改进、持续发展的依据。质量体系文件的四个部分又分为三个层次：质量手册、质量体系程序、其他质量文件。质量手册是指按规定的质量方针和目标以及适用的国际标准描述质量体系的文件；质量体系程序描述的是为实施质量体系要素所涉及的各职能部门的活动；其他质量文件是指详细的作业文件，如表格、报告、作业指导书、作业文件和质量记录等。

在质量体系文件的编制过程中应注意以下问题：

(1) 文件应具有系统性。质量体系文件应反映数据管理机构质量体系的系统特征和数据管理的全过程，是全面的，各种文件之间的关系是协调一致的，任何片面的、相互矛盾的规定都不应在文件体系中存在。

(2) 文件应具有法规性。文件经最高管理者批准后，对数据管理机构的每个成员而言，它是必须执行的内部法规文件。

(3) 文件应具有增值效用而不会人为地增加工作量。文件的建立应达到改善和促进质量管理的目的。

(4) 文件应具有见证性。编制好的质量体系文件应可作为数据管理机构质量体系有效运行的客观证据，这也是文件的重要作用之一。

(5) 文件应具有对质量体系的适应性。质量体系决定文件，而不是文件决定质量体系，质量体系发生变化，文件也应作相应变化。

1.3.5.1　质量手册

质量手册通常应包括如下内容：封面、批准页、修订页、目录、前言、主题内容及适用范围、定义、质量手册管理、质量方针目标、组织机构、质量体系要素描述、支持性资料附录。

质量手册的核心是对质量方针目标、组织机构及质量体系要素的描述。质量手册中“质量方针目标”章节，应规定数据管理机构的质量方针，明确数据管理机构对质量的承诺，概述质量目标。同时，还应证明该质量方针如何为所有员工所熟悉和理解，并加以贯彻和保持。“组织机构”章节应明确数据管理机构内部的机构设置，可详细阐明影响到质量的各管理、执行和验证职能部门的职责、权限及其衔接和联系方式。“质量体系要素”章节应明确规定质量体系由哪些要素组成，并分别描述这些要素。

1.3.5.2　质量体系程序

质量体系程序文件是对完成各项质量活动的方法所作的规定。其含义包括以下几方面的内容：

(1) 对影响质量的活动进行全面策划和管理。

(2) 包括质量体系的一个逻辑上独立的部分。

(3) 不涉及纯技术性的细节，这些细节应在作业指导书中加以规定。

(4) 不是工作程序文件，是质量管理的程序文件。

质量体系程序文件一般包括：文件的编号和标题、目的和适用范围、相关文件和术语、职责、工作流程、报告和记录表格。其中工作流程是其核心内容。

工作流程章节中应清楚地列出开展此项活动的细节，保持合理的编写顺序。明确输入、转换的各环节和输出的内容；其中资源、人员、信息和环境等方面应具备的条件，与其他活动衔接处的协调措施；明确每个环节转换过程中的各项因素，及所要达到的要求，所需形成的记录和报告及其相应的签发手续；注明需要注意的任何例外或特殊情况。

1.3.5.3　质量计划

质量计划是为专项或特殊工作规定的专门质量措施、资源和活动顺序而制定的文件，定义中强调的是“专项或特殊”。也不可将之与一般的作业指导书相混淆，作业指导书所规定的工作多是常规性的，而质量计划所规定的工作多是非常规性的。

质量计划的具体内容包括：质量目标；数据管理机构实际运作的各过程的步骤；在项目的各阶段，职责、权限和资源的具体分配；具体的文件化程序和指导书；重要阶段的试验、检验和审核大纲；随着项目的进展，进行更改和完善质量计划的文件化程序；质量目标评价的定量化；为达到质量目标所必须采取的其他措施等。

1.3.5.4　质量记录

质量记录的定义是：为完成的活动或达到的结果提供客观证据的文件。质量记录是质量管理的一项重要基础工作，是质量体系中的一个关键要素。质量记录是数据管理的一项重要内容，离开及时、真实的质量记录，数据管理就没有实际意义。它是记载过程状态和过程结果的文件，是一种客观证据，可证实数据管理机构的质量保证。它也可为采取预防措施和纠正措施提供依据。

需要控制的质量记录分为两类：与质量体系运行有关的记录和与数据管理过程有关的记录。前者包括质量体系审核报告、质量培训、考核、数据管理员资质和计算机验证的文件等。后者包括逻辑检验的历史记录、数据库锁定的工作清单、数据库导出的数据等。

1.3.5.5　作业指导书

即规定某项工作的具体操作程序的文件，也就是数据管理员常用的“操作手册”或“操作规程”，如 EDC 用户手册、数据管理系统使用手册等。

1.4　质量管理体系设施与持续改进

完成质量管理体系文件后，要经过一段试运行，检验这些质量管理体系文件的适用性和有效性。机构通过不断协调、质量监控、信息管理、质量管理体系审核和管理评审，实现质量管理体系的有效运行。

影响质量活动有效性的因素很多，例如，旧的习惯、传统思想、缺乏认识、对文件理解偏差等。所以，对程序、方法、资源、人员、过程、记录、产品(服务)进行连续监控是非常必要的。一旦发现偏离标准的情况，应及时采取纠正措施。必要时可以增加内部质量审核的次数，通过内部质量审核和管理评审这一自我改进机制可以持续改进质量管理体系。

内部质量审核和管理评审是验证质量管理体系适宜性、充分性和有效性的重要手段。外部质量审核有时也为质量管理体系的持续改进起积极的促进作用。

1.4.1　内部质量审核

内部质量审核是检查质量管理体系的活动和有关结果是否符合有关标准文件和质量管理体系文件的各项规定，以及它们是否得到有效贯彻执行。

内部质量审核的特点在于它的客观性、系统性和独立性。内部审核分为文件审核和现场审核两个阶段：

(1) 文件审核是评价组织编写的质量手册、程序文件是否符合标准的要求和工作目标的需要。

(2) 现场审核是评价实际的质量活动是否符合标准、质量手册、程序文件等有关文件的规定，以及这些规定是否得到有效贯彻。

内部质量审核的内容包括：

(1) 组织结构与所进行的活动的适宜性。

(2) 质量管理体系实施、运行情况和工作程序的执行情况。

(3) 有关质量制度、规章、办法执行贯彻情况。

(4) 人员与资源的适宜情况。

(5) 质量管理体系文件的完整性，与标准的符合性等。

内部审核程序的主要步骤有：

(1) 策划审核(确定任务、目的、范围)。

(2) 准备审核(组成审核组、编制审核计划、检查表、准备现场审核记录、不合格报告等工作表格)。

(3) 现场审核(首次会议、现场收集客观证据、评价、末次会议)。

(4) 编写审核报告。

(5) 进行现场整改，制定并实施纠正措施。

(6) 纠正措施跟踪验证。

(7) 编制年度质量管理体系情况汇总分析报告。

1.4.2　管理评审

管理评审是指最高管理者适时地评价组织质量管理体系的持续性、有效性、适宜性和充分性。

管理评审包括以下主要内容：

(1) 实现质量方针、目标的程度。

(2) 内部质量审核及纠正措施完成情况及有效性的评价，对薄弱环节的专门措施。

(3) 质量指标完成情况及趋势分析。

(4) 顾客意见和处理情况，主要问题分析和预防措施。

(5) 本组织机构和资源的适应性。

(6) 质量改进计划。

(7) 进一步改进、完善质量管理体系的意见。

1.4.3　质量管理体系的调整和完善

内部质量审核和管理评审可以帮助发现质量管理体系策划中不符合标准或操作性不

强之处。一方面应纠正体系中的不合格项，另一方面要修改文件。

总之，数据管理机构的质量管理体系的建立、实施与运行是一个动态的过程，要求机构各级人员的努力，而最重要的是将质量管理的理念贯彻到数据管理的日常工作之中。

第 2 章　数据管理中的标准操作规范

临床研究中，收集真实准确的数据用于统计分析是 GCP 的要求。它的优点是具有可重复性。这样，在一个研究中的数据结果，在相同的条件下，应用于相同的人群，应该会得到相同的结果。为了保证研究数据的完整性与可重复性，临床研究的过程应当是规范的，即所有的工作都要按照规定的程序进行。这个程序就是标准操作规范(SOP)。

2.1　标准操作规范的定义

CH GCP 1.55 中对 SOP 的定义是为达到均一性，完成一个特定职责而制定的详细书面说明。就数据管理机构而言，数据管理的标准操作规范是数据管理的正式的和详细的书面文件，以保证数据管理中的每一项工作和活动都能够一致有效地实施和完成。

2.2　标准操作规范的必要性

按照 ICH GCP 5.1.1 的要求，临床研究机构必须有自己的一套标准操作规范：

> 申办者负责按照书面 SOP 执行和维持质量保证和质量控制系统，保证试验的实施和数据的产生，记录和报告遵循试验方案/GCP 以及适用的管理要求。
>
> ICH GCP 5.1.1

实际上，ICH GCP 对 SOP 的要求涉及所有参与临床研究的机构和人员，如申办者、CRO、研究基地、临床监查、项目管理等。FDA 的指导原则以及 21 CFR Part 11 也要求临床研究要在 SOP 下进行。

制定标准操作规范的意义还在于尽可能控制各种主、客观因素对临床试验结果的影响，尽可能降低临床试验的误差或偏差，并确保研究资料的真实可靠，以提高临床试验结果的质量。

稽查是检查临床研究质量的最常用的方法之一。对数据管理项目的稽查，除了要检查数据的质量(如数据录入的错误率)，重要的一点是核查数据管理员是否按照事先制订的要求进行，这个要求就是数据管理的 SOP。通过与 SOP 的对比，发现具体操作是否存在问题。所以，在稽查过程中，稽查员首先需要阅读的文件就是机构的 SOP，而且，很多数据管理质量问题的发现都是与 SOP 有关，如缺乏 SOP、没有遵守 SOP 或者是没有遵守 SOP 的证据等。

2.3 制定 SOP 的好处

除了提供作为质量稽查的必需文件，临床研究机构制定 SOP 也可以提供一项内部人员的培训计划，并满足监管机构的要求和提高工作质量，同时促进临床研究工作的有效性、一致性、重复性和可追溯性。新的临床研究机构，通过对 SOP 的创建和审查，可以进一步明确机构内部的工作流程以及人员的岗位分工，以提供适当的培训。按照 SOP 的要求记录的工作清单，可提供客观证据，评价质量管理体系的有效性和适宜性。

2.4 SOP 的制定原则

SOP 的制定原则首先是遵守 GCP。各个临床研究机构都必须有其各自的 SOP，但原则上说，各机构的 SOP 没有对错之分，所不同的是看哪个 SOP 更能客观反映本机构的工作流程、人员设置，以及机构的质量政策。SOP 的制定也要符合国家法规要求以及行业的标准。SOP 的制定还要与机构的政策相一致，以体现机构管理层对于临床研究质量的追求。此外，制定 SOP，要依据充分，SOP 简明准确，具有可操作性，并遵守标准规范。

2.5 SOP 的范围

在机构的质量管理体系中，不同的范围，所用的名称也会有不同。质量政策是公司最高层面的质量要求，SOP 则主要涉及在机构的特定的部门(如临床研究数据管理)，而专属于某一特定系统(如数据管理系统)的操作程序经常被称为工作手册或工作指南。因此，SOP 的制定必须反映机构的总的操作要求，但尽量不具体涉及某一特定的系统。在一个 SOP 中，可能有一个或几个工作指南以具体规范 SOP 在各系统的具体落实。一般来说，SOP 相对稳定，而工作指南或用户手册则变动较为频繁，主要是因为数据管理系统经常会有版本的升级等。

一个典型的例子：

数据管理机构的 SOP	临床数据必须进行数据质量的检查，以保证数据的完整性与一致性
工作指南	临床数据在录入 XXX 数据管理系统后，作逻辑检验，检查数据的质量
用户手册	在 XXX 系统中，当数据录入后，经 YYY 启动逻辑验证程序，检查系统提供的数据质量报告，对逻辑检验发现的问题，启动在线质疑程序

无论是 SOP 还是用户手册，它们的作用是相同的，即以一致的方式，完成数据管理工作。为了更好地配合 SOP 的执行，一般与 SOP 一起，还会有相应的表格、文件或者工作清单。这些文件既可以确保所有工作都已完成，也可以提供工作已经完成的确凿的证据。

2.6　SOP 的流程

SOP 的流程是：SOP 的创作→审查→定稿，批准和发布→修订→归档。

新的数据管理机构会面临创作大量的 SOP，但由于人力的限制，无法一次性完成所有 SOP 的创作，这就要求将所需要的 SOP 按照轻重缓急，分别对待。在制定 SOP 时，对于马上需要进行的工作的 SOP 要先建立。例如，如果数据管理机构开发或者购买了新的数据管理系统，对系统的验证就成为机构的首要问题。如果对系统功能或者机构内的最佳工作流程缺乏足够的了解，在系统实施初期，数据管理部门常常会遇到一些困难。因此，首先要建立系统验证的 SOP，如建立验证总计划，以及总计划之下的各具体验证活动(见本书第 7 篇临床研究使用的计算机系统的验证)。通过被赋予验证人员的不同角色，参与验证过程，数据管理人员在系统验证过程中，不断熟悉和了解系统的功能。这对建立数据管理机构的 SOP 也会有相当大的帮助。在创作 SOP 时，应明确人员分工，如谁负责什么 SOP 的写作，谁负责审查，谁是批准人等。

此外，就开展纸质研究而言，首先要做的数据管理工作是：

(1) 根据研究方案，设计 CRF。

(2) 建立研究数据库，并测试数据库的功能。

(3) 数据的录入。

根据这些工作，首要的任务是建立它们的操作规范。建立操作规范的前提是真正了解完成这些工作的具体要求与程序。

每个机构对于 SOP 的写作格式和内容可能并不相同，但它们都会有一个机构内部统一格式，以及 SOP 版式制订规范，如：

(1) 分类编号。

(2) 单位、专业代码、项目分类代码、编号

①版本号、拷贝号(印制份数)；

②单位名称；

③项目名称；

④制订者、审核者、审批者签名，相应签名日期；

⑤修订日期、修订次数，修订日期。

SOP 的内容也有差别，但一般包括以下的内容：目录、目的、使用范围、责任、程序描述、定义、参考文献、文件历史。

文件历史将用于日后的文件版本的升级，以了解各版本间内容修改的历史。

一个好的 SOP 应当能有效地回答一个工作由谁来做，做什么，在哪里做，何时做以及怎么做的问题。

在建立 SOP 时，SOP 的作者最好是具有这方面工作经验的人，同时，在建立数据管理流程时，要尽量地与工作团队人员一起，明确任务。SOP 一定要具有实际可操作性。重要的是建立一套工作清单以保证所有的工作均已完成，并作为完成的证据。

SOP 完成后，要征求有关人员的反馈意见，还要得到实际工作的检验，以发现 SOP 中的缺陷。当发现所建立的 SOP 无法执行时，应立即记录下这个结果，作为偏差(deviation)，如果偏差越来越多，该 SOP 需要立即修订。SOP 必须使用其最新的版本。在新的版本发表后，应当立即通知与该 SOP 的相关人员，并提供相应的培训，其中也包括新的员工和合同工等。

2.7 数据管理机构的 SOP

数据管理机构的 SOP 应当涵盖数据管理的所有方面，但是由于各数据管理机构在人员分工、工作流程上各不相同，其 SOP 在内容安排、组织结构上也会有很大的差别，并各有其自身的特点。例如，FDA 在其临床研究使用的计算机系统的指导文件中要求计算机系统必须经过验证，并建议需要建立的 SOP 有：

(1) 系统安装。

(2) 数据的收集与处理。

(3) 系统的维护。

(4) 数据的备份、恢复和可持续计划。

(5) 系统的安全性。

(6) 变更控制。

(7) (在系统无法使用的情况下)替代记录方法。

对于相同的要求，各数据管理机构的做法并不完全相同。大的制药企业可能有专门负责计算机验证的团队，而小的数据管理 CRO 可能仅有负责验证的兼职人员。尽管如此，只要能够按 FDA 的要求完成验证的这些工作，应该也算是对于规范的遵守。

一般来说，数据管理的 SOP 均会包括以下的内容：

(1) 数据管理计划。

(2) CRF 设计。

(3) CRF 完成指南。

(4) 数据库的建立与维护。

(5) 逻辑检验的建立。

(6) CRF 追踪。

(7) 数据的录入。

(8) 数据的审查与清理。

(10) 数据的差异管理。

(11) 外部电子数据的管理。

(12) 编码(不良事件和药物)。

(13) SAE 一致性检验。

(14) 数据库的质量控制。

(15) 数据库的锁定与解锁。

(16) 数据的保存与归档。

(17) 数据的安全性。

(18) 数据管理 CRO 的选择与管理(用于制药企业)。

(19) 人员培训等。

同时可以考虑的 SOP 还有：如何将 CRF 传送给申办者，如何纠正 CRF 中的记录，外部数据如何合并到数据库中，CRF 工作流程的 SOP 以及外部数据的处理等。

如果是 EDC 研究，还要建立 EDC 系统操作手册，EDC 研究中的数据清理过程等。

2.8 SOP 的遵守

SOP 的目的是为了让相关工作人员在实际工作中遵守执行。遵守的前提就必须让工作人员知道这些 SOP 的存在。

目前在临床研究领域，有一种说法，叫“没有 SOP，就没有 GCP”。在稽查界，同样的说法是，“如果没有记录，此事就没有发生！”在临床研究过程强调证据的时代，我们应当实时记录并提供我们进行工作的证据。这种证据可以是 SOP 中规定完成的工作清单，如数据库锁定的清单，这种工作清单的好处在于：一是保证提供的所有工作都已完成，二是提供所有工作都已完成的证据，这样可以进行数据库的锁定。

有的时候，数据管理工作本身的工作成果也可以作为证据，如建立研究数据库，通过打印好的数据库截屏，说明建库工作已经完成。另一个证据是数据管理工作中签署的文件记录。如当 CRF 设计完成后，在进入生产环境前，来自不同部门的项目组成员(研究者、CRA、统计师和项目经理等)需要审查每一个 CRF，并对 CRF 能否进入生产环节提供最终的意见。这个批准文件也是重要的证据，它表明，CRF 设计的工作已经完成。

在绝大多数情况下，除非是有意的弄虚作假(这不是本章所想讨论的话题)，工作人员不遵循 SOP 可能是因为他们不知道这个规范的存在,或者他们对于规范并不关心。有时，机构人员在交流上存在问题，如在 SOP 发布后，没有及时地传达。此外，SOP 无法遵守的原因还有：

(1) SOP 对数据管理各环节规定的时间太紧，几乎无法完成，如在一天之内完成某一项工作。

(2) 工作步骤定得太细，而无法执行。

(3) 有些工作要求在事后记录，而文件性工作则是按自然流程。

(4) SOP 中用词不当，将应当做的事情写成必须要做的事情。如果某件事情不一定发生，用词使用“建议”可能更为妥当。

SOP 的建立应能覆盖数据管理的所有过程，但重要的是对所建立的 SOP 的遵守，因为不遵守 SOP 比没有 SOP 更糟糕！

2.9 SOP 的定期审查和修订

SOP 的建立是一个不断完善的过程。最初，数据管理 SOP 的建立可能是参照别的机构，或者是经验不足的人所制定的。而在实际应用中，发现工作流程并不合理、工作内容无法完成(如 SOP 过为繁琐或简单)，以及关键工作的遗漏等，这些都要求对 SOP 作及时地修订。此外，以下的变化也会要求对已有的 SOP 进行修订：

(1) 当数据管理所使用的计算机系统发生变化时。

(2) 数据管理工作的流程发生变化时。

(3) 监管机构的要求发生变化时。

(4) 行业内的标准发生变化时等。

在这些变化发生时，临床研究机构/数据管理机构的 SOP 也要作出相应的修订，及时反映机构工作的变化，以适应新的变化。因此，数据管理要有关于 SOP 的 SOP，例如，何时需要创建 SOP,何时需要修订，谁来负责，以及 SOP 的创作流程等。SOP 每年至少作一次审查，每两年作一修订。

总之，临床研究(包括数据管理)的 SOP 是临床试验按 GCP 原则实施的保证：

(1) SOP 是临床试验规范化操作的步骤。

(2) SOP 应具有先进性、科学性、实用性。

(3) SOP 制订不会一步到位，需要在实践中不断地完善和发展。

第 3 章　数据管理机构，人员及其培训

3.1　数据管理机构的基本设置

临床研究是由众多部门参加的，数据管理部门在维护数据质量中发挥重要作用。制药企业一般都会有自己的数据管理部门，但其组织结构可能不尽相同，有的是统计部门的一部分，有的是医学部或者临床部的一部分。近年来，越来越多的制药企业将数据管理工作外包到合同研究组织(见第 3 篇第 5 章：合同研究组织)，以控制研发成本，提高研发效率。

无论是制药企业，还是 CRO，它们的数据管理机构大小、工作流程，以及操作规范各有不相同，其人员设置、分工与职责也不一样。图 1 是一般数据管理机构的组织架构图。

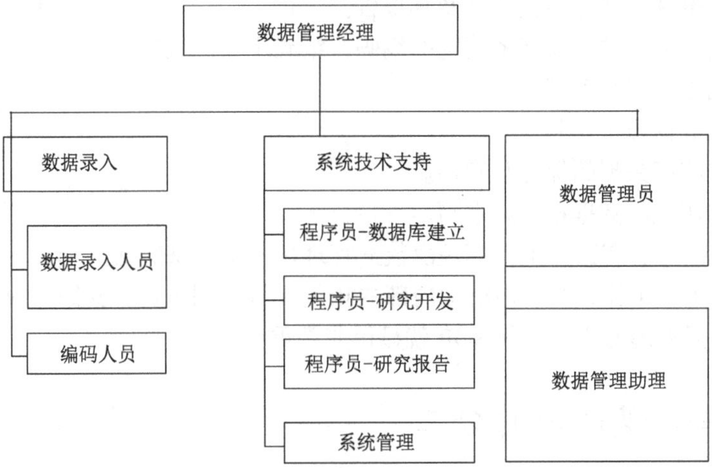

图 1　数据管理机构组织架构图

有的数据管理机构的技术支持部门则属于 IT 的一部分，负责设计研究数据库，而有的则没有专门的程序员—数据库建立的岗位，数据管理员直接负责数据库的设计。这些不同必然导致了各数据管理机构的数据管理工作流程与 SOP 的差异。

随着 EDC 的普及应用，临床研究数据在研究基地直接录入数据库，因此，数据管理机构的数据录入工作将日趋减少。在欧美，目前约有 75%的临床研究使用 EDC；而在中国，据 2010 年的不完全统计，EDC 研究仅占临床研究的不足 50%，其中主要还是欧美药厂在中国开展的临床研究。在 2010 年美国临床数据管理年会上，有人预测，今后 5 年内，所有的临床研究将使用 EDC。届时，单纯的数据录入工作将从数据管理机构消失。

3.2　数据管理员的工作描述

取决于数据管理机构的大小，工作流程，以及操作规范，每一个数据管理机构的数据管理员的责任范围及分工并不完全相同。但总体上，数据管理员的工作主要包括以下几个部分。

(1) 参与临床研究方案的讨论。

(2) 建立数据管理计划。

(3) CRF 填写指南的写作。

(4) 建立研究数据库。

(5) 参加临床研究者会议。

(6) 负责 CRF 的接收、追踪与报告。

(7) CRF 数据的录入。

(8) 数据审查与清理。

(9) 设置逻辑检验及验证。

(10) 实验室及外部数据的管理。

(11) 不良事件、严重不良事件及其报告。

(12) 不良反应事件以及伴随药物的编码，编码字典的维护。

(13) 数据库锁定与解锁。

(14) 临床数据质量控制。

(15) 负责临床数据的保存与归档。

(16) 临床研究的数据报告的书写。

这并不意味着所有这些工作都是由数据管理员一个人来完成。相反，这些工作是数据管理机构的主要工作，必须由机构内部的相关人员分别负责，共同完成，因此，建立一套完整的数据管理的流程及其 SOP 就显得非常重要。

3.3　数据管理机构的分工

数据管理机构的分工职责见表 2。

3.4　对数据管理人员的要求

数据管理员的工作是对临床研究数据的质量控制，这就要求数据管理人员具有良好的组织能力，注重数据管理的每一步细节，以保证数据的完整性、准确性和一致性，并且在日常工作中始终保持这种能力。所以，不是每个人都适合做数据管理工作。

对新员工的培训需要花费很多的时间和精力。因此，最好要寻找具有数据管理工作经验的人员。目前，我国并没有专门培养数据管理的学校或专业，希望这种状况在不久的将来得以改变。数据管理人员的来源面比较广，有的是从临床或其他部门转来的，如CRA 或护士，有的是来自其他各种专业(如计算机专业、预防医学、药学、生物学等学科)新毕业的学生。这一特点要求数据管理机构必须花很大精力，对员工加强数据管理培训。

表 2　数据管理机构的分工职责

人员分工[a]	具体负责的工作
数据管理经理	审查研究方案
	CRF 设计
	数据库的建立与用户管理
	数据库验证的文件
	数据管理流程的审核与批准
	总管数据管理的一般业务和日常工作
数据追踪与数据录入	CRF 的接收和追踪
	审查 CRF
	CRF 的记录
	CRF 的完整性
	CRF 录入的过程与追踪
	数据差异处理
	CRF 数据的录入
	数据的修改
数据编码	编码
	不良事件的编码
	药物编码
	病史的编码
数据库及其验证	创建 CRF 录入指南
	创建数据库
	建立用于检查数据质量的逻辑检验程序
	差异管理
培训	数据管理 SOP 培训
	人员培训
	培训记录的保管与归档
质量控制	数据录入的准确性
	核查数据管理中的工作质量

a 上节组织构架图中的技术支持工作未列在本表中。

一般来说，临床研究工作对数据管理员的基本要求有：

(1) 愿意学习并能够接受和掌握数据管理的基本技能，其中包括对于临床研究法规、规范和标准的学习。

(2) 掌握数据管理必备的计算机技术。

(3) 能够应对工作中的各种压力和挑战。

除了要了解法规、标准，数据管理人员每天要接触许多医学名词与医学数据，所以，具有一定的医学背景(如医学院校毕业生、护士等)无疑对数据管理工作带来很大的方便。

除此之外，科学的逻辑思维与良好的口头交流与书面表达能力也是数据管理员的基本要求，因为在数据管理工作中，对内涉及与工作团队(CRA、临床、医学部门人员、统计师等)的协调与交流，对外涉及与研究者或研究助理的交流。在具体研究项目中，数据管理人员还要具有敏锐的观察力，发现潜在的数据管理问题，并使之不断完善。下表列出数据管理的主要工作，以及对于数据管理人员的素质要求(表 3)。

表 3　数据管理的工作与对数据管理员的素质要求

数据管理工作的主要内容	数据管理人员应当具备的素质
理解：法规、GCP、行业标准、SOP、研究方案、工作流程，分工与责任	注重细节、组织能力
执行：数据库的建立、数据录入、数据审查、差异管理	注重细节，项目的计划、组织与管理能力，遵守计划与时间表，按时完成工作，计算机技能
交流：与项目团队的成员，CRO 等	书面与口头表达能力，人际交往能力
观察：善于发现问题	注重细节，分析问题与解决问题的能力
改善：完善工作流程	注重细节，逻辑思维，创造性思维以及工作的主动性

每个职能团队都具有独特的经验、技能和知识，这就要求数据管理员加强与研究团队其他成员间的合作：研究者、CRA、信息技术人员、统计师、程序员、数据输入、项目管理人员。

团队的合作可以使项目得以更好地完成，并在项目效益与团队成员利益上得到更好的回报。

3.5　数据管理人员的培训

ICH GCP 要求：

> 参与实施临床试验每个人员应在受教育、培训、经验方面都有资格完成他(她)的预期的的任务。　ICH-E6 2.8

数据管理机构要有关于人员培训的 SOP。一般来说，数据管理机构对培训的基本要求是：

(1) 培训目的必须明确。
(2) 培训的内容要符合目前的操作规范。
(3) 培训要针对数据管理人员目前所负责的具体工作。
(4) 培训记录要归档保存。

3.5.1　培训计划

数据管理机构应当有较为具体的培训计划(master training plan)。培训计划包括评估培训需求、明确培训内容、发现培训资源、开发培训项目、选择培训方式，以及安排培训。培训计划中，要有明确的培训目的，强调对培训效果的评价以及培训记录的保存。

3.5.2　评估培训需求

按照涉及人员的多少，培训可分为整体培训以及个体培训。整体培训主要指涉及整个数据管理部门的培训，如新软件在正式使用前、数据管理的 SOP 修订后、正式执行前的培训；而个体培训则针对某个具体的人员与岗位，如数据录入员转为 CRF 设计员后专门针对 CRF 设计的培训，对某一数据管理员的 SAS 技能培训。新的数据管理人员加入后的培训也是典型的个体培训。

在评估培训需求时，要针对数据管理的流程，具体到每个岗位、每项工作，注重对技能、知识和能力的培养，同时还要兼顾数据管理员的职业发展目标和方向。

3.5.3　明确培训内容

数据管理培训的主要内容见表 4。

3.5.4　发现培训资源

培训计划中要明确培训的资源，即由谁进行培训。一般来说，每项数据管理工作都会有主题专家(subject matter expert，SME),有时也叫关键用户(key user)。他们应当是提供培训的最佳人选，因为他们对某一领域有较深入的理解，但这并不意味着他们在培训时，会是称职的老师。在新的软件/系统上线之前，数据管理机构都会有项目小组对软件/系统进行评估和验证。项目小组的成员(如项目经理等)也是很好的提供培训的人选，但他们有时偏重于技术层面而缺乏对数据管理流程的清晰了解。

外部资源也可以用作培训，如软件的开发商、培训顾问、专业年会，以及主题报告会等，但参加这些培训一般花费较大。

3.5.5　开发培训项目

培训计划中也要保证培训项目的质量。培训项目的开发、培训的内容以及方式等需要得到机构管理者的批准，其内容的准确性也要得到主题专家的认可，培训材料、培训方法也要符合机构的标准。

表 4　数据管理培训的主要内容

培训的主要内容	培训的目的	内容举例
监管要求与行业标准	理解临床研究的法规 明确数据质量的标准 用行业标准指导日常工作	GCP (ICH、SFDA) FDA SFDA 指导原则 CDISC GCDMP
临床研究的流程	了解临床研究的整个过程 懂得临床数据的整个流程	研究方案的制定 临床监查员的职责与流程 药物安全部门的职责与工作流程
数据管理软件/计算机软件/程序	掌握数据管理软件的应用 掌握其他计算机软件的应用	CRF 设计软件 数据录入软件 逻辑检验软件或程序 差异管理软件 SAS SQL
数据管理 SOP	了解数据管理的流程 掌握各个岗位(CRF 设计、数据录入、数据清理等)的操作规范与质量标准	数据管理计划 病例报告表设计 CRF 填写指南 研究数据库建立 数据管理计划 CRF 的接收、追踪与报告 CRF 数据的录入 数据审查与清理 逻辑检验及验证 实验室及外部数据管理 不良事件，严重不良事件及其报告 SAE 一致性检查 不良反应事件以及伴随药物的编码，字典的维护 锁定数据库 临床数据质量检查 临床数据的保存与归档
数据管理职业发展	提高数据管理员的综合素质与能力 提高工作效率	项目管理 领导者才能 团队合作精神 沟通交流能力，表达能力 时间管理 解决冲突 医学概念

3.5.6　选择培训方式

培训方式的选择取决于培训的内容以及人员的数量。相对来说，集中培训，主要使用专题讲座，而个体培训则以在线培训为主。无论何种方式，其目的都是达到培训的目的。

3.5.6.1　集中培训

集中培训一般用于整个部门的培训，如新软件在正式使用之前的用户培训，或者是 SOP 修改后，正式执行之前的培训。集中培训的优点是所有受培训者均获得相同的信息。由于数据管理机构各功能小组的人员同时参加，这样可以加强各小组之间的沟通与交流，明确在新的操作规范下各自的任务与职责。但缺点是，有时很难找到适合所有人同时可以参加的时间。

3.5.6.2　基于计算机的或基于网络的培训

在线培训可能有很多形式：DVD、录像，以及基于网络的自学(e-learning)等。在线培训的好处是经济，特别是当受培训者处于不同的地理位置，因此可以省下不少的旅行费用。

3.5.6.3　工作手册

无论采用何种培训方式，数据管理机构一定要有与 SOP 相一致的工作手册。数据管理中心的工作手册包括各种数据质量管理过程的详细信息，计算机软件的使用指南以及有关数据安全等：

(1) 监管法规的遵守。
(2) 质量控制程序。
(3) 数据修改程序。
(4) 随机化程序。
(5) 与特定研究有关的程序。
(6) 数据归档程序等。

3.5.6.4　工作中培训

数据管理员在接受了与其工作相关的基本培训后，重要的是如何将获得的理论知识用于实践，而提高数据管理工作的质量。大多数情况下，新的员工需要在有经验人员的带领/指导下，一边学习一边工作。一段时间以后，便可以逐步独立开展工作。

3.5.7　培训安排

培训的安排取决于培训的目的。一般来说如果是数据管理操作程序的修订或者是新的数据管理软件的上线，修订后的操作程序有具体的生效日期，系统上线也有具体日期，所以这些培训都应安排在它们生效的日期之前。基于用户需求的个体培训，有的没有固定的时间要求，自学也主要根据用户的具体需要。例如，当用户需要使用 EDC 系统查看某一研究数据时，用户可以进行基于网络的培训。培训结束后，用户将获得该 EDC 系统的用户名以及密码而登录。

3.5.8 评估培训效果

培训结束后，必须及时评估培训的效果，以便发现和纠正培训中的问题。评估可采取以下几种形式：

(1) 在正式培训之前，先做小规模的试验性培训，以获得对培训的意见反馈，并对培训项目的内容、时间和形式等加以调整。

(2) 在培训过程中，收集受培训者对培训课程的意见。

(3) 培训结束后，通过培训评估表收集对培训的意见。

(4) 对培训内容的测试也是一项评估培训效果的指标。

3.6 培训记录的归档

培训结束后，培训负责人应当将培训的内容、时间、地点，受培训人员的名单及其签名记录文件等归档。如果是基于网络的培训，培训结束后，系统应当提供培训证书，证书上有培训课程的名称、受培训者姓名，以及完成培训的时间。培训记录是证明数据管理人员受到某一培训的唯一证据，这也是稽查员经常要核查的内容。如何能够按照稽查员的要求，快速准确地找出某一或某些培训记录，是很多数据管理机构乃至临床研究机构一直面临的挑战。

培训记录/培训证书的归档，各个机构的做法各不相同：有的是机构集中管理，有的是数据管理部门自己保存。两种做法也各有优缺点。

数据管理人员的个人培训档案应包括个人简历、机构 SOP 培训或者其他培训的记录，以满足 ICH GCP 对数据管理人员的教育、培训、经验等方面的要求。一般要求简历每年更新。其他培训记录也包括参加的专业会议，如数据管理协会的年会、DIA 年会、专题报告会。一些资质证明，如获得的专业证书等也将作为记录存放在个人培训档案中。

第 4 章　数据管理机构的项目管理

且不说药物临床试验的 I~IV 期研究都由不同的研究组成，各期试验中也都由几个独立的研究组成，分别从不同的角度对药物代谢、使用剂量、适应证，以及安全性和有效性等方面做全面的了解，以支持药物的上市申请。每一个试验本身就是一个项目，而所有这些试验作为一个整体则又组成了该药物临床开发的一个项目。

临床数据管理也是一个项目管理的过程。数据管理员常常被赋予项目管理的任务。数据管理中的项目有大有小，大到数据管理系统/EDC 系统的实施，小到逻辑检验的建立与验证。无论项目的大小，项目管理都遵循一定的规律，其目的是在有限的条件下，完成项目规定的各项工作。在项目管理过程中，数据管理员必须具备项目管理的技能，并在数据管理工作中应用这些技能，使得数据管理工作得以按时有效地完成。

4.1　项目与项目管理

项目是指一系列独特的、复杂的并相互关联的活动，这些活动有着一个明确的目标或目的，必须在特定的时间、预算、资源范围内，依据规范完成。

项目管理(project management，PM)是项目的管理者，在有限的资源约束下，运用系统的观点、方法和理论，对项目涉及的全部工作进行有效地管理。即从项目的投资决策开始到项目结束的全过程进行计划、组织、指挥、协调、控制和评价，以实现项目的目标。

数据管理人员应当了解项目管理的基本概念和基本要求，以利于数据管理工作的开展并达到预期的目的。因为项目管理是管理学的一个分支学科，这就要求在数据管理的项目活动中运用数据管理的专门知识、技能、工具和方法，使项目能够在有限资源或者限定条件下，实现或超过设定的需求和期望。数据管理的项目参数包括项目范围、质量、成本、时间和资源等。

4.2　项目的特点

任何一个组织机构对于工作的安排都需要达到一定的目的。所以，工作可以分为两类，一类是持续和重复性的，即所谓的操作工作，另一类是独特和一次性的，即项目。但两者之间互有交叉，有时又很难区分。例如，

(1) 二者都要由具体的人和组织机构来完成。

(2) 二者都受到资源的限制和时间的限制。

(3) 二者都要遵循一定的工作程序。

(4) 二者都要有计划、执行、控制等。

但项目和操作又有不同，这主要表现在项目具有以下的特性：

(1) 项目的一次性

与其他重复性运行或操作工作最大的区别在于项目是一次性的。临床研究可以是一个项目，临床数据管理也可以是一个项目，它们都有一个明确的起点和终点。项目的其他属性也是从这一主要的特征衍生出来的。

(2) 项目的独特性

每个项目都是独特的。临床数据管理项目所提供的数据管理的产品和服务各有其自身的特点；每一个研究方案，每一个数据管理计划都不是完全相同的，即使有或多或少的类似，但它们执行的时间和地点，内部和外部的环境等也不相同。因此项目的过程总是独一无二的。

(3) 项目目标的明确性

每个项目都有其明确的目标。就数据管理项目来说，在规定的时间内，按照数据管理计划，按时、按质完成数据管理的任务是它的明确目标：

①时间性目标，即在规定的时间内(如最后一个受试者的访视完成后的第 3 周内完成数据库的锁定)；

②成果性目标，如提供错误率低于 0.3%临床数据库，用于统计分析；

③约束性目标，如在可利用的数据管理系统和规定的资源下，而不需要添加额外的人手；

④其他需满足的要求，包括必须满足的要求和尽量满足的要求。例如，数据管理人员除了负责数据的质量，还要不断地回答项目团队人员的对于有关研究进程的询问，如各基地是否按照方案的要求在招募受试者、撰写数据报告等。

(4) 项目活动的整体性

数据管理项目中的一切活动都是相关联的，形成一个整体。例如，CRF 设计是数据管理的一项基本工作，没有这个工作，临床研究数据便无法收集；此外，CRF 填写手册也是临床研究者所必需的，缺少 CRF 填写手册，同样临床研究数据便无法正确收集，数据收集的统一性便无法保证。

(5) 项目组织结构的临时性和开放性

数据管理机构的项目班子随着项目的大小，其人数、成员、职责也在不断地变化。举例

数据管理项目	人员组成
数据管理项目 A	数据管理员 A 程序员 A 数据管理助理 A QC 人员 A
数据管理项目 B	数据管理员 B 程序员 A 数据管理助理 A QC 人员 B

在数据管理的不同项目中，其成员组成也会不同。在项目执行或完成之后，每一个成员又可能被赋予新的角色与责任。

(6) 项目成果的不可挽回性

数据管理项目的一次性属性决定了项目失败了不可以重来。即使纸质 CRF 中的数据可以重新录入，数据管理也可以重新开始，但这已属于另一个新的项目，先前的项目将无法重来。也就是说，数据管理项目在一定条件下启动后，一旦失败就永远失去了重新进行原项目的机会。

4.3　项目管理十大原则

中国语言的魅力，确切地描述了项目管理的原则，现摘录于此：

(1) 工欲善其事，必先利其器。

(2) 名不正则言不顺，言不顺则事不成。

(3) 其身正，不令而行。

(4) 凡事预则立，不预则废。

(5) 磨刀不误砍柴工。

(6) 统筹兼顾。

(7) 无以规矩不成方圆。

(8) 欲速则不达。

(9) 众人拾柴火焰高。

(10) 不知言，无以知人也。

4.4　项目管理的主要阶段

项目管理一般分为项目启动、项目策划、项目生产、项目监测和项目完成。其主要内容见表 5。

表 5　项目管理的主要分期

项目管理的主要阶段	主要内容
项目启动期	定义项目的范围，性质和项目的主要目标
项目策划期	制定项目的时间表，项目的里程碑，并明确人员与资源的需求，同时制定项目中必须遵守的程序与必须完成的任务
项目执行期	按照项目策划期制定的工作程序与工作任务，逐一加以完成
项目监测和控制期	为了保证工作任务的完成，对其进行监测和检查
项目完成期	在项目完成后对于项目的总结、文件的归档等以利于今后项目的开展

4.5 项目管理的主要内容

项目管理主要集中在项目的以下几个方面。

4.5.1 项目范围管理

是为了实现项目的目标，对项目的工作内容进行控制的管理过程。它包括范围的界定、规划和调整等。

4.5.2 项目时间管理

是为了确保项目最终按时完成的一系列管理过程。它包括具体的活动界定、活动排序、时间估计、进度安排以及时间控制等工作。

4.5.3 项目成本管理

是为了保证完成项目的实际成本和费用不超过预算成本和费用的管理过程。它包括资源的配置，成本、费用的预算以及费用的控制等工作。

4.5.4 项目质量管理

是为了确保项目达到客户所规定的质量要求所实施的一系列管理过程。它包括质量计划、质量控制和质量保证等。

4.5.5 项目人力资源管理

是为了保证所有项目关系人的能力和积极性都得到最有效地发挥和利用所做的一系列管理措施。它包括组织的规划、团队的建设、人员的选聘和项目的班子建设等一系列工作。

4.5.6 项目沟通管理

是为了确保项目信息的合理收集和传输所需要实施的一系列措施，它包括沟通规划、信息传输和进度报告等。

4.5.7 项目风险管理

涉及项目可能遇到的各种不确定因素。它包括风险识别、风险量化、制订对策和风险控制等。

4.5.8　项目采购管理

是为了从项目实施组织之外获得所需资源或服务所采取的一系列管理措施。它包括采购计划，采购与征购、资源的选择，以及合同的管理等工作。

4.5.9　项目集成管理

是指为确保项目各项工作能够有机地协调和配合所展开的综合性和全局性的项目管理工作和过程。它包括项目集成计划的制定、项目集成计划的制定和实施、项目变动的总体控制等。

但是项目管理的核心是有关时间、成本和范围的综合平衡，其实质是关于项目的质量。也就是说，当项目的范围变大时，如果时间和成本没有变化，则项目的质量一定会受到影响。当然，项目管理中也涉及使用的工具，人员的知识，技术以及技能等因素(图 2)。

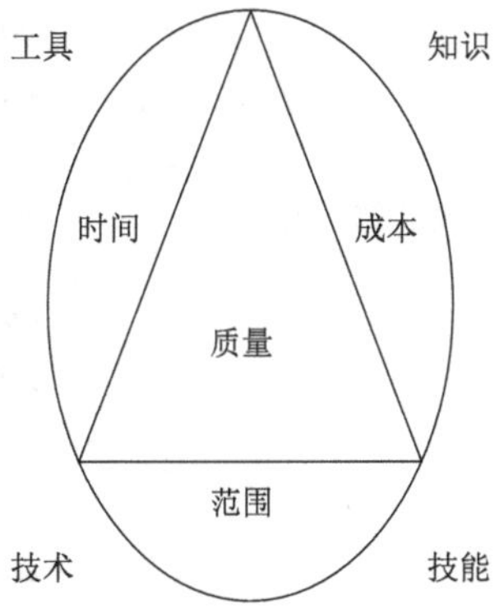

图 2　项目管理中的范围，时间和成本的三角关系

4.6　数据管理中的项目管理在各阶段的主要内容

有效地将项目管理的理论应用到数据管理的实践中去，这就要求将项目管理的 5 个阶段与数据管理的步骤结合起来。事实上，本书的安排在结构和内容上，与项目管理的 5 个阶段相吻合，所不同的是我们将开展数据管理所必须掌握的基本要求，如法规与行业标准，特别是对建设数据管理机构和开展数据管理项目服务的必要准备用两章的篇幅作了详细的讲解，这是开展数据管理项目的必要前提。这些内容有的属于项目管理的策划期或启动期的部分内容。本书第 4 篇：临床研究计划阶段的数据管理工作则涵盖了项目管理的策划期或启动期的大部分内容；而第 5 篇：临床研究进行中的数据管理工作则主要是项目管理执行期的工作；对数据管理的监测和控制期是第 6 篇第 1 章临床研究数据质量控制与质量保证的内容；而项目完成期就是临床研究结束后的数据管理工作。表 6 列出了项目管理分期与本书在数据管理内容上的安排以及主要内容。

表 6　项目管理分期与本书中数据管理的安排以及主要工作内容

项目管理的分期	本书中数据管理工作介绍	主要工作内容
项目启动期 项目策划期	临床研究的过程，指导原则与标准化 数据管理机构的基础建设 临床研究设计阶段的数据管理准备工作	药物开发过程与临床研究 人体药品注册技术要求国际协调会 GCP 与数据管理 数据管理的标准化-CDISC 简介 MedDRA 与标准 MedDRA 查询(SMQ) 药物 ATC 分类与 WHO 药物字典 数据管理机构，人员与培训 标准操作规范 数据管理质量体系的建立 临床数据管理系统 电子数据采集系统 临床研究方案与数据管理 病例报告表的设计 CRF 填写指南 研究数据库的建立与验证 数据管理员与临床研究者会议 临床试验数据与数据管理计划 逻辑检验及验证
项目执行期	临床研究进行中的数据管理工作	数据管理过程 CRF 的接收，追踪与报告 CRF 数据的输入 数据审查与清理 医学审查 实验室及外部数据的管理 不良事件，严重不良事件及其报告 数据库锁定
项目监测和控制期 项目完成期	临床研究数据质量 临床研究结束后的数据管理工作	临床研究数据质量控制与质量保证 临床数据的保存与归档 临床数据管理报告

表 6 中有关数据管理的主要工作内容，本书均将之作为一个主题逐一描述。这些章节可以自成一体，单独介绍，也可以相互贯通，成为数据管理中项目管理的一部分。而本章的目的就是从项目管理的角度全面介绍数据管理的各方面的内容。

4.6.1　数据管理项目启动期

在数据管理项目启动之前，数据管理机构要建立符合 GCP 要求的数据管理团队，及其数据管理机构的基础建设。

(1) 对数据管理项目进行前期调查、收集整理相关资料，制定初步的项目可行性研究报告，以及有关项目的人员、资源与时间的计划，并为决策层提供建议。

(2) 明确数据管理员在临床研究中的责任、分工与职责范围。

(3) 建立数据管理机构的架构，项目数据管理员以及与数据有关的系统(数据管理系统，EDC 系统)，IT 技术支持人员，以及标准操作规范的建立，质量管理体系的建立。

(4) 协同配合制定和申报临床试验的立项报告材料，参与评审临床试验方案或者临床开发计划。

(5) 对项目进行分析和需求策划。评价临床试验所需要的资源，如软件系统、硬件设施、人员和资金。

(6) 对于临床数据管理项目中的人员的分工与职责作明确规定。

(7) 对临床试验项目的组成部分，特别是数据管理系统的各种功能作进一步的确认，以保证所有数据管理的人员、技术和文件等到位。

①对于系统开发、系统功能的应用，要与系统开发商沟通，并对他们进行资格审核(如招标书)；

②对于软件的使用权限，要明确其范围，例如，MedDRA，或者是一些数据审查的软件，确保在使用上不会引起争议。

(8) 制定数据管理项目的目标及项目计划以及项目进度表。特别是数据管理中的一些重要的里程碑，如数据库的锁定等的时间表。

4.6.2　数据管理项目策划期

在这一阶段，项目启动期制定的工作计划被进一步的细化，数据管理项目的主要工作有：

(1) 正式启动数据管理项目，明确该项目中数据管理员及其技术支持人员的责任与分工。

(2) 确保项目组的所有成员都受到应有的技术与程序的培训，培训记录要归档。

(3) 依据项目组成员的分工，保证他们对于系统的使用权限与其分工相吻合，例如，数据录入员只有录入数据的权限。

(4) 制定详细的数据管理计划表，规定每一项工作的时间表和质量标准：①数据管理计划；②病例报告表的设计；③CRF 填写指南；④研究数据库的建立与验证；⑤逻辑检验的建立及验证；⑥编码字典的维护。

(5) 数据管理员与临床研究者会议。

4.6.3　数据管理项目执行期

在临床研究开始后，临床研究数据将源源不断地进入数据管理机构，此时，数据管理人员的工作将注重于对数据的审查与清理，以获得“清洁”可靠的数据，使得数据管理工作能够按照计划有序地进行。这一阶段的主要工作有：

(1) CRF 的接收、追踪与报告。

(2) CRF 数据的录入。

(3) 数据审查与清理。

(4) 医学审查。

(5) 实验室及外部数据的管理。

(6) 不良事件、严重不良事件及其报告。

(7) 编码过程。

(8) 数据库锁定。

(9) 建立一套完整有效的信息交流计划。

如果数据管理工作外包到 CRO，数据管理项目还应该包括对 CRO 的评估与选择。

在这个过程中，数据管理员要参加临床研究的项目会议，配合临床研究项目管理层对数据管理项目进行良好的控制，从数据的角度报告临床研究中的发现、问题以及变化的趋势，使得数据的问题及早得到重视并及时获得解决。

在这一阶段，数据管理工作将使用很多的有关数据质量的报告和总结，这些报告将用于：

(1) 向上级管理层传达数据管理项目进程的信息，并为早期决定提供数据方面的基础。

(2) 作为数据管理工作已经进行/完成的直接证据。

(3) 可以对数据管理的质量，以及数据管理人员的绩效做出评估。

4.6.4　数据管理项目监测和控制期

临床研究过程始终注重数据管理过程中对数据质量的监测与控制，主要表现在对数据的质量控制和质量保证活动。

数据管理项目监测与控制期，要注重的是团队建设，加强各部门、各项目组之间的协调并配合，以及组织项目培训工作。对于这一阶段发现的问题，要按照风险管理计划及时采取纠正措施，如果问题来自数据管理人员的经验与技能的掌握(如新加入的员工)，数据管理机构要提供必要的培训或再培训机会。离职人员，应该按照机构的规章办理所有文件的交接手续。

4.6.5　数据管理项目完成期

按照数据管理项目计划的要求并准确地遵守执行是保证项目完成的前提。项目完成期的工作目的主要是通过对于本项目的经验与教训的总结，使今后数据管理项目更有效的开展。

临床研究结束后，所有受试者的数据都录入了数据管理系统，并得到及时的清理与审查。因此数据管理项目完成期的主要工作有：

(1) 按照数据管理的质量要求，提供高质量的临床研究数据库和数据集，用于统计分析报告。

(2) 数据管理计划的最终定稿。

(3) 临床数据以及相关文件的保存与归档，如 CRF、质疑表和数据管理计划等。

(4) 收回所有参与试验的人员接近数据的权限。

(5) 项目结束会议(临床试验项目、数据管理项目)，总结项目的经验以及需要吸取的教训。

4.7 数据管理中必须具备的项目管理的技能

数据管理中的项目管理工作，要求数据管理员具有项目管理的技能与经验。从这个角度来说，并不是每一个数据管理员都会成为项目管理者。但是，学习、了解与掌握项目管理的知识，同时提高项目管理的技能，并将这些技能应用到数据管理的实践中，这无疑对数据管理工作起到积极的作用。

以下介绍的几种技能，也常见于对数据管理员的要求，但是与普通数据管理员不同，数据管理中的项目管理者对于这些技能的要求更高，涉及的面更广，所面临的问题更为复杂。

4.7.1 专业知识

近年来，项目管理工作已经成为一种职业，广泛存在于各行各业，并在各自的项目中起到越来越大的作用。但是数据管理中的项目管理，要求管理者具有很强的数据管理的专业知识，这样才能更好地做好项目管理工作：

(1) 数据管理的规范。

(2) 数据管理的流程。

(3) 数据管理的具体工作。

(4) 必须掌握的技术，如逻辑检验、计算机程序、数据库理论等知识。

4.7.2 分析问题的能力

在数据管理中的项目管理中，会出现各种各样的问题，这要求项目管理人员根据项目的特点，以及自身的经验与技能，及时提供解决问题的方案，为项目的最终完成铺平道路。

4.7.3 人际交往能力

项目的管理者通常要起到项目协调员的作用，对内要主持、协调、讨论、协商和决定项目的各项工作与安排，对外要与有关方面或有关人员进行沟通与交流，解决在项目中遇到的各种各样的问题，这些都要求项目管理者具有良好的人际交往能力。

人际交往能力是指妥善处理组织内外关系的能力，包括与周围环境建立广泛的联系和对外界信息的吸收、转化能力，以及正确处理上下左右关系的能力。

人际交往能力主要包括：表达理解能力、人际融合能力、解决问题能力等。

4.7.4　领袖才能

领袖才能是领袖所具有的素养、品质和能力的总称。数据管理中，要求数据管理员具有领袖才能，对数据管理工作起领导和管理的作用。但数据管理的项目管理对领袖才能的要求更高。领袖不仅要影响项目团中本部门的人员，还要影响其他部门的人员，通过激励他人，使众人能够团结一致向既定的目标前进。领袖者具备了影响下属及其追随者的基本素质。

此外，领袖者还具有以下的良好素质：

(1) 珍惜自我的价值。

(2) 保持稳定的情绪。

(3) 有强烈的责任心。

(4) 能周密地思考问题。

(5) 创造性解决问题。

(6) 不断地克服困难。

(7) 善于自我总结与反思。

(8) 具有团队合作精神。

(9) 善于激励他人。

(10) 和别人分享自己的想法。

(11) 不断挑战自我。

第 5 章　合同研究组织

由于中国人口多，疾病种类多，以及临床医生经验丰富，使得许多制药企业越来越注重中国医药的巨大市场。中国经济在过去 30 年里快速增长，人民生活水平显著提高，而人口老龄化日趋严峻，对医疗保健的需求越来越迫切。

目前，越来越多的国外制药企业在中国开设研发中心直接开展临床研究，或者与国际合同研究组织(CRO)或中国本土 CRO 企业合作开展临床试验研究。

制药企业与 CRO 公司建立战略性合作关系，彼此都降低商业危险度、提高整合度。从制药企业的角度来看，选择与之合作的一次性供应商、首选供应商、战略供应商和战略联盟，可缩短新药研发的时间并控制新药研发的成本。对 CRO 企业来说，与制药企业建立战略联盟，CRO 企业所面临的谈判、评估等将减少，但能更多地享受到制药企业的资源，彼此的透明度更高。国外近 30 年的实践业已证明，CRO 企业通过为制药企业提供高质量的专业服务，与制药企业通力合作，是一种成功的双赢模式。

CRO 公司的生存和发展，主要依赖于其灵活的资源、相对低廉的人力资源成本、高质量的专业服务，以及自身建立的高质量管理体系。因此，建立符合国际标准操作规范的临床研究管理体系，并提供高质高效的临床研究服务，是 CRO 发展壮大的前提和基础。

本章将从制药企业(申办者)的角度来阐述如何评价，选择与管理数据管理的 CRO。这将有助于企业通过加强与 CRO 的管理与互动，提高临床研究数据的质量；同时，通过了解药厂的工作流程与标准，CRO 可以改善工作流程，提高自身的数据管理质量水平，以获得更多地与制药企业合作的机会。

5.1　定义与分类

CRO 的定义：

> 个人或组织(商业性的，学术性的或者其他的)与申办者订立契约，以执行一项或多项申办者临床试验中的任务和工作。　　ICH GCP 1.20
>
> 申办者可以将与试验有关的工作和任务，部分或全部委托给一个 CRO，但是，试验数据的质量和完整性的最终责任永远在申办者。CRO 应当实施质量保证和质量控制。　　ICH GCP 5.2.1

根据这个定义，CRO 的工作是完成申办者在临床研究中的某种工作。本章所指的数据管理 CRO 指仅从事数据管理这一特定工作的机构或个人，其中也包括临床研究 CRO

中的数据管理部门。

就药物开发过程来说，药物研发的一系列过程(见第 2 篇：药物开发过程、规章和标准化)，几乎所有工作都可以由 CRO 来完成，因此，CRO 可以粗略地分为临床前 CRO 和临床研究 CRO。临床前 CRO 主要负责临床研究以前的动物或实验室研究工作，如药物的合成、药理学及毒理学研究；而临床 CRO 则专门负责药物人体试验的整个过程。对于制药企业来说，使用 CRO 主要出于两大考虑：CRO 的经验技术以及 CRO 的灵活性。近年来，一方面，制药企业面临开发成本增加、药品销售利润下降、市场竞争力增加等状况，使得对内控制成本的压力越来越大。另一方面，在开发新药的过程中，新技术的应用也增加了制药企业的投入与风险。临床 CRO 可以作为制药企业的一种可借用的外部资源，可在短时间内迅速组织一个具有高度专业化的和具有丰富临床研究经验的临床研究队伍，使得临床研究工作得以及时有效地完成，并能控制整个临床研究的费用。

根据所能提供的临床研究服务范围的大小，临床 CRO 的规模也不相同。有的 CRO 一般只负责申办者的一项或几项工作，这些 CRO 一般规模较小，但它们的专一性强，专注于某一项或几项工作，如 I 期临床研究、CRF 设计、临床监查、数据管理与统计分析报告等。有的 CRO 可提供的服务范围广，涵盖整个临床研究过程以及所有的临床研究期(I~IV 期)以及注册申报等，即所谓的全程服务型 CRO (full service CRO)。

从申办者的角度来说，全程服务型 CRO，应具备以下几方面的专业优势：

(1) 通晓当地政府药品管理法规和实施细则。

(2) 了解药品临床试验的国际规范和指导原则。

(3) 具有多个学科领域临床试验的经验。

(4) 选择研究者并制定切实可行的试验计划。

(5) 按国际化标准组织实施临床试验。

(6) 临床试验过程中实施质量控制和质量保证。

(7) 具备管理临床试验数据和统计分析的能力。

(8) 临床试验总结报告符合规范的要求。

目前，我国临床 CRO 主要分为三大类：

(1) 国际 CRO 在中国的分支机构。

(2) 本土 CRO。

(3) 有国际资本背景的，在国内建立的 CRO。

一般说来，不同类型的 CRO 分别具有自己相对固定的客户群，但近年来，这种趋势则越来越不明显。

5.2　使用数据管理 CRO 的原因

制药企业使用数据管理 CRO 主要是出于对数据管理 CRO 的经验和技术，以及业务的灵活性的考虑，并在有限的时间和资金条件下，完成数据管理工作。这样，申办者可以降低或控制数据管理的成本，将临床试验数据管理中的人员，系统或业务的运行维护所需的可变成本转换为固定成本。即使申办者自己没有数据管理人员，或者没有数据管理系统，通过使用 CRO，同样可以开展临床研究的数据管理工作。当申办者内部数据管理人员缺乏或不足时，如出现以下几种情况：

(1) 临床试验的数量以及数据量的增加。

(2) 受试者数量的增加。

(3) 临床试验中数据管理复杂性的增加。

(4) 需要具有特定治疗领域或适应证的数据管理的专门知识。

(5) 缺乏对某一国家法规事务的知识，其中包括对临床数据管理的要求。

(6) 开展多国多中心的临床试验。

此时，可以将多余的工作外包给 CRO，这样，申办者依然可以及时完成数据管理工作。

5.3 申办者选择数据管理 CRO 必须考虑的因素

按照 ICH-GCP 的要求，试验数据的质量和完整性始终是由申办者负责。基于这个要求，申办者在选择 CRO 时，以保证整个数据管理的质量为主要考虑因素，其中包括：

(1) 遵守 GCP。

(2) 提供综合服务的 CRO(数据管理作为其中的一个部门)还是专做数据管理的 CRO。

(3) 地理位置，联系与交流的方式。

(4) 数据管理的经验。

(5) 治疗领域的优势项目，如肿瘤、心血管病等。

(6) 完成项目的时间表。

(7) 人力资源、人员安排的灵活性、最大工作量。

(8) 服务价格。

虽然 CRO 服务价格的高低是申办者选择 CRO 的一个因素，但是与质量相比，价格因素则始终处在次要的地位。

5.4 数据管理 CRO 的选择过程

制药企业是否选择数据管理 CRO 服务取决于企业的规模，如有的制药企业并没有数据管理部门。此外，企业自身的数据管理部门的能力也是一个重要的因素，如上面提到的数据管理工作量的增加，导致数据管理人员相对短缺。一般来说，许多申办者都有自己的 SOP 以规定数据管理中的哪些工作可以外包，以及选择 CRO 的过程和方法。SOP 也会对 CRO 的要求有明确的规定。不同的申办者选择 CRO 的过程与标准各不相同，但一般会包括以下几个步骤。

5.4.1　明确数据管理外包的范围

本书中所介绍的数据管理的所有工作都可以作为服务外包的一部分，委托数据管理 CRO 执行。一般来说，数据管理的外包项目主要有：

(1) 病例报告表的设计以及注释病例报告表。

(2) 纸质病例报告表的打印，分发到研究基地。

(3) 病例报告表填写指南。

(4) 研究数据库的设计，建立及维护。

(5) 数据的录入指南与录入。

(6) 数据清理，质疑表的管理：建立、跟踪、接收，以及根据质疑结果而进行数据更正。

(7) 实验室数据以及外部数据管理。

(8) SAE 一致性检查。

(9) 数据管理的质量控制与质量保证。

(10) 编码。

(11) 数据管理报告。

(12) 数据库的锁定。

如果委托合同中规定使用 CRO 的数据管理系统，CRO 则应负责系统的验证，并保证数据库的安全。如果申办者的研究项目还使用 EDC 系统，除了上述的数据管理外包项目外，以下的工作也可作为外包的一部分：

(1) 研究基地计算机软硬件系统的评估。

(2) 研究基地 EDC 用户的培训。

(3) 研究基地 EDC 用户的管理。

(4) EDC 用户(基地或者是 CRA)的帮助热线(helpdesk)。

(5) 特定研究方案的数据录入指南。

由于申办者对临床数据的质量负有最终的责任，所以，CRO 必须对所负责的工作进行质量控制，而申办者则负责质量保证。

5.4.2　评估 CRO

在明确了具体的数据管理外包项目后，申办者就要了解候选 CRO 的基本状况，有的还需要做现场的稽查，其目的就是评估并确认 CRO 有能力完成所委托的数据管理工作，且具备承担相应工作的资格，并能保证所需的人员和工作的质量。对申办者来说，对 CRO 的评估是其数据管理工作能否高质量完成的重要一步。也可以说，对数据管理 CRO 的选择，以及 CRO 工作的质量将影响整个临床研究的质量。

选择 CRO 的一般步骤是：由申办者发出需求信息(request for information，RFI)给数个数据管理 CRO，在作适当的书面评估后，再选择几个(如 2 或 3 个)CRO 作现场陈述。

5.4.2.1　了解数据管理机构基本信息

申办者需要了解数据管理 CRO 的相关信息，其中主要包括：
(1) 以往业绩及合同履行能力。
(2) 以往客户评价及满意程度。
(3) 企业内部组织管理结构。
(4) 员工素质水平及稳定性。
(5) 员工培训的程序和记录。
(6) 项目专长或者是特定治疗领域的数据管理经验。
(7) SOP。
(8) 数据管理系统的验证，以及设施条件。
(9) 临床数据及数据管理文件的安全性与保密措施。
表 7 列出了申办者关心的一些具体的数据管理 CRO 的主要信息。

5.4.2.2　数据管理 CRO 的陈述

数据管理 CRO 的陈述除了要围绕申办者的需求信息，一般还包括以下的内容：
(1) 公司信息，如公司历史、运行时间、财务的稳定性，以及组织结构。
(2) 产品和服务。
(3) 行业经验以及服务专长。
(4) 产品或服务展示。
(5) 计算机系统的应用，特别是系统验证。
(6) 官方视察的结果等。

5.4.2.3　选择数据管理机构前的稽查

为了要确保外包的数据管理质量，申办者在与 CRO 鉴定外包合同前，要现场稽查 CRO 的工作。稽查是质量保证的一部分(见第 6 篇第 1 章：临床数据的质量控制与质量保证)，也是申办者经常采取的方法之一。稽查一般在合同签订之前，现场稽查的主要内容见表 8。

对 CRO 的 SOP 的稽查过程，可以确定 CRO 的操作规范是否达到业内的标准，以及是否符合监管机构的要求，作为评估 CRO 的数据管理的质量和水平的标准。对 CRO 的 SOP 的核查，也可以确定是使用申办者的 SOP 还是使用 CRO 的 SOP。如果决定使用申办者的 SOP，则要在合同中增加对 CRO 人员的 SOP 的培训。对 CRO 数据管理系统的稽查，主要是通过核查系统验证的完整性以确保系统的可靠性。特别是当申办者使用 CRO 的数据管理系统时，对计算机系统验证的稽查就显得更为重要。

无论最后的合同能否签署，申办者都应当提交对 CRO 的稽查报告，描述稽查过程中的主要发现，以及必要的纠正措施(见第 6 篇第 1 章：临床数据的质量控制与质量保证)。

表 7　申办者关心的数据管理 CRO 的主要信息

机构设置	机构历史 组织结构图 财务状况
团队结构	专门的项目小组 数据管理领导者 数据管理人员的后备梯队
人员资质	所有数据管理员的工作经验和教育水平 从事 CRO (数据管理人员/员工)的时间以及在本 CRO 的时间 机构人员的离职率 新人的培训
项目专长	提交临床研究报告的经验 某一特定领域，如心血管病的数据管理经验 编码的过程，及编码使用的字典
数据管理服务的内容	CRF 设计、印刷 建立研究数据库 数据输入 病例报告表流程与追踪 编码 逻辑检查 数据查询 数据库清理 数据库锁定 列表与报告 汇总审查 与中心实验室工作的经验 电子数据的管理与查询 数据管理的 QC 过程 与其他申办者工作的经验 负责数据管理报告、图表和列表的创建人员，如统计师、数据管理员或程序员等
目前的项目与人员	能否满足预期的工作量，以及准备委托的工作 目前开展临床试验数量、样本大小。未来的工作计划与工作量 单项研究中处理过的 CRF 的最大量 单月处理 CRF 的最大量 平均试验计划的持续时间 数据库在研究期间和数据库锁定后传输至申办者所需要的时间 数据传输的方式 增加数据清理和编码的人员的灵活性 如何确保按时间表完成数据管理任务

表 8　现场稽查数据管理 CRO 的内容

稽查数据管理 CRO 主要方面	具体内容
质量系统	质量管理体系 SOP QC/QA 过程 先前官方视察的结果
计算机系统	计算机硬件/软件 系统验证的 SOP 及其文件，包括变更控制和系统下线 遵守 21 CFR Part 11 系统用户的管理与培训记录 业务持续计划和灾难恢复计划 用户手册 数据的备份与安全性 数据的传输过程 稽查痕迹
人员	主要人员的个人简历 培训计划与记录 资质证书 每一岗位的工作描述，机构结构图 先前客户的推荐意见
主要工作范围	CRF 接收与追踪过程 数据录入的方法与核查 数据质疑过程，追踪与自身纠正 SAE 一致性检查 数据库的锁定与解锁 数据的传输与归档等

5.4.3　签订合同

一旦作出选择，申办者将与 CRO 签订书面合同，明确规定双方的职责、工作内容、工作范围和时间表。合同要尽可能地详细具体。临床试验项目小组的其他成员应当按照研究方案的具体要求，仔细审核合同中的每一个细节。

越来越多的申办者，根据自身与 CRO 工作的经历，确定几个 CRO 作为自己首选的数据管理 CRO，这样，一方面减少了再次选择和评估 CRO 所需要的时间，另一方面，首选 CRO，因为有以往与申办者合作的经历，以及对申办者数据管理要求的了解，从而可以加快工作的进程。

在签订的合同中应将项目的里程碑工作与其申办者支付费用的时间与方式挂钩，并建立双方同意的奖励与罚款机制，以尽可能地减少因工作延误等而造成的损失，并控制成本的超支。

保密协定与知识产权保护协定也是合同中的一项重要内容。

在签订服务合同时，申办者与 CRO 双方一定要明确数据管理 CRO 的具体责任与质量要求，将数据管理的各项工作具体细化，如 CRF 设计、CRF 追踪、数据库建立、逻辑检验的建立、数据录入、数据清理、数据库锁定等，而不应该简单地说 CRO 负责数据管理工作。每项具体工作都要有明确的定义，且双方都能理解和接受的可测量标准，如关键绩效指标(KPI)，该指标不仅可以作为工作重点的指南，确保工作按时按质按量完成，也可以用于合同奖惩的客观证据，更可以为解决日后可能的分歧或争议提供帮助。临床 CRO 的不同部门，因为所负责具体的工作不同，也会有不同的关键绩效指标，但均会使用所需的时间、工作的质量、所花的费用以及定量的方法(如错误率等)来表达。数据管理中可接受的关键绩效指标见表 9。

表 9　数据管理中可接受的关键绩效指标

数据管理过程	关键绩效指标(KPI)
研究开始前	设计 CRF 所用时间 建立研究数据库所用时间
临床研究进行期间	接收 CRF→CRF 录入所用的时间 数据录入→质疑产生所用的时间 质疑产生→质疑审查所用的时间 质疑解决所用的时间 最后一个受试者最后一次访视到数据库锁定所用的时间
临床研究完成之后	错误率(比对 CRF 与数据库数据)

5.5　申办者与 CRO 的交流与互动

申办者与 CRO 签署合同，只是与 CRO 合作的开始。接下来，除了要保证 CRO 按时按质完成合同规定的工作，申办者还要做好与 CRO 的合作、交流与互动，直到数据管理工作的结束。

一旦合同生效，申办者负责项目管理以及数据管理监督人员开始与 CRO 的数据管理人员保持联系，定期了解数据管理的进展直至数据库锁定。表 10 介绍了在整个临床研究期间的临床数据管理的主要工作，申办者与 CRO 的责任以及主要注意事项。表中假设所有的数据管理工作都委托给 CRO 执行。

从表 10 可以看到，即使数据管理的工作已经外包给 CRO，申办者也一定要有懂得数据管理工作的人员，至少要懂得数据管理的质量。因为所有工作的批准人都是申办者，而最终的数据质量的责任人也是申办者。申办者在数据管理上的经验越多，花费的时间越长，所获得研究数据的质量就越高。但这并不意味着申办者直接进行数据清理工作。相反，CRO 是这些工作的直接负责人，申办者只是起到质量保证的作用。

表 10　临床数据管理中，申办者与 CRO 的责任与注意事项

研究期	主要工作	CRO	申办者	注意事项
临床研究开始前	病例报告表的设计与注释 CRF	作者	批准者	申办者要严格检查 CRF/eCRF，以确保 CRF 真实反应研究方案的要求，以及申办者的标准。同时，CRF 设计也满足 CRO 对数据库设计的要求以及建立逻辑检验的要求。如果申办者有产生数据报表的 SAS 宏，且对数据集中的数据项有特定要求，注释 CRF 要对之加以规定
	CRF 填写指南	作者	批准者	申办者要严格审查，确保填写指南准确
	数据管理计划	作者	批准者	合同中，申办者与 CRO 要就数据管理计划的内容与要求达成一致，以明确数据管理计划的流程、各项工作的责任人以及完成工作的时间点。如， 数据的录入 逻辑检验 数据清理过程 外部数据管理 编码 SAE 一致性检查 特别要明确临床研究数据的传输方式和频率，以及每一数据集中的数据项的定义与属性等
	研究数据库的建立 CRO 要尽可能早地参与研究准备会议，以便增加 CRO 对研究方案、申办者工作流程等的了解以及 CRO 对培训的需求 申办者要明确对 CRO 的要求、质量标准，以及工作时间表 申办者要严格检查所有研究开始前的准备工作	作者	批准者	申办者要严格检查研究数据库的结构与内容，以保证其真实反应 CRF 以及研究方案
临床研究进行期间	CRF 的接收、追踪与报告 CRF 数据的录入 数据审查与清理 逻辑检验及验证 医学审查 实验室及外部数据的管理 不良事件、严重不良事件及其报告 编码 数据库锁定 申办者定期与 CRO 交流与沟通，解答数据管理中的各种与数据有关的问题，及时作出相关决定，并检查 CRO 的数据管理工作的质量和进展	执行	审查 批准	CRO 定期提供有关 CRF 的进展报告、数据质量的报告，以及 SAE 的协同性报告，申办者做以下审查： 接收到的 CRF 数 已录入的/清理过的 CRF 数 缺失的/延误的 CRF 数 质疑表数量与状况：已发出的、正在处理的、已关闭的 研究进展报告 受试者入组状况 研究方案的依从 SAE 的一致性检查 编码的一致性检查 数据库锁定前的工作清单以及数据库的锁定
临床研究完成之后	数据管理质量控制	执行	审查 批准	注重 QC 文件的建立与工作的质量
	临床数据的传输	执行	审查 批准	数据的传输方式、样式和安全性
	临床数据的归档	执行	审查 批准	CRF 的归档和数据管理文件等的归档
	数据管理质量保证 申办者要密切监测数据库锁定前的各项检查工作，以确保所有的工作都能够如期完成 申办者审查与批准数据管理文件(如 DMP 等)的完整性，如文件版本、签名与日期		执行 批准	稽查合同中规定的数据管理工作的质量，并提出纠正预防措施等

在合同执行过程中，可按事先约定或临时商定的时间及程序对 CRO 的数据管理工作进行核查。核查的主要内容有：

(1) 项目负责人及主要数据管理工作人员的工作情况。

(2) 包括研究者在内的所有人员的培训情况。

(3) 设定 SOP 的执行情况。

(4) 试验方案修改后的落实情况(如 CRF 修订等)。

(5) 对所有严重不良事件的记录及报告情况。

(6) 研究计划的进展情况及需要解决的问题。

(7) 数据管理文件资料的管理和保存。

CRO 必须在其系统内实施质量控制的检查程序，以确保所有接收到的 CRF 页均录入到数据库。此外，CRO 还必须有证据表明，与 CRF 数据相比，录入数据库的数据质量和由数据库导出的数据质量达到既定的标准。对于纸质研究来说，CRO 可随机选择适当比例(如 10%)的 CRF，检查其数据库数据与 CRF 数据的差别。

5.6　申办者对 CRO 服务的评价及其反馈

研究完成后，申办者应主持召开由项目小组成员和 CRO 人员参加的评估 CRO 在执行项目数据管理工作的总结会议。主要从数据管理的工作量、时间、成本以及工作质量等方面对 CRO 的工作给予综合评估，并对 CRO 工作中的不足提出改进建议，其报告将有助申办者与该 CRO 进一步加强合作，并作为今后在选择下一个数据管理项目时参考。

第 6 章　临床数据管理系统

临床研究的结论最终依靠对临床研究数据的统计分析来支持，因此，研究数据的质量将直接影响临床研究的结果是否被认可。数据管理包括从研究收集到数据归档的全过程，其中主要有数据的采集、录入、审查、清理、保存和归档等，其目的就是保证数据的真实性、完整性和可靠性。

早在 20 世纪 50 年代，计算机就开始应用于临床研究中的数据处理。今天，计算机已应用于临床研究的所有领域。按照计算机系统的功能与作用，临床研究中使用的计算机系统主要有：

(1) 临床试验项目管理系统(clinical trial management system，CTMS)。

(2) 电子数据采集系统(electronic data collection system，EDC)。

(3) 临床数据管理系统(clinical data management system，CDMS)。

(4) 药物不良事件报告系统(adverse event reporting system，AERS)。

这些系统的特点是功能相对复杂，涉及临床研究的多个部门和多个阶段(如研究启动阶段、研究进行阶段和研究结束阶段等)。此外，还有一些专门用于临床研究的某一特定工作的系统，如中央随机化系统、临床试验药物管理系统、财务系统等。

目前，所有的数据管理机构都使用计算机系统执行数据管理功能，尽管这些系统的功能并不相同，有的还不完善，但它们都在帮助数据管理人员同时执行多个数据管理的任务。

本章将讨论临床数据管理机构对数据管理系统性能的要求，系统开发商的选择过程与资格审核，同时介绍数据管理系统的实施准备与预试验要求。

6.1　计算机系统的定义

> 计算机系统包括计算机的硬件、软件和相关的文件(如使用手册)，以及开展临床试验时数据信息的产生、识别、维护、归档、恢复和传输。
>
> FDA 临床试验中应用计算机系统的技术指导原则 2007 年 5 月

6.2　使用数据管理系统的优点

数据管理机构使用计算机系统可以：

(1) 缩短整个临床研究的周期，从试验方案的设计到研究报告的提交。

(2) 提高对于监管法规的遵从性，如保留稽查痕迹。

(3) 使用逻辑检验，提高数据的一致性与完整性，最终提高数据的质量。

(4) 提高数据管理工作的效率，以及人力、物力和资源的利用率。
(5) 加强对临床研究质量的监测。
(6) 改善项目管理计划与实施。
(7) 降低项目运营的整体成本。

6.3 数据管理系统的基本功能

按照计算机系统的定义，临床数据管理系统是用于临床研究中的数据管理工作的计算机系统，它具有计算机系统的典型特征，以完成数据管理工作为目的。

根据这个定义，数据管理系统必须具备的主要功能见表 11。

表 11　数据管理系统的基本功能

主要性能	主要内容
一般特性	基于角色的用户安全管理 文档管理功能 工作文件(如数据录入指南)直接在系统中储存，并带有版本控制 语言要求，中文/英文 系统设置的性能 随机化的产生
页面	CRF 的建立 数据库设计 数据录入屏幕/页面的灵活性(用户可以调整) 模板库组件(包括表结构和屏幕的编辑)的可重复应用，以加快研究的建立 可接受图像文件
数据录入	支持多种数据录入法 支持电子文本的批输入 实验室数据的正常值范围与测量单位的转换 支持多中心的数据录入
编码	支持编码字典，自动编码(auto coding) 字典版本管理
CRF 质量管理	CRF 状态的追踪报告 问题数据特殊显示(如不同颜色) 数据属性检查，范围验证，复杂的 CRF 表内或表间的交叉验证 质疑表人工或自动创建 数据录入后的自动逻辑检验，及时发现数据质量问题 完整的稽查痕迹
CRF 与数据的导出	空白 CRF 的导出 受试者 CRF 的导出 注释 CRF 的生成 支持数据集导出：SAS、ASCII 或者 xml 格式 支持与统计分析软件的集成 支持与药物安全性系统的集成

续表

主要性能	主要内容
数据库锁定	支持数据库在多个层面的锁定与解锁(CRF、访视、受试者、基地与项目等)
数据存储与报告	数据访问的及时性 数据管理常用报告 用户开发的报告 报告的形式：PDF、ASCII、xml 等 自动定期报告功能 数据汇总报告功能
系统的安全性	系统在使用前或版本升级前的验证 数据报告的安全性设置 数据备份 数据恢复

EDC 的开发与应用，使得数据管理系统的应用发生了一些变化，同时，数据管理工作的流程也发生了一些改变(详见第 3 篇第 7 章：电子数据采集系统)。

6.4　数据管理系统的来源

数据管理机构都要使用数据管理系统。但根据数据管理机构的大小、人员设置、性质(CRO、制药企业),它们各自所使用的数据管理系统的功能也不相同。有的是自主开发，有的是从市场上购买。它们的优缺点简列于表 12。

表 12　自主开发与市场购买的数据管理系统的优缺点比较

	自主开发	市场购买
优点	具有自主知识产权 符合机构内部的操作流程 发现问题，可及时纠正	具有业内的知名度 质量可靠 可及时获得和使用 可以最大程度地利用开发上的验证文件，减少验证的工作量
缺点	开发费用高 周期长 需要专业人员长期维护 必须完成系统开发的所有验证工作	使用价格高 不一定完全符合机构的操作流程 可能需要二次开发 系统问题的解决可能会要很长时间 需要有经验的人员才能使用

市场上的数据管理系统有很多，使用新技术的系统也不断出现，有的是国际知名品牌，有的是新近开发但可以和其他系统进行整合。数据管理机构也会根据业务的需要，对市场上各系统的性能作出评价，以选择其最合适的系统。

数据管理 CRO 倾向于使用国际知名的数据管理系统，一方面是业务发展的需要，另一方面是这些系统的功能与质量都已得到用户和监管机构的认可。

在决定购买或开发数据管理系统时，除了必须满足数据管理的基本功能需要外，数据管理机构还要考虑系统的其他性能：

(1) 模块的可再利用性。

(2) 系统操作的难易程度。

(3) 可扩展性，能否满足临床研究复杂性的要求。

(4) 与其他系统(中央随机化系统、项目管理系统、药物安全性系统等)的集成功能。

(5) 实时项目进度报告功能。

(6) 对中英文的兼容性。

(7) 系统的复杂程度，安装、测试、验证所需要的时间和人员。

(8) 开发商的资质、经验，已开发的其他产品/软件/系统。

(9) 用户支持等。

任何软件，即使是国际知名软件，都会有各种各样的程序问题(bug)。无论选择何种软件，数据管理机构都要有一套符合机构数据管理流程，且与系统功能相配套的标准操作规范。当使用一套新的数据管理系统时，如果系统无法支持现有的 SOP 的流程，SOP 则需要作相应的修订。当系统支持多种流程时，可以通过改变系统设置的方式使其符合机构的操作规范。

6.5　数据管理系统的选择过程

正如申办者选择 CRO (见第 3 篇第 5 章：合同研究组织)时，需要有一套严格的要求和选择方法，数据管理机构一旦决定购买数据管理系统，相应的项目小组或系统评价工作组将全面负责这一工作，并按其一套严格的过程进行，目的就是选择最适合本机构要求的数据管理系统。这个过程见图 3。

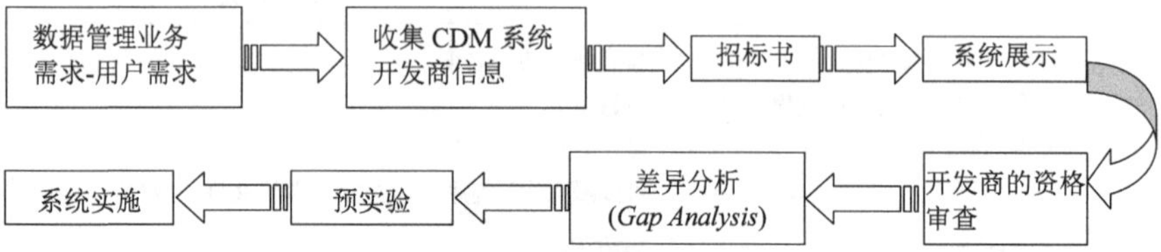

图 3　数据管理系统开发商的选择过程与实施

对开发商的选择，需要重视两个重要的方面，因为它们将直接影响系统的开发与验证：

(1) 数据管理业务需求——用户需求。

(2) 开发商的资格审核。

6.5.1　数据管理机构的业务要求——用户需求

用户需求是从用户的角度描述对数据管理系统的要求与期待，即系统应当完成的什么样的任务。用户需求包括用户对系统和满足业务流程的所有需要。用户需求的主要内容包括：

(1) 系统所支持的数据管理的业务流程。

(2) 用户对数据管理系统的功能要求与约束性要求。

(3) 监管机构(如 FDA/SFDA 等)或行业对系统的要求(如稽查痕迹)。

(4) 特定的技术上的要求，如报告的样式、用户数与地理位置、操作系统等。

(5) 对系统安全性的要求等。

6.5.1.1　用户需求的目的

无论是开发商开发还是自主开发，都必须要有用户需求，这是源于这样一个事实，即数据管理系统的开发商并不了解，或者不非常了解数据管理的每一个过程，而数据管理机构又不了解系统是如何开发的。这样，用户需求文件便为系统开发提出了具体的要求。

6.5.1.2　用户需求的类型

用户需求可以分为两类：功能性需求和非功能性需求

(1) 功能性需求：用户的对数据管理系统功能的要求，如允许数据的两次输入，系统产生质疑表等。

(2) 非功能性需求：是为满足功能性需求而对系统性能的要求与限制，如系统应储存至少 10 万份 CRF 等。

6.5.1.3　用户需求的写作要求

在系统验证时，用户需求将作为主要工作文件与系统实际性能逐一对比检查，因此对用户需求的写作要求也较为严格。一般的原则是：

(1) 要求明确，不模棱两可。

(2) 易于理解。

(3) 完整。

(4) 不相互矛盾。

(5) 可以测试。

有关用户需求的详细内容，详见本书第 7 篇第 3 章：用户需求。

6.5.2　开发商的资格审核

无论是选择购买还是选择委托开发，选择一个合格的系统开发商及其产品，是决定项目成败的关键。就计算机系统验证来说，对开发商资格的审核是验证的重要组成部分。合格的开发商会通过严格的内部管理机制，使用适当的方法并提供足够的证据来支持其系统开发过程和产品的质量，这些资料都将有助于用户对系统的验证工作，并明显地减少数据管理部门对系统验证的工作量与花费。对开发商的资格审核是通过对开发商的稽查实现的。

6.5.2.1　开发商稽查的目的源于官方的要求以及业务上的需要

(1) 作为项目风险管理的一部分，以保证数据的完整性、安全性及其质量。

(2) 标准操作规范的要求，通过增加与开发商的交流与合作，减少彼此的误会，明确对于系统及其系统文件的期望标准。

(3) 有利于节约时间和成本。

(4) 减少重复劳动。

对开发商的稽查已经成为业内的标准规范，并作为系统验证的一项重要内容。

6.5.2.2　开发商稽查的主要内容

(1) 财务上的稳定性。

(2) 业务上的长期性。

(3) 证明人。

(4) 用户群的大小。

(5) 可以接受的硬件、软件以及软件开发的质量系统。

(6) 软件发布的政策。

(7) 软件开发的标准规范。

(8) 软件错误(bug)的信息的管理。

(9) 开发商人员的培训记录。

(10) 开发商提供的系统培训。

(11) 源程序编码(在需要时)。

(12) 程序的维护与技术支持。

(13) 最近接受稽查的稽查报告。

数据管理机构对数据管理系统开发商稽查时需要注意的要点：

(1) 针对开发商开发系统的能力和资质。

(2) 稽查的指标与标准要明确。

(3) 审核的结果要记录。

(4) 必要时，对开发商的产品、服务、工作流程、设备、人员作全面的审核。

(5) 使用基于风险的审核办法，风险越高，对控制风险的要求就越高，稽查就越严格。

(6) 采用多种稽查方法：现场稽查，问询表问答或者邮寄问询表等形式。

在签署合同前，确保以下问题的回答是肯定的：

(1) 开发商是否真正懂得 GCP 对于数据的要求？

(2) 开发商是否真正了解制药企业，以及临床研究？

(3) 开发商是否有能力开发数据管理系统？

(4) 开发商是否有能力提供有助于系统验证工作的文件？

(5) 开发商如何处理用户的变更请求？

6.5.2.3　差距分析

用户需求明确了用户对于数据管理系统的期待，而对开发商的资格审核则有助于更好地了解开发商及其所开发的系统。但是在需求期待与实际系统之间，可能会有差距，所以必须进行差距分析(gap analysis)。

差距分析指在数据管理系统选择与实施过程中，将用户实际获得的系统功能与用户期望的功能进行对比分析和评价，以发现差距并作出风险评估。差距分析不仅可以帮助开发商确定下一步的工作重点，同时也能帮助数据管理机构决定是否选择该系统，并帮助系统的实施与验证。

6.6　实施数据管理系统的准备

数据管理系统的实施是一个独立的项目管理，涉及项目管理的各个方面，如实施计划、时间进度、人员安排、经费预算等。

GCP 要求所有用于临床研究的系统(无论是国际知名软件还是小公司开发的软件)都必须进行验证。因此，在数据管理系统进入生产环境之前，一定要经过完整的系统验证。数据管理机构应当有一套计算机验证的标准操作规范，数据管理系统的验证则要严格的遵守这一规范。

有关计算机系统的验证过程与要求，请参阅本书第 7 篇：临床研究计算机系统的验证。

6.7　进行数据管理系统的试运行

经验表明，在数据管理系统通过了计算机系统验证后，最好还要进行系统的预试验测试——试运行：选择最能代表本机构数据管理工作的研究对系统的设计、功能和设置进行系统地功能检查，以确保系统提供合同中规定的所有需要的标准和功能。这是系统在实际工作中的第一次应用。测试工作涉及系统管理人员和数据管理员等。测试主要涵盖以下几个方面。

(1) 各访视的建立。

(2) 数据录入：受试者的人口学信息、编码不良事件、伴随用药、生命体征的检查与体格检查等。

(3) 实验室数据的处理。

(4) 外部数据的批录入。

(5) 受试者状况的评价。

(6) 逻辑检验的建立。

(7) 数据的衍生计算。

(8) 数据导出。

(9) 稽查痕迹等。

在试运行结束后，测试小组要提交一份预运行报告，详细说明系统的优点和缺点，针对系统存在的主要问题，作出风险评估，并提出改进意见，并对系统是否可以最终进入生产环境提出建议。对涉及机构内部的工作流程的变化以及人员分工的变化，在试运行报告中也一并提出，以便对现有的操作程序作出修订和调整。

第 7 章 电子数据采集系统

在第 2 篇药物的开发过程中，我们知道，药物要经历漫长的开发过程才能进入药房，用于根除或缓解患者的病痛。此间，还存在各种风险，如安全性和有效性等问题。人体临床试验是新药研发中的重要环节，在很大程度上制约药物开发的时间和成本。许多年来，制药企业一直在寻求快捷、有效的方法来开展临床研究，以迅速获得临床研究数据，并进行及时的统计分析与报告，以缩短临床研究的时间。

从数据的角度来说，临床研究涉及数据的收集、清理、报告与提交等步骤。CDISC 的 CDASH 试图通过统一规范数据收集的内容，以提高数据采集的效率，SDTM 作为数据交换的标准，规范提交数据的格式与内容，从而提高数据报告和药监审查的效率(见第 2 篇第 5 章：临床数据管理的标准化——CDISC 简介)。本章将介绍的电子数据采集(electric data capture，EDC)系统则是通过技术手段，及早录入采集的数据，以提高数据收集的和清理的效率。

长期以来，临床研究数据的收集一直是以纸质的形式，由研究者(医生、护士和研究助理等)在临床试验机构/研究基地将收集到的受试者数据，填入事先设计并打印成册的 CRF 中。完成后的 CRF 被送交到申办者(或其委托的)数据管理机构。CRF 数据经录入员录入数据库后，数据管理员检查数据的质量。一旦发现数据问题时，数据管理员通过发出质疑表要求研究者对数据问题加以澄清，以解决数据的质量问题。当所有数据的清理工作完成后，便可进行数据库的锁定，数据库的数据可用于统计分析报告(图 4)。

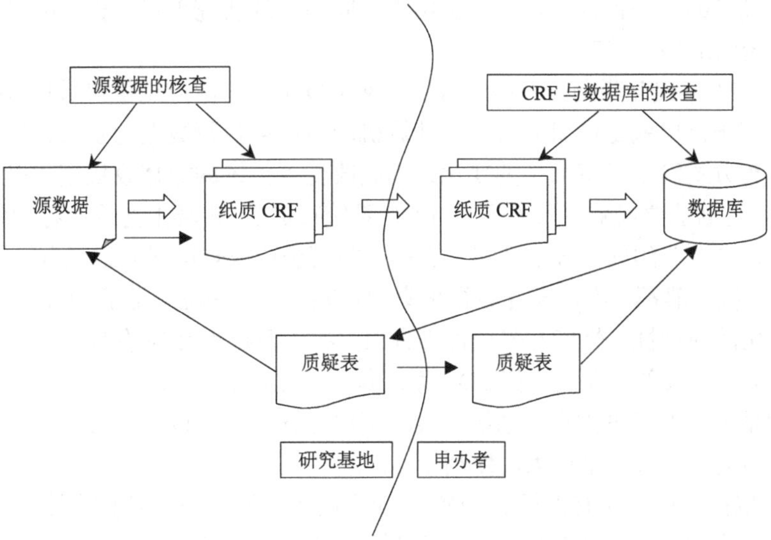

图 4 纸质临床研究中 CRF 数据输入及质疑表的流程

纸质 CRF 过程存在不少缺陷。

(1) 数据在多个节点被转抄或转录，中间容易产生错误：从源数据到 CRF、从 CRF 到数据库。

(2) 纸质 CRF 的传输(基地→监查员→数据管理机构)需要较长的时间，一旦数据出现错误。

①发现错误的时间会很长；

②纠正这些错误数据的时间也会很长

a. 质疑表的发出：数据管理机构→监查员→基地研究者；

b. 质疑表的接收：基地→监查员→数据管理机构；

c. 质疑的解决与问题的更正。

③临床数据的分析报告就会延迟。

(3) 申办者无法实时发现研究中存在的问题。

(4) 将严重地影响药物申报。

针对这些问题，20 世纪 70 年代中期，当时叫做生物学研发研究所(IBRD) 的合同研究组织，承包了雅培制药公司的研究者“网络”项目，将临床研究者的计算机与 IBRD 的主机直接相连，以达到临床研究数据的直接录入。然后 IBRD 清理这些数据，并向雅培制药公司提供数据报告(见 http://en.wikipedia.org/wiki/Electronic_data_capture)。在该系统中，数据由研究者在研究基地直接录入计算机，通过使用调制解调器(modem)的连接，经电话线传送给申办者，以便及时进行医学审查。

早期的这种远程数据录入(remote data entry, RDE)系统需要在用户的电脑上安装用于数据录入的软件，因而产生许多不便。最大的缺点是要在每个研究基地的计算机硬件上都要安装该软件系统，同时还要提供及时的技术支持服务，这就必然增加申办者的研究费用；而研究者的同一台计算机又无法用于不同药厂的研究项目。这些因素限制了远程数据录入系统的应用与推广。

20 世纪 90 年代互联网的发展，特别是网络技术的广泛应用使得远程数据录入系统的缺陷得以克服，也就是说研究者通过计算机网络便可执行数据的录入，从而使临床研究数据的收集方式发生了革命性的变化，彻底改变了传统的数据收集模式以及数据管理的流程。这就是电子数据采集系统(简称 EDC 系统)。目前，市场上充斥有各种各样的 EDC 系统，有的来自专业的软件开发公司，有的是制药企业或合同研究组织自己开发的 EDC 系统。这些系统一般都具有电子化数据采集的功能，也就是说满足了 EDC 系统的基本功能，但在使用的便利性、性能与安全性等方面，各种系统也常参差不齐。EDC 系统还在发展，并逐渐趋向成熟。我们相信 EDC 系统作为数据的收集工具，与数据管理系统、临床研究管理系统、不良事件报告系统、实验室信息管理系统以及中心随机化系统等的集成将为临床研究的开展带来极大的便利。

2005 年以前，还不时有人怀疑 EDC 的应用前景，但 2010 年的美国数据管理年会表明，临床研究是否需要使用 EDC 已经不是讨论的议题，因为在美国，超过 80%的临床研究都在使用 EDC。很多制药企业要求临床研究必须使用 EDC 系统。

在中国，2010 年 5 月第二届北京数据管理与生物统计论坛期间的问卷调查显示，中国采用 EDC 系统进行的临床研究不到 50%，其中还主要包括一些国际知名制药企业在中国开展的研究。也就是说，中国 EDC 的发展还有一段很长的过程。

在作者看来，制约我国 EDC 应用的主要原因有：

(1) EDC 用户(其中也包括部分 EDC 开发商)缺乏对 EDC 的全面认识。

(2) 一些 EDC 系统价格昂贵。

(3) 与中文不兼容。

(4) 一些 EDC 系统功能不完善。

(5) 有的系统没有经过验证。

(6) 对用户的支持不到位等。

EDC 在临床研究中的作用越来越大，它的优势已随着计算机技术的进步也不断显现。但是，制约 EDC 优势发挥的因素，或者说是 EDC 的缺点也在不停地困扰目前 EDC 用户。计划实施 EDC 的用户和机构也会遇到各种各样的问题，为此，本章参考了业内主要的 EDC 实施指导文件，结合作者多年 EDC 实践的经验，试图对 EDC 系统的定义、EDC 研究的特点、EDC 研究与纸质研究的差异，EDC 使用中应当注意的问题等方面作系统全面的阐述，希望在技术上和规范上，帮助 EDC 用户能够按照 EDC 的特点，尽可能地计划好、安排好、实施好和使用好 EDC 系统。本章最后还将总结 EDC 系统的应用对临床研究的影响。

7.1　EDC 定义

EDC 是一种临床试验数据的收集技术，这种技术主要通过因特网(internet)将临床试验数据以电子化的形式(而不是以纸质形式)传递给申办者。其中，主要见于以下几种情况：

(1) 临床实验室数据以电子方式传送给申办者，并直接批载入数据库，而不是由申办者人工录入。

(2) 受试者数据直接经仪器收集，如患者的动态血压监测(ambulatory blood pressure monitoring，ABPM)。

(3) 受试者直接记录与电子设备(如电子日记)的信息。

(4) 研究者或者研究助理将受试者的信息直接录入到计算机，而不是先记录在纸上。

(5) 研究者或者研究助理先将受试者的信息记录在纸上，然后在研究现场，再将其录入计算机，并传送给申办者或其委托的 CRO，而不是手工填写在病例报告表中。

我国目前的 EDC 系统多见于(5)中描述的过程。

7.2　EDC 系统的基本功能

7.2.1　支持多种网络浏览器

EDC 系统应支持多种网络浏览器，以满足不同用户和机构的要求。

7.2.2 支持 eCRF 的设计

EDC 系统应可定义和设置数据变量的属性，如变量的范围、编码、逻辑关系和跳转设定，自动生成电子化病历报告表(eCRF)及其临床数据库，并保证计算机上的电子数据符合临床试验中保存和保留记录的监管机构的要求，做到与文字记录同样可信。

7.2.3 支持 eCRF 模板的可再利用

对于一些标准的 eCRF 或其组成元素,做到可再利用，以避免不必要的重复创建与重复测试，减少重复劳动，同时提高工作效率和质量。

7.2.4 支持在线逻辑检验

EDC 系统实时运行(在线运行)逻辑检验可以极大地提高数据的质量，但逻辑检验的运行不应当影响研究者的数据录入，也就是说，当“错误”出现时，系统用以特殊标记表示，以方便录入者审查，但研究者应当可以继续录入其他数据。

在建立逻辑检验时，应当考虑逻辑检验的复杂性。EDC 系统不应当为此花费太多的系统资源而降低系统的效能，或者是影响 EDC 的运行。

7.2.5 电子签名与稽查痕迹

电子签名和稽查痕迹是临床试验数据管理电子化系统用来保证整个系统安全性的重要措施。

电子签名(electronic signature)一般由验证码和密码联合组成，并对电子化的数据收集或管理系统设定访问权限，只有具有相关权限的人员才能登录系统进行数据的录入和查看，以防止未经授权者的登录和对临床数据的访问，因而具有安全性和保密性。

FDA 的“21CFR Part11”对电子化临床试验系统中的电子签名有如下要求：

(1) 系统要求在开始数据录入之前先输入操作者的电子签名(组合的验证码和密码)。

(2) 每次录入记录，包括更改，都应当在录入者的电子签名下执行。

(3) 操作者只能用自己的密码或访问代码工作，密码不得共用，也不能让其他人员访问登录。

(4) 密码应当定期更换。

(5) 离开工作站时应终止与主机的连接，计算机长时间空闲时实行自行断开连接。

(6) 短时间暂停工作时，应当有自动保护程序来防止未经授权的数据录入，如在输入密码前采用屏幕保护措施。

稽查痕迹(audit trail)是临床研究数据完整性的重要标志。当数据进入 EDC 系统后，系统内数据的任何更改都应当保留稽查痕迹，并显示修改的信息，如该数据是谁，在什么时候，作什么样的修改，以及为什么作这一修改等，从而保证数据的真实性、完整性和连贯性。

7.2.6　电子归档

EDC 系统要有数据归档的能力，即生成 eCRF 的能力。eCRF 可以是在线生成。eCRF 要刻录在 CD 或 DVD 上，以备药监机构的核查。

7.2.7　研究数据的多种导出格式

经 EDC 录入的数据，可以被导出。数据导出的方法可以是自动导出，也可以是通过人工设置的导出。导出的格式应当是多种的，以满足各种不同程序或者不同用户的需要，其中主要包括：CDISC 的 SDTM 格式(见第 2 篇第 4 章：临床数据管理的标准化-CDISC 简介)、SAS、ASCII 和 XML。

7.2.8　与其他软件/系统的集成

EDC 系统是一种采集数据的工具。EDC 系统与其他临床研究系统/软件间的集成将明显影响 EDC 的应用。临床研究数据在录入以后，将会有不同的部门从不同的角度对数据进行访问和审查。例如，项目管理部门需要详细了解研究的进程与各基地的绩效，如整个研究招募患者的数量，入组的状况，各个基地入组的受试者人数，访视是否如期进行等；数据管理员检查录入数据的问题，并要求研究者及时处理和纠正；CRA 审查各基地数据的质量，以制定下一次监查的重点；药物安全部门注重审查安全性数据(如不良事件和严重不良事件的信息等)；统计师和程序员则分析数据的趋势和走向，并建立数据统计分析的报表。因此，申办者必须了解所使用的 EDC 系统与其他系统的集成能力，达到数据使用的最大化，这样节省了数据在各系统间的重复录入或者因转录所带来的人员与时间的浪费。更重要的是从根本上保证了数据的质量，因为各系统的数据均具有同一来源。在这个过程中，与 EDC 集成的系统主要有临床研究管理系统、数据管理系统和药物安全性系统(或不良事件报告系统)等。

数据分析系统，特别是用于数据聚合分析的系统与 EDC 系统的集成将大大提高临床研究数据的使用效率，及时了解数据的趋势和走向，为医学审查提供及时高效的数据服务，并有效发现研究中可能的不当行为(见第 5 篇第 4 章：临床研究数据的医学质量审查)。

为提高数据收集的效率与质量，与 EDC 系统的集成还应该包括使用其他手段收集的临床研究数据，如纸质报告的数据、实验室数据管理系统(LIMS)数据、ECG 数据，以及受试者电子日记等外部数据。

7.3　EDC 系统的流程

EDC 系统的 eCRF 数据流程与质疑流程见图 5。在研究基地，研究者或临床研究助理依据研究方案的要求，以及 EDC 系统提供的数据录入界面(如 eCRF)将源数据填入

eCRF。数据经网络存储于申办者的数据库。根据所使用的数据管理系统及其 EDC 系统的功能，系统随即启动事先设置好的逻辑检验程序，逻辑检验中的任何发现将及时反馈给录入者，以及时更正。一般估计，大约 60%~80%的“问题”数据在这个阶段得到解决。另外的大约 20%~40%的“问题”数据将在数据质量审查和临床医学审查时经人工检查发现，并通过 EDC 内部的质疑流程，在 EDC 系统内部得以解决。

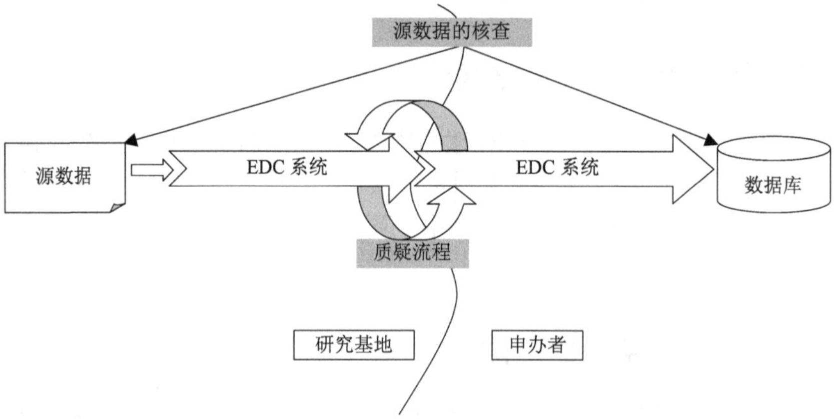

图 5　EDC 临床研究中 eCRF 数据及质疑流程

EDC 研究中，临床监查员的源数据核查将核实数据库中的 eCRF 数据。而医学审查人员将实时审查临床研究中的医学问题，如安全性问题等。无论临床研究机构的 EDC 流程如何，研究者，数据管理员，CRA 和医学审查人员都必须熟悉 EDC 系统以及各自工作的内容与相应的 EDC 系统功能，并按照各自的操作流程完成本职工作。

(1) 研究者需要熟悉 EDC 系统，掌握数据的录入要求(包括数据的更正)与流程，以及如何在线解决来自研究团队各方面(如数据管理员、CRA、医学部门等)的查询。

(2) 数据管理人员在临床研究开始前，必须完成(设计、建立并测试)所有的 eCRF 和逻辑检验的程序。在研究过程中，数据管理人员要审查数据的质量，完善逻辑检验的功能，并对特定的临床数据问题发起质疑，并要求研究者及时解决。

(3) CRA 与医学审查人员应熟悉 EDC 系统，以及如何发起和关闭质疑。CRA 还要熟悉 EDC 系统的报告功能，及时了解对基地的各种质疑状况，并事先做好源数据核查的准备工作。

(4) 项目负责人也要熟悉 EDC 系统及其报告功能，及时了解受试者的入组与项目的总体进展。

7.4　EDC 研究的特点

使用 EDC 系统开展的临床研究被称为 EDC 研究，而使用纸质 CRF 的研究则称为纸质研究。与纸质研究相比，EDC 研究有以下几个特点。

7.4.1　数据收集的方式

临床研究中的数据收集主要有三种方式。

(1) 离线收集(off-line)：有时也称为独立(stand-alone)收集或胖客户端(thick client)收集，这是早期 EDC 系统的数据收集方法。收集数据的软件安装在研究者/研究基地的计算机内，定期或不定期地向申办者数据库发送数据。这种方法主要用于网络连接不发达地区。其缺点是对用户软件的安装、验证和技术支持比较困难，数据的传送多通过网络，受到网络速度的影响。但它的优点是数据储存在两个不同的场所，传送也可经邮寄(如刻录在 CD 或 DVD 上)，故不完全依赖互联网。

(2) 在线收集(on-line)：有时也称为网络浏览器(web browser)收集或瘦客户端(thin client)收集。客户计算机只要求配备诸如网络浏览器和键盘等基本软硬件，应用软件等资源则由服务器统一管理，因而减少了运行与技术等支持,并解决应用软件的安装和版本升级等带来的对软、硬件的要求与支持，从而降低运行和管理成本。这种方法是典型的 EDC 数据收集方法。通常使用网络资源，将临床研究数据填入 EDC 提供的 eCRF 之后，存储在中央服务器(申办者或者是申办者委托的 CRO 数据库)中。用户只作为终端，因而减少繁杂的各个基地的系统验证工作。但它的缺点是，有时基地的网络防火墙会阻止数据的传送，网络宽带的传送能力和速度有时也会受到限制。另外不同基地使用不同的网络浏览器，以及 EDC 软件对同一网络浏览器的兼容性时常也带来应用上的问题。

(3) 混合收集法(hybrid)：即将基于纸质的脱机收集模式和 EDC 在线收集模式结合起来的数据收集方法。用于对临床不同数据的收集，或者当网络无法登录或传送时，以离线状态继续收集数据，而在网络恢复后再发送数据。

申办者或数据管理机构在选择数据收集方法时，应对多种因素作综合考虑，例如，申办者使用的 EDC 系统的经验、具体的研究方案、费用、参与研究的研究基地的数量、基地人员的技术能力与工作习惯等(见表 13)。对于同一个研究，针对所收集数据的特点，有时经常会同时使用几种方法。这些都要求申办者与研究者之间有良好的沟通与交流。

表 13　选择数据收集方法时需要考虑的因素

考虑要点	主要内容
基地的准备工作	基地的技术能力，包括工作人员培训和使用 EDC 系统的能力、系统基础架构和过去经验、网络的速度与安全性等
研究方案中逻辑检验的复杂性	数据项的计算机检查(如长度、有效数值等)，以及数据项之间的逻辑关系检验对网络资源，EDC 系统以及数据库性能的影响
稽查痕迹	按照 21 CFR Part 11 的要求，完整地记录所有的稽查痕迹，例如，谁录入了什么数据，何时录入，谁在何时作了修改，为什么修改等
研究方案中要求的特殊数据	如实验室数据，受试者的 ePRO 或 eDiary 数据等
研究的期限	研究时间的安排
临床监查的方式	临床监查的频率、内容，以及 CRA 使用 EDC 的经验
与其他临床研究管理系统的集成能力	如安全性系统、中心随机化系统、项目管理系统等的集成

7.4.2 EDC 研究前的准备

EDC 系统的应用首先要求临床研究机构以及数据管理机构建立一套属于自己的 EDC 操作流程。这个流程不同于传统的纸质研究，在不同机构，EDC 工作流程也不相同。对以下问题的不同答案，将影响 EDC 工作流程的建立：

(1) 研究项目的建立由谁负责，数据管理员还是统计师？

(2) 研究数据在基地人员录入后，首先由谁审查，是 CRA 还是数据管理员？

(3) 何时审查数据，审查何种数据，将要监查的数据还是所有数据？

(4) 在 CRA 监查研究基地前，需要进行什么样的准备？

(5) 差异解决后是否需要再审查，如果需要，由谁负责？

(6) 对于数据问题，谁与研究者/研究基地交流，CRA 还是数据管理员？

(7) 临床研究数据是如何导出的，由谁负责？

(8) 编码如何进行，由谁负责？

(9) 谁负责研究基地人员的培训，CRA、数据管理员还是 EDC 服务供应商？

(10) 谁来决定数据库可以锁定，数据管理员还是统计师？

(11) 谁来批准数据库的锁定？

在 EDC 的流程设置完成后，与传统的纸质研究相比，EDC 研究在研究准备阶段的工作内容则没有明显的不同，但 EDC 研究在研究开始前所花费的时间更长。比如纸质研究中，CRF 在印刷并送达基地后，基地即可招募受试者并开始安排访视，临床研究数据库的建立和逻辑检验的建立在 CRF 数据送达到数据管理机构之前完成即可。而 EDC 研究中，临床研究数据库的建立、逻辑检验程序的建立与用户可接受测试 (user acceptance test，UAT)都必须在研究开始之前完成。表 14 列出的是 EDC 研究开始前，数据管理机构必须考虑的可能影响研究进度的一些因素，这些因素几乎涉及所有的临床研究人员。

表 14　实施 EDC 研究前需要考虑的问题

1. 修订用于 EDC 研究的 SOP，其中包括申办者和研究基地的 SOP
2. 定义 EDC 研究中各个团队的角色(数据管理人员、临床监查员、研究者、研究助理、系统管理员等)以及各角色对数据的访问权限
3. EDC 系统的用户管理、用户培训以及技术支持
4. 定义，设计并测试电子数据收集的表单，如 eCRF，确保数据收集的完整与合理
5. 建立与测试符合研究方案中规定的逻辑检验程序和数据审查程序
6. 建立用于跟踪研究进展，数据管理过程，数据质量检查，以及各功能团队绩效的报告，以及时发现与纠正研究中的问题，并加强项目团队间的交流
7. 定义研究方案中要求的对其他数据的收集方式，以及与 EDC 系统的集成与交换
8. 评估基地使用 EDC 的条件，如网络、计算机硬件、IT 支持人员等
9. 建立灾难恢复计划和业务持续计划，确保研究数据的安全性以及数据收集的连续性

7.4.3　数据核查方式

数据核查是临床监查员的一项基本工作，虽然它不是数据管理部门的工作范畴，但是，EDC 的应用也将改变 CRA 的工作方式，同时，CRA 工作的质量直接关系到整个临床研究的数据质量，因为 CRA 核查的是进入 EDC 系统的临床研究源数据。在实施 EDC 系统之前，临床研究机构一定要有数据核查的一套标准操作规范。

ICH GCP 要求临床研究中的源数据必须得到核实。监查员的核查就是确保所收集数据的可靠性。保证临床数据的质量是研究者、研究者助理、监查员、数据管理员和质量保证部门等项目团队的共同责任，因此每个人必须明确数据质量的意义，并确保在临床研究开始前得到相关的培训，以获得对数据质量重要性的认识，明确各自在数据质量中的作用。

与经典的纸质研究不同，EDC 研究中的源数据核查就是比较源数据与录入数据库数据(eCRF)之间的差异，其目的就是确保研究者录入数据库数据(即用于临床研究分析报告的数据)的准确性、完整性和有效性。也就是说，临床研究中的每个数据都应有其对应的出处，以便核实、溯源和重建，以支持研究数据的提交。

源数据的来源包括临床表现等所有信息的原始记录及其副本，这些记录可能包括医院记录、办公室图表、实验室笔记、备忘录、受试者日记或评估表、药房配药记录、仪器自动记录的数据、照相底片、缩微胶卷、X 射线光片、受试者文件、实验室和临床医学技术部门在临床试验中的观察、记录以及工作文件等。所有这些文件都可以作为源文件，用于数据核查。

理论上，所有的临床数据都必须进行核查，但事实上，源数据核查是一个非常繁重的工作。因此，源数据核查的重点是针对关键数据。所谓关键数据是那些在科学上和伦理上能够影响临床试验质量的数据，其中主要包括：

(1) 决定药物的主要有效性指标的数据。

(2) 决定药物的安全性指标的数据。

(3) 入选与排除标准。

(4) 医学和药物治疗的历史。

(5) 体格检查及生命体征。

(6) 访视日期。

(7) 合并用药。

(8) 记录受试者进入临床研究的日期(如签署知情同意的日期)和完成研究的日期等主要事件的日期。

7.4.4　灾难恢复计划与业务持续计划

与纸质研究不同，EDC 系统完全依赖计算机系统的功能和系统的可利用性。当决定实施 EDC 系统时，临床研究机构应当有一套应对突发事件的灾难恢复计划。灾难恢复计划是指临床研究机构或其委托的 EDC 运营商在应对一切自然或非自然原因引起的导致 EDC 系统无法正常运行时，所要采取的措施和手段，使得 EDC 系统的功能尽快地恢复。灾难一般包括火灾、水灾、地震等自然灾害，以及网络软件病毒等人为的破坏。

灾难恢复计划注重的是在灾难发生后，如何尽快使系统恢复。与之相对应，业务持续计划则是指当系统瘫痪时，如何使临床研究以及临床数据的收集还可以继续进行下去。它强调的是业务(临床研究)的可持续性。

虽然这些灾难恢复计划与业务持续计划看起来都是系统管理员的工作，但是数据管理员在这一过程中应当与 IT 人员密切配合，确保计划中的各种措施都得以落实。

7.5 EDC 系统与数据管理系统的区别

EDC 系统与数据管理系统的比较见于表 15。

表 15 EDC 系统与数据管理系统的区别

	数据管理系统	EDC 系统
开展多个试验	数据管理系统专门用于数据管理 支持系统中的多个研究同时进行 各个试验可处于不同的时期(如数据库设计、数据清理和数据库锁定等) 各试验数据单独储存，易于导出 研究设计各模块可重复使用，模块经测试后，可用于其他的试验，从而减少重复劳动，提高数据库设计的效率	EDC 系统主要用于当前进行的一个研究 EDC 系统的数据库设计主要依靠特殊的应用程序，生成之后再投入试验项目使用 尽管模块有一定程度的重复使用的功能，但很难达到作为标准的模块并用于不同的试验，所以，总会有额外的工作量，有时也会影响对收集数据的分析(由于使用非标准的变量或模块)
处理多个数据来源	除了可以处理临床试验数据，数据管理系统还能处理其他多种来源的数据，如实验室数据，ECG 数据、ePRO 和 eDiary 等。这些数据可以用于药物的有效性与安全性分析，也可以用于受试者数据的交互检查 数据管理系统可以储存一些非受试者的信息，如实验室检查的正常值、研究基地代码，以及医学编码等	EDC 系统主要用于临床研究数据的录入，一般不支持多个来源的数据 EDC 系统多收集受试者的临床数据，一般不储存非受试者信息
编码	数据管理系统，特别是知名的数据管理系统多有其自身的医学编码系统，以支持自动编码和人工编码	目前大多数的 EDC 系统并不带有编码系统，数据的编码多在 EDC 系统之外进行
服务器的托管(Hosting)	数据管理系统一般由申办者负责维护，数据由申办者保管	EDC 系统中的数据一般不在申办者的数据库，也就是说，EDC 系统由 EDC 开发商或者第三方负责系统的维护和数据的保存
研究数据库的建立	纸质研究中，研究者主要依赖纸质 CRF 进行数据的收集和填写，研究数据库以及逻辑检验的建立和测试可以等到 CRF 数据进入数据管理机构之后	在进行 EDC 研究前，所有的数据库和逻辑检验的工作必须建立，并通过测试，否则 EDC 无法进行。这是 EDC 研究和纸质研究的最大区别，也是 EDC 系统对数据管理工作的最大影响
数据的保存	数据管理系统本身就可以保存数据	EDC 系统主要是数据收集的方式，自身一般不保存数据，而多依靠数据管理系统或其他外部系统保存数据

7.6　EDC 的优点

制药企业对于临床试验数据的质量和效率的追求，促进了 EDC 的广泛应用。EDC 系统通过不同方式(如局域网或因特网、PDA 和各种便携式设备、IVRS 技术及远程数据输入等)，直接将临床研究数据从研究基地传送到数据管理机构，实现了新药临床试验“信息流”的全面贯通，这使得以网络为基础的数据采集成为可能。这样就省去 CRF 的印刷、运输和分发等的时间和费用，同时数据由研究者在研究基地直接录入数据库，省去了纸质 CRF 表的手工填写，以及纸质 CRF 传送所造成的延误。一方面避免了数据的二次录入所需要的人力和时间，另一方面也避免了数据录入过程中可能出现的 CRF 字迹不清、书写错误等问题，从而降低出现数据录入错误的可能性。此外，错误数据或数据不一致的地方可以在数据录入后，及时地被 EDC 系统的逻辑检验程序所发现，并及时反馈给研究者，使得这些“问题”数据得到及时更正。

临床监查员可以根据 EDC 提供的实时数据了解各次监查访视之间的数据变化，同时对“问题”数据进行跟踪查询与跟踪核查。监查工作对 eCRF 数据的核实以及解决“问题”数据的无纸化传递过程，加快了临床数据核查和清理的速度。

EDC 系统的另一个优点是它的实时性，即当数据录入之后，数据管理员，临床监查员，研究者以及研究助理都可以立即看到相同的数据，这样使得研究团队的各成员之间的交流与沟通更加及时、有效。通过网络获得受试者的医疗信息并记入 eCRF 中，也为研究者或临床医生节省了更多医疗时间。

EDC 的优点主要有：

对于制药企业而言，EDC 系统有如下的优点(这种优点在全球化的多中心研究更为突出)：

(1) 访视期间或访视后，受试者的数据即在研究基地录入到申办者的数据库，从而大大缩短了从数据录入到数据审查的时间。对于临床数据的早期聚合分析，可以较早获得研究的信息，特别是及早(几乎是实时)发现药物的安全性问题，以便尽早决定下一步的工作计划和安排。

(2) 在数据录入时，启动逻辑检验的程序，可以明显提高数据质量。

(3) 减少申办者的数据录入以及数据清理的时间和费用。

(4) 减少质疑在研究基地与数据管理机构的往返，从而缩短质疑解决所需要的时间，并降低质疑的成本。

(5) 节省临床监查员用于数据核查的时间和费用。

(6) 从数据质量的角度来看，EDC 研究，因为省去了数据由纸质 CRF 到数据库的录入过程，稽查的内容大为减少。

所有这些均表明，EDC 的实施与应用可以提高临床数据的质量并缩短数据库锁定的时间，从而可以尽早开展数据分析、报告与提交，进而提早药物上市的时间，相对延长了在专利保护期内的药物销售时间。

对于研究者和受试者，EDC 系统的优点如下：

(1) 通过在线实时逻辑检验，提供研究基地和研究者及时的数据录入信息反馈，使得数据的逻辑问题或者是错误的数据得以及时发现和纠正，从而减少数据的质疑过程，以及所花费的时间。更重要的是可以及时获得高质量的数据。

(2) 在研究结束后，研究基地无需保留大量的纸质 CRF，而仅仅保留其 eCRF 以及带有稽查痕迹的数据光盘(CD 或 DVD 等)。

7.7　EDC 的实施面临的挑战

尽管 EDC 有很多优点，但它也有一些潜在的问题。了解并尽可能地避免这些问题无疑对于 EDC 系统的实施与应用带来方便。

(1) 市场有很多种 EDC 系统，每个申办者使用的 EDC 系统各不相同，这样，研究基地的研究人员往往需要学习如何使用不同的 EDC 系统。

(2) 研究基地录入 EDC 系统的数据中，有一部分数据来源于其他途径或系统，如患者电子病历、电子化的临床检查结果等,而这些数据目前与 EDC 系统并不兼容，同时，也未达到监管机构对于临床研究数据的质量要求。

(3) 每个临床研究都有其自身对数据的特殊要求，这些数据有的是纸质的记录，有的是图表，EDC 系统需要具有记录这些不同数据的能力(如格式、文件类型等)。

(4) 研究基地的用户管理，主要是用户培训、用户账户管理，如密码的重新设置，以及用户支持等。

(5) EDC 系统的稳定性、性能表现与系统缺陷。无论在投入生产环境之前做过多么严格的验证，EDC 系统总是会有各种各样的不尽如人意的问题(如缺陷等)。

(6) 在特定的 EDC 研究中，当研究方案修订时，研究数据库也要作相应的修改，这就要求在修订后的 eCRF 进入生产环境之前，所有的 EDC 用户都要得到通知，并获得相应的培训。

(7) EDC 系统维护期间可能会导致系统无法登陆，从而影响数据的录入与管理。

EDC 优点的实现，很大程度上取决于研究基地和研究者使用 EDC 的意愿与热情、是否及时录入数据，以及是否及时解决对数据问题的查询。此外，在实施 EDC 系统之前，还要充分考虑以下各个方面的因素。

7.7.1　EDC 系统的选择

在选择 EDC 系统时，要根据本机构的数据收集与数据管理的特点，选择数据收集的方式。在线收集与离线收集均有其各自的优点(表 16)。

在选择 EDC 系统时，除了要了解 EDC 系统的数据收集方式，还要评估 EDC 系统所提供的基本功能(见本章 7.2 节，EDC 系统的基本功能)，了解系统能否满足临床研究机构的要求。尤其是考虑 EDC 系统能否与本机构中所使用的其他系统(如临床研究项目管理系统和药物安全性系统等)集成。

表 16　离线收集与在线收集的优点

离线收集	在线收集
本地计算机处理，对服务器和网络的依赖较低 可有效地执行复杂的程序 使用期间的灵活性	IT 管理费用较低 数据只在客户端显示而不存储，仅需要网络浏览器，因而软件与硬件费用均低 网络资源的使用仅限于用户当前执行任务，因而占用网络资源较低，且更有效

7.7.2　EDC 系统运行模式的选择

在确定 EDC 系统的数据收集形式后，申办者则根据本机构的规模、人员设置以及长期发展计划，选择 EDC 系统的运行模式：是使用专业的 EDC 服务提供商(EDC service provider)，还是通过技术转让，购买 EDC 系统，并自行执行 EDC 的实施、应用和维护？

7.7.2.1　EDC 系统服务提供商

EDC 服务提供商是以“租赁”的形式提供 EDC 系统服务。服务提供商一般具有 EDC 系统的所有权，并提供主机托管服务。申办者仅需“购买”临床研究的 EDC 系统的使用权，并经网络浏览器获得临床研究数据。EDC 系统的实施、验证、维护、升级和用户技术支持等均由服务提供商负责，因而申办者的总的费用相对较高。使用服务提供商的好处是：

(1) EDC 系统几乎可以立即使用，准备时间短。

(2) 仅支付使用的费用。

(3) 开发商的系统开发或维护的费用由多个“用户”分担。

(4) 申办者内部不需要非常有经验的 EDC 系统专业人员。

(5) EDC 系统服务提供商负责确保系统的可利用性、安全性与可靠性。

(6) 申办者 IT 的维护费用低，无需在客户端安装大量的软件，对硬件的要求也相对较低。使用 EDC 服务提供商的缺点包括：

(1) 客户端通常只能使用现有的 EDC 功能，很难满足客户的特殊需要。

(2) 申办者失去对数据的控制，因为系统的所有权不在申办者，申办者必须确保适当的服务级别、系统正常运行时间，以及系统的可利用性，特别是长期归档的数据等。

(3) 租用的费用相对较高。

7.7.2.2　技术转让

技术转让是在获得开发 EDC 系统的公司授权后，软件在申办者或 CRO 环境中运行。申办者在决定是否要购买 EDC 系统时，应该考虑以下的问题：

(1) 申办者是否准备建立内部临床研究部门，开展临床研究？

(2) 申办者是否需要服务器的托管服务？

(3) 申办者是否可以向 EDC 用户提供服务台服务(helpdesk service)？

(4) 本年度或下一年度，计划将有多少个 EDC 研究？

(5) 申办者是否有足够的 IT 人员提供技术支持？

(6) 申办者是否向 EDC 用户提供所需的技术培训？

(7) 申办者是否有一个专门的项目小组来实施验证 EDC 系统？

(8) 使用 EDC 的范围与时间，能否满足申办者的要求？

7.7.3　EDC 系统验证与研究项目测试

在系统水平，EDC 系统在进入生产环境之前，必须根据机构的 SOP 对其进行验证以保证其性能的完整性、准确性、可靠性和一致性。有关计算机系统的验证，详见本书第 7 篇。开展 EDC 研究时，EDC 系统应用于具体的研究，在研究者正式录入数据前，应当测试与 EDC 研究项目有关的性能并确保它们都能通过用户测试：

(1) 本研究所有的 eCRF、在线帮助文本以及逻辑检验均须逐一测试，以保证其功能的准确和有效。

(2) 测试各研究基地的网络浏览器以及与主机连接的效能。

(3) 测试经 EDC 录入的数据是否准确储存并传送到申办者的数据库。

(4) 当涉及临床研究的其他数据经/与 EDC 系统交换(录入或自 EDC 系统输出)时，数据交换的过程也需获得验证。

7.7.4　培训

所有参与 EDC 研究的人员在使用 EDC 前都必须得到充分地培训。这些人员包括申办者的项目管理人员、数据管理员、统计师，以及研究基地的研究者、研究助理等。EDC 的应用将改变临床监查员的工作方式，因此临床监查员也必须获得很好的培训，因为：

(1) 临床监查员的源数据核查依赖于 EDC 系统。

(2) 临床监查员建立申办者与研究基地之间的联系，负责解答研究者的问题。

(3) 临床监查员还和数据管理员一起跟踪检查研究的进展，确保数据的及时录入。

(4) 检查数据的质量，早期发现研究中的各种问题(如违反研究方案、eCRF 缺陷、逻辑检验不足、基地的问题等)。

除了申办者的人员需要得到培训，研究基地的研究人员也应当获得全面的培训。培训时要注意以下几点。

(1) 考虑不同用户的计算机知识与技术水平，如计算机名词、缩写、简称等。

(2) 如果是多国多中心研究，培训时尽量使用母语。

(3) 培训时要对 EDC 系统的流程、角色等作全面的介绍。

(4) 灵活选择或使用培训方法，如集中培训或在线培训等。

(5) 培训时应当鼓励并使用测试数据库进行临床研究的模拟操作或练习，这是获得较好培训效果的积极方法。

(6) 保留培训记录并归档。

7.7.5　技术支持

EDC 的成功与否在很大程度上取决于对于 EDC 用户的支持。EDC 用户应当与 EDC 系统的所有者签署服务等级协议(service level agreement，SLA)。服务等级协议的主要内容包括：

(1) EDC 系统用户与系统技术支持人员的通讯方法(电话、email 等)。

(2) 定义技术支持的范围与责任，如是系统(服务器)问题，EDC 系统功能问题，还是用户问题(如用户忘记密码、缺少用户权限)等？

(3) 规定技术支持的时间和人员。

(4) 预期回复问题的时间。

(5) 问题逐级上报的程序，如什么样的问题可以在第一时间解决，什么样的问题需经不同的部门，如 IT 人员、临床监查员或者数据管理员解决。

(6) 如何设施问题跟踪，以及解决问题过程中的沟通与交流。

(7) 灾难恢复计划和业务持续计划。

提供全天候实时服务以及使用当地语言的技术支持一直是 EDC 服务等级协议中的一项重要内容。根据作者的观察，在研究开始后的一段时间内，很多基地都会有大量的各种各样的问题，需要得到及时的技术支持服务。但随着研究的进行，系统用户的问题将逐渐减少。在客户技术支持中，大约 70%的问题是关于用户权限与用户密码的。

7.7.6　研究基地的准备

EDC 研究能否成功的另一个关键是研究基地的准备工作。研究开始之前，申办者要：

(1) 向研究者介绍 EDC 的工作流程，对基地软、硬件要求，数据安全性要求，以及电子签名的要求。

(2) 详细了解研究基地的硬件设施(如网络等)，研究者使用 EDC 系统的意愿、经验、以及及时录入研究数据的能力。

(3) 能够提供实时在线的全天候技术支持服务。

(4) 有一套完整的业务持续计划，一旦 EDC 系统发生故障时，研究者的研究工作可继续进行。

7.7.7　基地的 SOP

(1) EDC 系统操作手册，如用户登录、数据录入、电子签名、数据恢复、在线帮助等。

(2) EDC 系统的安全性程序，用户密码保护的措施、电子记录、登录的时间等。

(3) 研究结束后电子数据的归档保存程序，及其人员的责任。

7.7.8　基地应有的其他文件

(1) 用户手册(保留至该 EDC 研究完成)。

(2) 基地培训材料和培训记录(与研究数据保存相同的期限)。

(3) 列出每一用户的用户名、访问权限，以及权限被授予、被更改或被撤销的日期(保存在基地或系统所有者文件记录中，以备稽查)。

(4) 基地的系统管理程序和手册(与研究数据保存相同的期限)。

(5) EDC 系统在研究期间的变更(如系统升级等)的通知。

(6) 研究者在灾难恢复计划中的作用，以及灾难对临床研究的影响。

(7) 业务持续计划，即应急计划及其记录。

(8) EDC 系统的操作程序或 SOP 等(见 7.7.7)。

7.8　EDC 系统对临床研究的影响

EDC 系统的应用，改变了传统意义上的数据管理的工作模式。临床研究机构对数据管理工作的要求以及对数据质量的要求没有改变，变化的是数据录入工作由基地的研究者直接负责，CRA 同时也分担了一部分数据查询与数据管理的工作。除此之外，数据管理的工作并没有减少。数据管理员对外部数据(实验室数据等)的管理、医学编码与质量管理，以及数据质量审查等工作并没有受到明显的影响。数据管理员依然在数据收集、清理和数据质量中发挥协调作用。但是，在数据管理工作细节上，EDC 的应用使得数据管理员将更多地担负起研究数据库(包括逻辑检验)的建立与验证、数据审查、数据质量检查与报告，以及对 EDC 用户的培训、用户管理与技术支持等工作。随着 EDC 的普及应用，数据管理机构的数据录入员的工作将会消失，与此同时，对数据管理员的技术要求(如建立更为复杂的逻辑检验等)和素质要求(如交流沟通能力，项目管理能力等)将会更高。表 17 简要地归纳了在临床研究的不同阶段，EDC 研究中数据管理员所要承担的主要工作。

EDC 的实施，对 CRA 的工作也会产生积极的影响。在监查访问前，CRA 已经了解基地受试者的数据状况，并有针对性地对数据问题，如数据缺失、不合逻辑、拼写错误和用词不当等问题进行审查，并在监查中与源数据或源文档进行对比核实，从而提高了监查的效率与质量。与纸质 CRF 不同，EDC 中的 eCRF 数据在任何时间都有可能被修改，这就要求 CRA 特别要注意监查后的数据修改情况。数据管理员可以在这方面给 CRA 提供技术上的帮助(如提供监查后的数据变动报告等)。从技术上讲，EDC 系统还可以对已完成 CRA 核实和研究者审批的 eCRF 进行锁定，以防数据的进一步修改。

表17　临床研究的不同阶段，EDC研究的数据管理员主要承担的工作

临床研究的阶段	EDC研究数据管理员的主要工作
EDC研究开始前	确保EDC系统的性能达到监管机构的要求(如电子签名和电子记录)及其质量标准满足电子数据的采集、管理和归档 EDC系统在投入生产环境之前，应完成对系统的验证 在基地使用EDC系统之前，应完成对研究数据库的用户验收测试(UAT) 所有EDC用户必须得到相应的培训，确保用户的使用权限与培训记录相一致，培训记录要妥善保存 明确EDC中数据审查与差异管理的角色和职责，如数据管理员和CRA等 为基地用户提供软件技术支持的服务热线 确保在研究过程中，研究基地的用户对EDC数据的访问有足够的权限
在EDC研究进行中	与项目团队来决定是否还需要补充或修改逻辑检验的程序 记录研究过程中逻辑检验和数据审查的需求变动情况 关注研究过程中的项目人员的变动，对相关人员的培训、系统访问的权限等作及时的更新 提供研究基地对数据录入和查询响应的时间表，并检查各基地的执行情况 定期提供并审查各基地的研究进展报告和质量检查报告，发现研究中可能存在的问题，并提出改进意见 检查各基地的自动和手工查询的次数，记录查询的状况(产生，关闭等)以及所用的时间；重视尚未解决的查询并跟踪其进展，发现问题，及时与相关研究基地沟通 在研究方案变化时，按方案的要求，对eCRF作及时的修改，并对基地人员作及时的培训 在整个研究期间，记录各研究者的对已完成的eCRF审批 发现并报告研究数据及其数据质量的走向与趋势
在EDC研究结束后	确保所有必需的源数据核查和数据审查都已完成 确保所有eCRF都得到研究者的批准 确保数据库锁定前的各项工作均已完成，特别是所有的查询都已解决，或得到核实 完成数据库锁定之前的QC工作，确保数据管理质量符合既定要求 遵守数据库锁定程序，数据库锁定之后，用户访问权限即被撤销或受到限制，如有必要，遵守解锁的程序执行数据库的解锁 按照稽查要求，配合QA的工作 提交QA或QC后的研究数据集，用于统计分析 提供各研究基地各自的受试者的eCRF资料(如CD或DVD等)，撤销研究者对该研究数据访问的相应权限

最后，要强调的是，EDC的应用是临床研究的必然趋势，它可以缩短数据库锁定的时间，从而有更多的时间用于统计分析报告、研究报告和上市申请报告。但是，EDC研究中的各团队成员使用同一个系统，工作之间又有交叉，所以，要取得EDC的成功，就要求各团队有明确的分工，以免工作的重复或遗漏。在实施EDC过程中，要根据机构设置的具体情况和工作流程，及时调整EDC研究中发现的问题，并找到解决问题的最佳方案。EDC对临床研究的影响总结于表18。

表 18　EDC 对临床研究的影响总结(与纸质研究比较)

临床研究过程	主要工作	角色	与纸质研究比较
EDC 研究准备阶段	明确 EDC 研究中各角色分工、责任、SOP	申办者	↑↑
	硬件	IT 人员	↑↑
	软件	软件开发商	↑↑
	基地的选择与技术评估	IT 人员	↑↑
	系统安装、测试、维护与用户管理	IT 人员	↑↑
	培训	培训部	↑↑
	技术支持	申办者或第三方	↑↑↑
研究基地	基地 SOP 及其他文件	基地/申办者	↑↑
	数据录入	研究者/研究助理	↑↑
	对质疑的回答	研究者/研究助理	↓↓↓
	电子签名	研究者/研究助理	↑
	eCRF 批准	研究者	↑
数据管理	CRF 设计	数据管理员	↑
	CRF 审查与批准	数据管理机构	±
	CRF 印刷与运输	第三方	—
	数据库的建立(包括逻辑检验)	数据管理员/程序员	↑↑↑
	CRF 追踪	数据管理员	↓↓↓
	数据录入	数据管理机构的数据录入员	↓↓↓
	质疑的产生	数据管理员	↓↓
	质疑的解决，数据的更正	数据管理员 临床监查员	↓↓ ↓↓
	编码	编码员/数据管理员	±
	CRF 归档	数据管理员	↓
	数据库质量控制	数据管理员	↓
	数据进展报告	数据管理员	±
	数据库锁定时间	数据管理员	↓
	数据挖掘(与 SAS 的整合)	程序员	±
	与外部数据的整合	数据管理员	±
临床监查	源数据的核查	CRA/研究者	↓↓
	基地 CRF 审查	CRA	—
	eCRF 审查	CRA/数据管理员	±
	基地质疑管理	CRA	↓
	CRF 追踪	CRA	—
	监查报告	CRA	±
向药监机构提交	eCRF	医学法务事务人员	±

注：↑. 增加；↓. 减少；±. 无变化；—. 不适用。

第8章 医学术语与编码

8.1 定义[①]

1) 分类通用术语

类(category)：具有某种共同属性(或特征)的事物(或概念)的集合。

(1) 分类(classification)：按照选定的属性(或特征)区分分类对象，将具有某种共同属性(或特征)的分类对象集合在一起的过程。

(2) 分类对象(objects of classification)：被分类的事物(或概念)。

2) 编码通用术语

(1) 代码(code)：表示特定事物(或概念)的一个或一组字符。这些字符可以是阿拉伯数字、拉丁字母或便于计算机和人识别与处理的其他符号。

(2) 编码(coding)：给事物(或概念)赋予代码的过程。

(3) 数字型代码(numeric code)：由阿拉伯数字组成的代码。

(4) 字母型代码(alphabetic code)：由拉丁字母组成的代码。

(5) 字母数字型代码(alphanumeric code)：由拉丁字母和阿拉伯数字混合组成的代码。

分类有两层不同含义。

(1) 设计一种分类方法的过程；如对心电图异常进行分类或对患者疾病诊断进行分类，即分类过程。

(2) 通过使用分类概念标识的编码或术语，对对象进行编码或描述，即编码过程。编码是一个对特定对象或事物进行分类的过程，或是对事物进行多轴分类的分类集合。在大多数分类中，类别用代码表示。事实上，编码是对对象多方面性质的解释。

在临床研究中，不良事件、伴随用药、禁忌证和适应证等数据的收集，一般都是研究者自由填写的文字(简称逐字术语 verbatim term)。医学编码就是处理这些逐字术语，将它们按照标准字典或术语集进行分类，这些术语集中一般都含有适当的代码。这样，与逐字术语相同的字典术语的代码被记录下来，这个过程就是编码。

编码和字典属于 2 个不同的概念，有各自不同的目的和定义，但很多时候，特别在日常数据管理工作中，这两个概念又紧密相关，容易互换，因为编码是依据字典进行的编码，而字典则是用于编码的字典。

数据管理中涉及的是对临床数据的编码。但编码又离不开所使用的字典。因此，本

---

① 此为中华人民共和国国家标准分类编码通用术语 GB 10113—88 的定义。

章将简单介绍医学编码的历史，几种常用的医学术语字典，同时还将讨论临床研究数据编码中对字典的基本要求、临床数据的编码过程、字典维护与升级中应该注意的问题。临床研究中的 2 个最常用的字典，MedDRA 和 WHO DD 已作为 2 个独立的章节在第 2 篇中分别加以介绍。

8.2 医学编码的历史背景

医学编码(也叫诊断编码)的历史，最早可以追溯到十七世纪英国的伦敦死亡条例草案。

医学编码的定义是以数字、字符，或者数字字符的形式替代包括诊断、医疗操作、手术、药物和其他治疗的过程。尽管这里所介绍的医学编码主要用于医疗保险以及医疗帐单，不属于临床试验的范畴，但是它在编码系统中的地位不可忽视。事实上，今天用于临床研究的编码和字典的开发过程都可以算作医学编码的延伸和扩展。

(1) 1893 年，国际统计学会提出建立一个标准化的死亡分类系统。分类列表是由巴黎的统计员 Jacque Bertillon 编写，故被称为 Bertillon 分类。

(2) 1900 年，已有 26 个国家实施了 Bertillon 分类。

(3) 1928 年，世界卫生组织的国家联盟的一项研究中，讨论了如何扩大 Bertillon 分类，包括疾病的跟踪。

(4) 1949 年，世界卫生组织认识到在全球范围内，制定一个跟踪死亡率及其发病原因的重要性。国际疾病分类：损伤和原因的死亡分类手册(International Classification of Diseases，ICD)曾经是现代医疗编码实践的基础。该分类每 10 年修订一次。最新的版本是 ICD-10。

8.3 几种常用的医学术语集

医学领域中使用的术语集种类繁多，它们的开发与应用各属于不同的组织机构，也用于不同的医疗领域与范围。现对其中的几个主要术语编码作一简单介绍，进一步的信息请访问它们各自的网站。

1) 当代操作术语

当代操作术语(CPT)最初是由美国医学会于 1966 年开发，是医院所使用的临床操作并提供服务的分类编码与术语体系。CPT 代码集准确描述内科学、外科学以及诊断学方面的医疗服务项目，在医师、编码者、患者、认证机构以及支付方(如保险公司)之间传达一致的，关于医疗服务项目和操作项目的信息，以便将其用于管理、财务和分析用途，因而在美国的账单和应用评估方面广为使用。CPT 由美国医学会每年更新。

2) 国际疾病分类

国际疾病分类(International Classification of Diseases，ICD)最初作为一个系统来收集,分类、处理和统计有关死亡的信息,以达到国际间死亡率统计的可比性。它包括提供死亡原因的报告形式，并通过使用分类结构和术语集转换成医学编码。在 ICD 的版本中还包含修改规则，由世界卫生组织发布。这些编码规则改进了对死亡率统计的方法。ICD 版本也在不断更新，现在为 ICD-10。ICD-10 是世界卫生组织对国际疾病分类法的第 10 次修订版，是通过不断拓展、细化、和补充而形成的用于疾病发生率、死亡率、流行病学及保健评估、临床诊断与手术操作的分类、存储、检索及统计应用的国际标准。ICD-10 在欧洲已经得到广泛的应用，在美国有其专用的临床修订版(ICD-10-CM)，被嵌入到医院计费、补偿和财务系统中，更适合其临床需要。在我国，ICD-10 的中文版本已正式出版并被列为国家标准，于 2001 年开始实施，并要求出院病案首页的疾病名称都要按照 ICD-10 进行编码分类，成为疾病与健康相关问题统计分类的重要标准和基础工作。

3) 系统化临床医学术语集(Systemized Nomenclature of Medicine CT，SNOMED CT)

SNOMED CT 是一个全面的临床术语集，主要用于临床数据编码、检索及分析，是医疗信息交换的重要工具。它以疾病的病变部位、病理变化及功能障碍为核心，结合病因学、症状学、诊断学、治疗学等临床重要组成部分，按照医学本身的逻辑系统形成若干独立的编码体系(轴)，每个轴可以用于描述同一个诊断。该术语集由概念、词汇及语义关系组成，每一概念均有唯一的识别标识。目前该术语集已收录概念 30 万个，词汇 100 万个，建立语义关系 145 万个。SNOMED CT 旨在成为全球医药卫生术语的权威，成为支持电子医疗记录的全球顶尖产品。SNOMED CT 已被译成 13 种文字，其中文版已由卫生部医院管理研究所翻译出版。在世界范围内，它不仅广泛应用于病理、肿瘤、影像等科室，而且正在成为临床病案信息索引的标准。

4) 观测指标标识符逻辑命名与编码系统(Logic Observation Identifiers Names and Codes，LOINC)

LOINC 属于非官方性的研究项目，最早启动于 1994 年。作为国际上备受重视的非营利性医学研究机构，Regenstrief 医疗保健研究院(Regenstrief Institute for Health Care)及 LOINC 委员会(LOINC Committee)一直负责并承担着 LOINC 数据库及其支持文档的开发和维护工作，以响应临床数据电子传输的需要，从产生数据的实验室传送到以临床治疗和管理为目的而使用数据的医院、医生办公室和付款者，以解决临床实验室的信息互通的实际应用问题，LOINC 近年来逐渐得到国际认可，如被美国临床实验室协会和美国病理学会采用。它被大的商业实验室(包括 Quest、LabCorp、Mayo 医学实验室及 MDS 实验室)，大的保险公司 HMO(包括 Kaiser Permanente 和 Aetna)，政府机构(包括 CDC、DOD、VA 和 NLM)，还有德国、瑞士和加拿大的两个省采用并作为测试报告的替换代码。

LOINC 数据库的术语主要分为实验室 LOINC 和临床 LOINC 两大部分。其中，LOINC 数据库实验室部分所收录的术语涵盖了化学、血液学、血清学、微生物学(包括寄生虫学和病毒学)，以及毒理学等常见类别或领域，还有与药物相关的检测指标，以及在全血计数或脑脊髓液细胞计数中的细胞计数指标等类别的术语。LOINC 数据库临床部分的术语则包括生命体征、血液动力学、液体的摄入与排出、心电图、产科超声、心脏回波、泌尿道成像、胃镜检查、呼吸机管理、调查问卷及其他领域的多类临床观测指标。

8.4　临床研究数据的编码

临床研究的过程就是数据的收集、清理、分析报告的过程，最终数据将用于申报。在数据分析报告中，对于文字类的信息的归总，分类与报告一直面临巨大的挑战，主要原因是文字类数据是由研究者自由填写的，除了字节的长度之外，数据的内容并不受到严格的限制，这样对于同一个症状，不同的患者会有不同的描述，不同的研究者也做出不同的记录。

20 世纪 90 年代以前，对于临床研究中的文字类数据(如不良反应事件名称、诊断名称等)的处理办法是将收集到的症状或诊断，对照医学名词(术语)得到与该术语相对应的编码，然后将其编码填入 CRF 中。

与医学编码定义相同，用于临床研究的编码可以是数字、字符，或者是数字字符的形式，即用简单的编码来替代临床研究所收集的冗长的文字类数据。其优点是大大减少由于不同描述或记录所带来的偏差，编码的使用也增加了数据的可检索性，并节省了数据库的空间。但是这种编码的操作过程也有很大的缺点，主要表现在手工查找编码费时费力，且容易出现错误或者产生不一致，编码填写过程也有可能出现错误。在计算机技术快速发展的今天，这些缺点和不足就显得更加突出。

计算机技术在医学领域的广泛应用，特别是数据库技术应用于处理医学字典，使得编码的过程出现根本性的变化。尽管出现这些变化，编码一词作为特定的数据录入过程，在今天的临床研究中依然使用。

如前所述，目前有许多字典，它们分别由不同的机构开发，使用不同的标准，用于不同的目的。为此，在本书中我们选择了临床研究中最具有代表性且得到业内(申办者/监管机构)认可的两个字典：MedDRA 和 WHO DD，并以独立的章节对其做详细的介绍(参见本书第 2 篇第 5 章和第 6 章)。本章则重点介绍编码与字典的一般特点与应用。

8.4.1　临床研究数据编码的目的

临床研究药物的安全性与有效性是决定药物能否上市的最重要的指标。在药物上市之后，制药企业还需要对其安全性作进一步的监测以发现新的不良药物反应，同时，药监机构也要求对上市后的药物定期提供药物安全性报告。

临床研究中，需要进行编码的最常用的文字类数据项是：

(1) 不良反应事件的名称。

(2) 药物的名称。

(3) 疾病诊断的名称。

(4) 病史资料。

(5) 药物的禁忌证和适应证。

这些信息的收集既是研究方案的需要，也是监管机构的要求。但在收集这些数据时，研究者对于这些数据项的填写几乎没有限制，也鲜有详细的指南，尤其是不同的文化背景、不同的研究基地、不同的研究者以及对于疾病不同的诊断方法，因而有可能对相同的事件、药物或诊断出现不一致的描述(表 19)。

表 19　不良事件逐字术语举例

CRF 中不良反应事件(研究者报告的)的逐字术语		编码后的名称
头疼(headache)	12[a]	头痛(headache NOS)　36
头痛(head pain)	10	
重度头痛(severe headache)	2	
偏头痛(migraine headache)	5	
搏动性头痛(throbbing headache)	4	
搏动性头痛(pulsating headache)	3	

a 为报告该不良事件的受试者数。

表中最左边一列是研究者对于受试者主诉头疼的不同记录，右列是编码后的名称。如果以研究者报告的逐字术语，这组结果很难统计。这些数据经编码后，再进行分组归类，做汇总统计分析则较为容易。

另一方面的问题是，如果要查找有关“头痛”的受试者时，很可能只发现 10 个受试者，其他的受试者可能被漏掉。但如果查找编码后的不良事件名称为“头痛”时，所有的 36 个受试者都会被发现。可见，临床研究数据编码的优点是：

(1) 作为数据记录和储存的形式。

(2) 数据简化,易于查找与检索。

(3) 易于数据的统计分析和研究报告。

(4) 使用标准化术语，易于数据的分类、总结与报告。

(5) 具有可重复性和标准化，便于统一管理。

8.4.2　早期临床研究字典的缺陷

1990 年以前，没有一个可用于不良事件报告的国际标准术语集。 在美国，不良事件术语编码集(Coding Symbols for Thesaurus of Adverse Reaction Terms，COSTART)已被广泛使用，而在欧洲和世界其他地区则经常使用世界卫生组织的不良反应术语集(WHO-ART)。日本厚生劳动省当时已开发了日语的不良反应术语集(J-ART) 。一些制药公司也在开发、制定或改制(customized)符合各自要求的术语集。

在 MedDRA 之前，尽管使用医学字典进行编码已经成为药监机构和制药企业等的共识，且已有许多可以使用的编码术语集，但它们都有各自的特点，分别用于不同的目的。尤其是因为它们大都缺乏特异性，而限制了它们在报告不良事件以外的应用。使用不同的术语集，使得数据的检索与报告变得复杂。此外，就不良事件报告来说，常常是药物上市前的临床试验数据的编码和报告使用的是一种字典，而该药物上市后的安全性监测报告使用的则是另一种字典。这样，同一药物上市前后的不良事件就很难相互参照与整合。采用不同术语集进行数据库之间的数据交换时，不得不再转换成统一的术语集，因而经常导致时间的浪费，有时则是数据信息的损失，这些都严重阻碍了国际间临床研究数据的交换。归纳起来，早期字典的主要问题是：

(1) 缺乏特异性。

(2) 无法处理复杂的症状与体征的组合。

(3) 无法作为全球化的标准，制药企业的不同部门(如数据管理和药物安全性部门)之间，制药企业之间，以及制药企业与监管机构之间的数据无法直接交换。

(4) 无法以电子形式传输数据。

(5) 编码的维护、升级与验证费时费力。

因此，开发一种符合全球化标准的、克服上述缺点的、可用于临床研究的医学术语集就显得非常重要。

8.5 用于临床研究编码的字典

8.5.1 MedDRA

详见第 2 篇第 5 章。

8.5.2 WHO 药物字典

详见第 2 篇第 6 章。

8.6 字典管理与编码的基本要求

(1) 字典的选择要符合研究的目的，业界的标准和药监机构的要求。

(2) 字典的安装、维护与升级要有一套标准的操作程序，包括批准程序，并保证其安全性与可靠性。

(3) 字典的使用及其使用范围要得到授权许可，其中包括申办者、编码者、CRO 等。

(4) 用户不要自行修改字典的内容与结构。

(5) 字典升级前应评价升级对现有临床研究数据编码的影响，同时提出解决方案。

(6) 保留所有使用过的字典的历史版本。

(7) 选择适当的编码方法与编码程序。

(8) 编码者要有一定的临床知识，并获得相应的培训。

(9) 编码后的数据需要进行质量控制检查。

(10) 所有与编码/字典数据有关的人员，如数据录入员、监查员、核查者、统计师、程序员等，均要了解所使用的编码字典的特点和应用范围。

8.7　数据管理中编码的过程

使用标准字典/术语集的好处在于保持编码在申办者之间，申办者与监管机构之间的交流，同时在数据管理机构内部，保持各研究项目中编码的统一性。图 6 表示临床数据的编码过程。

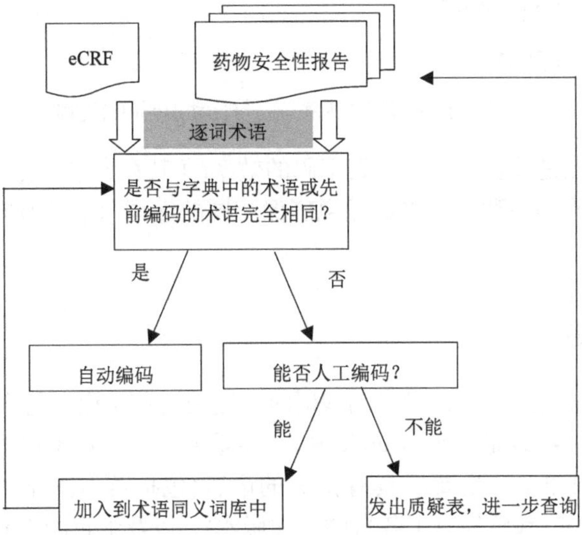

图 6　临床数据的编码过程

8.7.1　自动编码

当临床研究数据经 EDC 系统(或纸质 CRF)录入数据库后，启动数据编码的程序(随软件不同，启动的时间和方式各不相同，有的数据管理软件自身不带编码功能，编码在数据管理系统之外进行)。编码软件的一项重要功能是自动编码(auto coding)。也就是说，当逐词术语进入编码软件后，如果该术语与字典内已有的术语相吻合，编码软件可以将该逐词术语自动编码(图 6)。

当逐次术语与字典术语不同时，该逐词术语需要进行人工编码(manual coding)。此时，要求编码者根据受试者的所有可利用的信息，寻找与逐词术语最接近的字典术语，进行手工编码操作。如果成功，该逐词术语将获得编码，此后，该逐词术语进入字典同义词库中(图 7，左部)。当下一次相同的术语进入时，便获得自动编码(图 7，右部)。

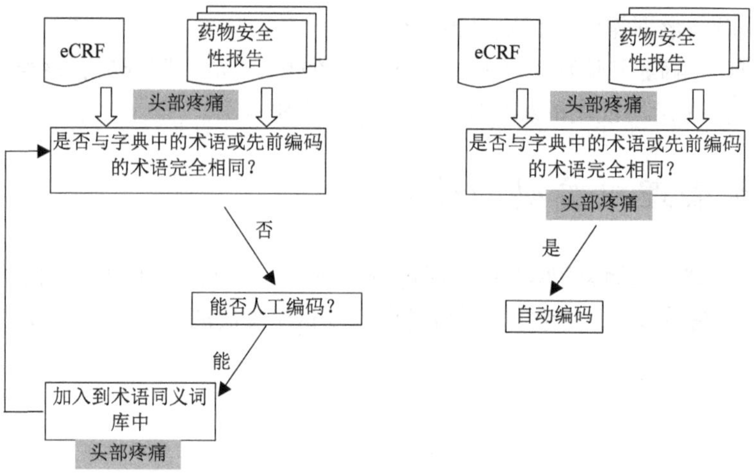

图 7　临床数据的人工(左)与自动编码(右)过程

自动编码的优点是节省人力并提高编码的效率(尤其在大量数据录入后)，特别是自动编码过程保持了编码的一致性，也就是说确保相同的逐词术语具有同样的编码，从而提高数据编码的质量。

8.7.2　人工编码

当编码软件无法对逐词术语做自动编码时，需要对该术语进行人工编码。

逐词术语的人工编码是编码员(coder)的一项重要工作，这不仅要求编码员具有临床医学/药学的经验和知识，也要求具有良好的语言(包括英语医学词汇)能力(幸运的是MedDRA 和 WHO DD 都已经有了各自的中文版本)，以及细致的观察力，因为有时术语中的一个字母的不同可能表示完全不同的两件事，例如，

PRAZAC®(脉宁平)=Prazosin hydrochloride (盐酸哌唑嗪)：循环系统药物/降血压药

PROZAC®(百忧解)=Fluoxetine hydrochloride(盐酸氟西汀胶囊)：治疗精神抑郁的药物

此外，为了对逐词术语进行准确的编码，编码者需要充分利用临床数据的所有信息。当现有的信息无法对逐词术语进行编码时，就要向研究者发出数据质疑表(见第 5 篇第 3 章：临床数据的审查与清理)。表 20 列出临床数据中的常见的编码问题及其处理方法。

表 20　常见的 CRF 表编码数据问题及其处理办法

常见问题	处理办法
拼写错误	发出质疑表，要求澄清 CRF 中的模糊不清的内容
书写潦草，无法阅读(主要指纸质 CRF 数据)	
使用缩写，代号，但意义不明	
内容不完整，无法代表受试者的真实状况	
不详细，不具体	
文字冗长，且包含多种信息，将 2 个医学概念报告在同一个不良事件中，如头晕、呕吐等	拆开(split)

8.8　编码系统的验证

作为提交到药监机构审查的数据的一部分，编码后的数据来源于源数据，但其本身并非源数据。因此，编码数据的质量不仅取决于编码者的知识，也取决于所使用的编码应用程序。

编码系统属于计算机系统，因而该编码系统在投入生产环境之前，需要进行严格的计算机系统验证。数据管理机构要有计算机验证的 SOP，如验证计划等，验证的过程包括用户需求、性能规格、设计规格、安装确认、运行确认、性能确认、验证总结等。验证后系统的任何变化，都需经过严格的变更控制过程，以保持系统的验证状态。所有验证的文件应符合行业和监管机构的标准，并完整归档，以备稽查。有关计算机系统的验证，请参阅本书第 7 篇：临床研究计算机系统的验证。

8.9　字典的维护与升级

就字典的内容来说，MedDRA 和 WHO DD 字典的维护者都建立了一套适当的机制让用户表达各自的需求和对字典的意见，用户应该充分利用这一程序，反映自己的需求。使用统一的字典的好处是充分利用它的标准化的特点，并始终保持其一致性，所以，不建议用户自行改变字典的内容与结构。

MedDRA 每年更新 2 次，而 WHO DD 每年更新 4 次，这样的更新速度要求数据管理机构要有处理字典更新的 SOP，并评估字典更新对于临床数据编码的影响。

特别是时间跨度长的临床试验，其使用的字典的版本要有明确的记录。对于多个试验组成的数据集，在进行数据集的整合时，要确保所有的研究数据均使用相同的版本的字典编码，这样才能使得整合后的数据的分析结果具有实际意义。

SAE 的一致性检查也要求 2 个系统(安全性数据库和临床研究数据管理数据库)使用相同版本的字典。

第4篇

临床研究计划阶段的数据管理工作

第 1 章　临床试验数据与数据管理计划

1.1　临床试验数据的类型

在临床研究开始前，需要对整个试验中的数据管理做出安排。首先要明确所要收集的数据及其类型。临床数据有的是直接用于药物的安全性与有效性分析，有的是用于试验的日常管理，还有的是监管机构的法规要求以及 GCP 的要求。这些数据可以分为识别代码、研究数据、管理信息和监管材料。区别这些数据，可以帮助数据管理人员更好地做好研究数据的管理工作。

1.1.1　识别代码

当申办者或临床研究机构开始一项临床研究时，每一个 CRF 表上都会有用于识别受试者、研究基地或研究者的代码。在特定的研究中，这些代码具有唯一性，是相互区别的唯一标志。尽管代码的设置在各机构各不相同，但它们都起到非常重要的作用，以识别研究数据的来源。当对数据产生疑问时，便可以根据受试者的识别代码，追溯到研究者、研究基地或受试者，以便对数据进行进一步的查询。

1.1.2　研究数据

临床试验研究数据是用于统计分析的，可直接达到试验方案中制定的研究目的，如药物的安全性与有效性。研究数据在研究方案中有明确定义，并获得研究项目组成员的同意。数据管理员的主要工作是管理临床研究数据。

研究数据的收集力求简明、清晰且有针对性，即收集的数据应只限于支持研究目的和支持研究的管理(见本章 1.1.3)。过多地收集一些不必要或不相关的数据，只会对临床研究资源造成浪费，同时也会大大降低研究数据的质量。

在制定数据收集计划时，研究团队应当区别对待临床数据与临床研究数据。临床数据是有关受试者/受试者疾病状况，诊治过程的记录，这些内容一般记录在受试者的病历中。在临床研究中，不是所有的病历内容都要填写到病历报告表中。

另一方面，一些关键数据的缺失，也会对试验的结果产生不利的影响。临床研究中，随着试验的进行，受试者的一些数据是难以再现的。所以，对于数据管理员来说，及时发现缺失数据并及时纠正，是一项重要的工作。发现受试者重要数据缺失时，应及时查找原因，如果是因为 CRF 设计不当，可以通过修订 CRF 而得以纠正，以免类似错误再次发生。从这个角度上说，缺失数据发现得越早越好。一旦在研究结束后才发现重要数据的缺失，将对研究产生致命的影响。

为了避免数据的缺失，一般在研究计划阶段，统计师与主要研究者应制定一个“预”分析计划，勾勒出临床研究所要提交的报告，以及产生这些报告所需要的数据来源。这些数据一般涉及药物的安全性与有效性，是临床试验中的关键数据，必须得到数据管理员的重视(见第 4 篇第 2 章：临床研究方案与数据管理)。此外，研究数据中还包括一些参考数据，这些数据虽然不是来自临床研究过程中的受试者，但是它们对评价临床研究的结果会产生至关重要的影响。这类数据多见于一些外部数据的参考标准(或正常值范围)。各实验室的正常值范围应当纳入数据管理计划。当这些正常值范围发生变化(如使用新的分析方法、新的仪器或者是新的试剂)时，应及时通知数据管理机构。详细内容请参阅第 5 篇第 5 章：实验室数据的管理。

1.1.3　管理信息

除研究数据外，临床研究中通常还要收集管理数据以帮助对试验的管理。管理数据的量很大程度上取决于试验的大小和试验设计的复杂性。这些管理数据主要是涉及研究基地的机构名称、地址、电话和传真号，以及研究者姓名、职称和电子邮件地址等信息。

由于在临床研究期间，申办者会因为各种原因需要与研究基地和研究者沟通交流，如 CRF 的修订、数据的质疑、CRA 的监查安排等。所以，申办者需要有一份研究机构联系人的详细信息。

管理数据也包括试验药品在各研究基地的信息(数量、消耗等)、CRA 的分布、联系方式，以及它们各自所负责的基地、CRA 的监查计划以及监查文件等。这些管理数据的信息也需要在数据管理计划中具体列出。

1.1.4　监管材料

临床研究中都要求具有一套遵从管理法规要求的文件。文件的内容与详细程度取决于研究类型与研究目的。用于药物上市计划的，由制药公司主持的临床研究所需要的文件要明显多于由研究者发起的学术性的临床试验。监管材料主要有：

(1) 试验方案及其所有修订版本，以及经伦理委员会的核准。

(2) 受试者的知情同意书。

(3) 研究基地研究人员的资格证书等。

1.2　数据管理计划的定义

数据管理计划(DMP)是一份书面文件，它详细地记录在某一特定的临床研究中，为提供准确、安全、有效和完整的，可用于临床研究统计分析的研究数据库，数据管理员所进行的数据收集和处理的全部工作。

1.3　数据管理计划的目的

数据管理计划的目的是保证公司内部的临床研究数据管理工作的一致性、有效性和规范化，并促进临床研究各部门之间(数据管理、程序员、统计师和临床核查员等)的沟通与交流，以建立一个高质量的数据库，用于研究分析。

数据管理计划还可以明确数据管理中必须遵守的操作标准、数据管理的工作计划和工作安排，以及人员培训。

1.4　数据管理计划的创作流程与创作要求

临床数据管理人员在获得了数据管理任务后，要根据研究方案、工作范围、合同、数据分析计划、数据流程，以及数据管理标准规范等信息开始准备数据管理计划的初稿。初稿在得到程序员、统计师、临床监查员，以及其他涉及该研究项目团队的其他人员(如药代研究者和 QA 等)的评阅和同意批准之后，在临床研究正式启动之前定稿，并发布至研究团队各个成员。在研究进行期间，研究方案的修订或者研究程序的修改，可能会涉及数据管理计划的修改。每一次数据管理计划的重要修改必须得到相关研究团队成员的核准，并以不同文件版本的形式加以区别，以记录数据管理工作中所做的各种修改。也就是说，数据管理计划的每次修订都必须严格遵守变更控制的要求，并进行版本控制。

当临床研究结束后，数据管理计划(及其各版本)与其他临床研究文件一起归档保存。

数据管理计划作为权威文件在研究开始前对研究过程中可能预见到的问题提供各方都同意的解决方法，同时数据管理计划也要记录在实际研究中遇到的各种重要问题(如在研究过程中做出的研究方案修改，研究过程的变更使得 CRF 也随之更改、数据管理过程的变化、研究基地的添加或减少、使用新的计算机软件等)以及解决这些问题的方法。目前，数据管理计划已经成为临床研究中数据管理的标准规范，是对临床研究数据管理部门必需稽查的文件，因此要求数据管理计划必须遵守国家的法律，官方的(FDA、ICHGCP)指导原则，以及公司内部的 SOP 或工作指南等，以支持有关方面的稽查或检查。数据管理计划文件要具有规范化和专业化。

各数据管理机构的职责范围及工作流程各不相同，所以，数据管理计划的形式和内容也不尽相同。一般说来，数据管理计划的基本要求是遵守国家的法规，业界的标准以及机构的操作规范，明确规定数据管理人员在数据收集、数据处理和质量控制等过程中的责任。

1.5　数据管理计划举例

数据管理计划作为一份正式的文件，具有文件的一般格式要求，如页眉和页脚(页数)等。封面一般包括以下内容：

(1) 申办者名称。
(2) 研究方案名称与代码。
(3) 数据管理计划版本号。
(4) 数据管理计划生效期。
(5) 作者、审核者及批准人签字及其日期。
(6) 分发到的单位或人员。
主要内容：
(1) 研究方案
①研究方案的标题和研究号，方案版本号；
②研究方案的摘要 (研究计划时间表，有效性和安全性的评定指标等)；
③引用研究方案。
(2) 工作职责/范围，及时间表
①主要的数据管理员；
②实施试验各方的联系信息(如 CRO 等)；
③其他相关责任(例如，编码、严重不良事件的一致性、CRA 负责的研究机构)；
④相关人员资质及培训；
⑤临床数据管理主要的工作时间表(如完成 CRF 设计、逻辑检验程序的建立和用户测试、SAE 一致性检查工作的完成、数据库锁定、研究报告的完成及归档等)。
(3) 病例报告表的设计
①病例报告表设计人员，数据管理员还是专门的人员，CRO；
②病例报告表设计时间(如开始时间、需要多久、何时完成)；
③病例报告表审查，批准(审批过程、批准人)；
④病例报告表修订(程序、批准人)；
⑤注释病例报告表。
(4) 研究数据库的设计，建立及维护
①临床数据库的设计与建立；
②计算机系统的使用(硬件和软件)；
③病例报告表的修改，以及注释病例报告表的产生。
(5) 病例报告表流程与追踪(一般用于纸质研究)
①病例报告表流程图；
②病例报告表的接收、登记和追踪。
(6) 源数据的监查(对 CRA 工作文件的引用)
(7) 数据录入
①病例报告表数据录入前的检查；
②特定研究方案使用的数据录入手册，或数据录入指南；
③数据录入的人员，研究管理机构还是 CRO；
④数据录入的方式，一次录入，还是二次录入。

(8) 数据质量审查

①明确数据审查的方式和内容；

②对于可进行计算机程序检查的数据，建立逻辑检验的检查标准及可接受指标(如数据验证计划或测试计划)；

③建立数据管理自身更正(self-evident corrections，SEC)的原则，标准和流程；

④特定研究方案偏差的处理和报告；

⑤数据质疑表的流程及管理：建立、跟踪、接收，以及根据质疑结果进行数据更正。

(9) 临床数据医学审查

①研究进行中，AE 及 SAE 的分布；

②AE 是否得到处理(每一个 AE 应该有与之对应的药物治疗的记录)；

③病患特征分析(patient profiles)；

④研究者不当行为或作假的检查。

(10) 实验室数据以及外部数据(如 ECG、IVRS、eDiary)

①实验室名称、地址、联系人及联系方式；

②实验室正常范围；

③数据传输协议；

④实验室数据的结构标准

a. 格式(ASCII 码、SAS 文档)；

b. 提供方式(DVD、ftp、email)；

c. 频率；

d. 内容(新增加的数据 incremental 还是累积数据 accumulative)。

⑤为了检查实验室数据的结构而提供的测试文档；

⑥实验室数据操作过程与步骤，如实验室数据的接收，加载，验证及纠错的程序。

(11) SAE 一致性检查

①定义需要比较的数据库名称，数据项名称以及 SAE 数据的来源；

②SAE 一致性检查的频率和 SAE 一致性检查表；

③SAE 一致性检查的过程，包括产生差异的处理(处理方法、处理人)。

(12) 编码

①所有正在使用的字典及其版本(药物字典 WHO DD 和医学字典 MedDRA)；

②自动编码过程；

③未能自动编码的术语的处理流程(分解、质疑等)；

④需要编码的内容，如不良事件名称，药物名称以及病史等；

⑤特定研究方案或药物的编码；

⑥编码的审核，批准程序。

(13) 报告

①标准报告(例如，病例报告表缺失等)的列表；

②报告的频率。

(14) 数据集的传输或提取

①预计传输数据的内容以及传输的方式及频率；

②数据传输的程序；

(15) 数据库的锁定

①数据库锁定的策略

a. 临时锁定还是完全锁定；

b. 锁定的范围，按研究现场还是按访视等；

c. 锁定的时间表；

d. 锁定的程序。

②临时锁定

a. 数据库的临时锁定的时间、程序；

b. 数据库的临时锁定之后的工作流程；

c. 数据库的临时锁定之后，需要提交哪些文件。

③数据库的锁定

a. “清洁” 数据的标准；

b. 锁定数据库时使用的清单；

c. 数据库锁定的审批与锁定；

d. 数据库锁定之后的解锁，与再锁定及其流程。

(16) 质量控制和质量保证过程

①在研究开始前规定研究中特定数据的质量保证的级别，以及需要达到的官方质量要求的标准；

②QC 计划；

③检查数据质量的人员、频率和时间 (如数据录入后，或病例报告表锁定后)；

④质量控制的内容和范围；

⑤可接受的数据库的质量标准；

⑥质量控制过程的记录方式与文件的维护；

⑦QA 计划；

⑧稽查数据质量的频率、时间、内容及标准；

⑨稽查数据质量的报告，结果发现及纠正与预防措施；

⑩质量保证文档的建立和维护。

(17) 系统/数据库安全

①访问数据库的用户及其权限；

②用户签名；

③数据库的备份、数据的传输，以及数据库的安全等。

(18) 临床数据的归档与保存

应当指出，以上所列的各项内容均应根据数据管理机构的工作流程和操作规范而定，有些内容如果机构已经有相应的 SOP，那么，就没有必要在数据管理计划中再次重复相同的内容，最多，在数据管理计划中引用 SOP 的条款。各数据管理机构也应当根据各自的经验对于上述样本中的内容作出适当的修改或增减。

例如，数据验证计划(data validation plan)是数据管理员根据研究方案而制定的数据逻辑检验文件，该计划详细说明逻辑检验的目的、类型、建立、测试、生产环境的应用以及变更控制等。与数据管理计划一样，数据验证计划也是一份“活”文件而一直持续到研究结束，并与数据管理计划一起归档。如果数据验证计划已经作为 SOP 单独存在，数据管理计划则可以对该数据验证计划的 SOP 作一引用。

数据管理计划的写作和管理是一项繁琐的工作。但对数据管理来说，这不仅是一份必需的工作文件，同时也是极好的机会，使得数据管理员可以很好的安排工作计划，明确各项工作的分工和责任，并达到遵守官方的要求和规范，同时还可以培养新人；更重要的是数据管理计划可以让项目小组的其他成员看到数据管理部门的具体工作，以提高数据管理在临床研究机构各部门的能见度(visibility)。经验表明，一份内容完好的数据管理计划模板和写作指南，将会使数据管理计划的写作更标准、更简单。

第 2 章　临床研究方案与数据管理

2.1　临床试验方案设计的重要性

试验方案是整个临床试验的蓝图，它规定了试验的方法和组织，以及试验执行和完成的条件和要求。

临床试验方案由申办者和研究者共同讨论制定。内容包括试验背景、试验药品介绍、开展本项临床试验研究的理论基础、研究目的、试验设计、研究方法(包括统计学考虑)、试验组织、执行和完成的条件、试验进度及总结要求。方案必须由参加临床试验的主要研究者、其所在研究机构以及申办者签章并注明日期。

临床试验方案的主要内容有：

(1) 试验题目。

(2) 试验目的、试验背景、临床前研究中有临床意义的发现和与该试验有关的临床试验结果、已知对人体的可能危险与受益，以及试验药物存在人种差异的可能。

(3) 申办者的名称和地址，进行试验的场所，研究者的姓名、资格和地址。

(4) 试验设计的类型，随机化分组方法及设盲的水平。

(5) 受试者的入选标准，排除标准和剔除标准，选择受试者的步骤，受试者分配的方法。

(6) 根据统计学原理计算要达到试验预期目的所需的样本数。

(7) 试验药品的剂型、剂量、给药途径、给药方法、给药次数、疗程和有关合并用药的规定，以及对包装和标签的说明。

(8) 拟进行临床和试验室检查的项目、实验室检查的次数和药代动力学分析等。

(9) 试验用药品的登记与使用记录、递送、分发方式及储藏条件。

(10) 临床观察、随访和保证受试者依从性的措施。

(11) 中止临床试验的标准，结束临床试验的规定。

(12) 疗效评定标准，包括评定参数的方法、观察时间、记录与分析。

(13) 受试者的编码、随机数字表及病例报告表的保存手续。

(14) 不良事件的记录要求和严重不良事件的报告方法、处理措施、随访的方式、时间和转归。

(15) 试验用药品编码的建立和保存，揭盲方法和紧急情况下破盲的规定。

(16) 统计分析计划，统计分析数据集的定义和选择。

(17) 数据管理和数据可溯源性的规定。

(18) 临床试验的质量控制与质量保证。

(19) 试验相关的伦理学。

(20) 临床试验预期的进度和完成日期。

(21) 试验结束后的随访和医疗措施。

(22) 各方承担的职责及其他有关规定。

(23) 其他必要的内容。

(24) 参考文献。

临床试验方案的重要性主要反映在以下几个方面：

(1) 实施 GCP 的重要文件

临床试验方案的制定必须符合《赫尔辛基宣言》原则，符合 GCP 要求和我国药品监督管理当局有关法规的规定并符合专业与统计学设计要求，以确保受试者的权益和确保临床试验的科学性。设计良好的试验方案是实施 GCP 的重要一环。

(2) 伦理委员会审核的重要内容

临床试验方案实施前需报送医学伦理委员会审查批准。医学伦理委员会审核的重点是受试药物的安全性和保护受试者的权益等有关内容。研究方案的科学性与否同样会危害到受试者的利益与安全。所以，临床试验方案的设计既要符合伦理道德，也要做到科学合理；既要合乎药物安全性评价的要求，也要达到药物有效性评价的需要。

(3) 临床研究者实施临床试验的科学依据

临床研究者根据研究方案的要求，开展临床研究。如受试者的筛选、入选与排除标准、访视安排、用药、实验室检查以及不良事件的报告等内容都有明确的规定。

(4) 临床研究、监查、稽查的主要依据

研究者必须严格按照方案设计的要求进行临床试验。申办者派出监查员与稽查员以试验方案为依据，对试验进行监督与稽查。所以，试验方案的设计是否恰当将会直接影响到试验预期结果以及试验结果的准确性和研究分析报告的结论。显然，临床试验方案是研究能否成功的重要基础。

(5) 研究中的研究者和受试者可以依赖的法律依据

临床试验前，研究者以临床试验方案为依据，向受试者全面介绍试验的目的、研究方法、受试者在试验中可能获得的治疗利益以及可能遭遇到的各种不良事件的风险，在受试者完全自愿的前提下获得受试者签署的知情同意书之后，才可进入临床试验。在试验过程中或试验结束后，研究者与受试者之间如果发生纠纷甚至诉讼，临床试验方案是双方可以依据的重要文件之一。

(6) 保证多中心临床研究可比性的工作依据

对多中心临床研究来说，各研究基地以研究方案为基础，对药物的有效性、安全性评价的标准、观察的指标，以及异常值的判定等作统一的设计，以保证临床操作的规范化和统一性，这样才能使所有参加试验的临床单位之间的组间误差不至于产生统计学的意义。否则，各中心组间误差太大，将直接影响统计学的分析效能，从而影响分析结果的可靠性。

本章将从数据管理的角度分别阐述研究方案中的重要内容，以及如何依据研究方案的要求来落实数据管理的工作，其中主要包括 CRF 的设计、CRF 填写指南、逻辑检验的建立，以及数据审查等。

2.2　研究目的

任何临床研究方案都具有一定的试验目的，即通过临床试验来验证某一假设。研究目的分为主要目的和次要目的。在试验方案中，主要目的应选择易于量化、客观性强的指标，并在相关研究领域已有公认的准则和标准(称为主要指标)。主要指标数量应严加控制。次要目的是指与试验主要目的有关的附加支持指标，也可以是与试验次要目的有关的指标(也称为次要指标)。在研究方案中要明确说明研究的主要目的/指标和次要目的/指标。

举例

> **主要目的**
>
> 评估牛磺酸(每周 2 次，每次 200 mg)单药方案治疗复发或难治性非小细胞肺癌病人的临床疗效。
>
> **次要目的**
>
> 评估牛磺酸单药方案治疗复发或难治性非小细胞肺癌病人的临床安全性。
>
> 开展伴随 PK、PD 和肿瘤生物标志物的研究，进一步分析和确定牛磺酸的人体作用特征。

数据管理人员应当参与试验方案的审阅。在审阅中，数据管理人员应当牢记研究方案的目的，并始终考虑如何将这些研究目的体现在数据库设计、CRF 设计、CRF 填写指南、逻辑检验、数据审查中，以及如何在数据管理过程中得以一一落实。

2.2.1　受试者的选择标准

每个研究方案都应当明确定义进入临床研究的受试者的特征或标准。选择不适宜的受试者进入临床研究，不仅违反研究方案，浪费研究资源，而且，更重要的是严重地影响统计分析的效能。此外，如果研究者从医学角度考虑到受试者有必要终止试验，或者受试者自己要求停止试验，受试者可以中途退出。

受试者的选择主要是确定受试者的入选标准与排除标准：

用清单的方式列出符合本次临床试验中受试者进入试验的标准(入选标准)，包括疾病诊断标准，对受试者的相关病史、病程和治疗情况要求，以及年龄、性别等其他标准。

在确定入选标准的同时，研究方案也要列出影响研究药物疗效和安全性评估的情况，如不符合入选标准的其他治疗或者某些特定的伴随疾病等作为排除标准。

入选标准举例

受试者在试验前必须签署书面的知情同意书，且必须满足以下所有条件才能入选：

(1) 入选前 4 周内未接受过放疗、化疗、靶向治疗或干细胞移植等治疗；

(2) 受试者具有组织病理学确诊和可测量病灶，伴或不伴纵隔淋巴结是否有癌转移；临床分期为 IIB~IIIA 期的受试者；

(3) 至少经过一次全身治疗(包括全身电子线照射或化疗)后无缓解(包括治疗缓解期短于 30 天)或缓解后复发；

(4) 年龄为 18~80 岁，男、女不限；ECOG 体力评分 0~2 分；

(5) 体重：男性 60±20 公斤(40~80 公斤)，女性 50±20 公斤(30~70 公斤)且身体质量指数≤30；

(6) 预期存活≥5 个月；

排除标准举例

若受试者符合以下任一条件，则不能入选：

(1) 精神障碍者/无法获得知情同意者；

(2) 研究者判定不适合参加本研究者；

(3) 吸毒、长期酗酒以致影响试验结果评价的受试者；

(4) 妊娠、哺乳期女性，且不愿采取避孕措施的育龄受试者；

(5) 入选前 30 天内参加其他药物临床试验的受试者或正在参加其他新药临床研究的受试者；

(6) 非小细胞肺癌已经扩散到一个或者多个远处部位；

(7) 具有临床意义 QT 间期延长病史的病人(男性 ＞450ms，女性 ＞470ms)、室性心动过速、心房颤动、心脏传导阻滞、心肌梗死发作在 1 年以内、充血性心力衰竭、有症状需药物治疗的冠状动脉心脏病的受试者；

(8) 接受器官移植的受试者；

(9) 有活动性出血或新发血栓性疾病、正在服用抗凝药物有出血倾向病史者；活动性感染者；

(10) 主要脏器外科手术后未满 6 周的受试者；

(11) 肝功能异常(总胆红素>正常值的 1.5 倍，ALT/AST>正常值 2.5 倍)、肾功能异常(血清肌酐>正常值 1.5 倍)，血常规异常(中性粒细胞绝对值 $<1.5\times10^9$/L，血小板 $<80\times10^9$/L，血红蛋白<90 g/L)，血清三酰甘油<300 mg/dL (或者 3.4 mmol/L)的受试者；

入选标准与排除标准的 CRF 可设计为与研究方案一致的，一对一的样式(见表 1)。

表 1　入选/排除标准 CRF

受试者代号	访视日期 (DD/MM/YYYY)	受试者姓名缩写
□□□	□□□	□□□
入选标准 (如果成立，选择是；如果不成立，选择否)		
是	否	
□	□	入选前 4 周内未接受过放疗、化疗、靶向治疗或干细胞移植等治疗；
□	□	受试者具有组织病理学确诊和可测量病灶，伴或不伴纵隔淋巴结是否有癌转移；临床分期为 IIB~IIIA 期的受试者；
□	□	至少经过一次全身治疗(包括全身电子线照射或化疗)后无缓解(包括治疗缓解期短于 30 天)或缓解后复发；
□	□	年龄为 18~80 岁，男、女不限；ECOG 体力评分 0~2 分；
□	□	体重：男性 60 ± 20 公斤(40~80 公斤)，女性 50 ± 20 公斤(30~70 公斤)，且身体质量指数≤30；
□	□	预期存活≥5 个月。
以上问题如果任一入选标准为“否”，则受试者不能进入本临床试验		
排除标准 (如果成立，选择是；如果不成立，选择否)		
是	否	
□	□	精神障碍者/无法获得知情同意者；
□	□	研究者判定不适合参加本研究者；
□	□	吸毒、长期酗酒以致影响试验结果评价的受试者；
□	□	妊娠、哺乳期女性和不愿采取避孕措施的育龄受试者；
□	□	入选前 30 天内参加其他药物临床试验的病人或正在参加其他新药临床研究的受试者；
□	□	非小细胞肺癌已经扩散到一个或者多个远处部位；
□	□	具有临床意义 QT 间期延长病史的患者(男性>450ms，女性>470ms)、室性心动过速、心房颤动、心脏传导阻滞、心肌梗死发作在 1 年以内、充血性心力衰竭、有症状需药物治疗的冠状动脉心脏病的受试者；
□	□	接受器官移植的受试者；
□	□	有活动性出血或新发血栓性疾病、正在服用抗凝药物有出血倾向病史者；活动性感染者；
□	□	主要脏器外科手术后未满 6 周的受试者；
□	□	肝功能异常(总胆红素>正常值的 1.5 倍，ALT/AST>正常值 2.5 倍)、肾功能异常(血清肌酐>正常值 1.5 倍)，血常规异常(中性粒细胞绝对值<1.5×10^9/L，血小板<80×10^9/L，血红蛋白<90 g/L)，血清三酰甘油<300 mg/dL (或者 3.4 mmol/L)的受试者。
以上问题如果任一排除标准为“是”，则受试者不能进入本临床试验		

这一 CRF 完整地反映了研究方案中的要求。为检查数据的质量，逻辑检验可以设置为以下几点(值得注意的是，逻辑检验的目的是用于发现不符合研究方案要求的受试者，所以逻辑检验的指标与研究方案中的标准相反，详见第 4 篇第 6 章：逻辑检验的建立与验证。此外，这里也只是举了几个简单的例子，没有包括全部检验)。

(1) 检查知情同意签署时(由知情同意 CRF 获得该信息，未在此列出)受试者的年龄是否小于 18 岁或大于 80 岁。

(2) 检查筛选期受试者身体质量指数(人口学资料 CRF 获得身高及体重的数据) 是否大于 30。

(3) 检查筛选期受试者血清三酰甘油(实验室数据 CRF 将提供该分析结果)是否大于或等于 300 mg/dL (或者 3.4 mmol/L)。

如果研究者在 CRF 中的入选标准都选择为“是”，而逻辑检验却发现存在符合检验条件的受试者(即有不符合入选标准的受试者)，此时，数据管理员应当发出质疑表并要求研究者回答究竟哪一个数据/信息是正确的。同理，对于排除标准，可以用相同的方法检查出相互矛盾的信息。

随着计算机程序的应用以及 EDC 的发展，逻辑检验可以直接应用于数据一致性的检查。同样以入选标准为例，数据管理员在建立好入选标准的 eCRF 以及逻辑检验的程序后，研究者可直接填写 eCRF。当该 eCRF 的数据被保存时，EDC 系统随即启动逻辑检验的程序。

以受试者必须是年龄在 18 岁以上(含 18 岁)的男性或者女性这一问题为例，当研究者回答为“是”，而逻辑检验经计算获得受试者在签署知情同意时的年龄(知情同意签署日期-受试者的出生日期，以获得受试者的年龄)是 17 岁，此时系统就会产生不一致(差异)的信息。这取决于所使用的数据管理系统或 EDC 系统，系统可能会对前后矛盾的数据作出描述，这并要求研究者作出修改。这样，很多“问题”数据在录入时便得到解决，从而大大减少了数据清理的工作量，并提高数据清理的效率(详见第 5 篇第 3 章：临床数据的审查与清理)。

此外，有的临床研究机构则将受试者的入选/排除标准制成工作清单，供研究者使用(表 2)。如果受试者满足所有的入选标准而没有符合任何的排除标准，则在其入选与排除标准的 CRF(表 3)中的“受试者是否达到入选标准”选择“是”。如果受试者没有满足所有的入组标准，或者符合其中的某些排除标准，则在其 CRF 中的“受试者是否达到入选标准”选择“否”，并将其没有达到入选标准或者达到排除标准的相关内容填写在 CRF 中。入选/排除标准的工作清单则与其他研究文件一起保存留档。CRA 在做源数据的审核时，则需要审查该清单是否与 CRF 或者 eCRF 上的数据一致。

这种 CRF 设计的最大优点是节省填入 CRF 的数据，因为该 CRF 中只填写没有达到入选标准的项目和达到排除标准的项目。但缺点是，研究基地需要单独保留入选与排除标准的工作清单以便日后核查。即便如此，计算机的逻辑检验依然需要对所有的入选/排除标准作完整的查验，其步骤与前相同。

CRF 的填写指南应当明确描述在筛选期的受试者没有达到入选标准时，对他们的其他 CRF 填写的要求。也就是说，即便该受试者没有达到入选标准，无法进入临床研究，也必须搜集他们的一些特定的 CRF。例如，

(1) 人口学资料(包括知情同意签署日期)。

(2) 不良事件(如果是严重不良事件，则需要相应的支持材料)。

(3) 处理不良事件/严重不良事件时的用药情况。

(4) 入选标准/排除标准。

(5) 随机化状态(注明受试者没有进入随机化的原因)。

当入选标准或排除标准修改时，数据库也要做相应的修改(见第 2 篇第 2 章：人体药品注册技术要求国际协调会与 FDA 临床研究指导文件)。

表 2　受试者入选/排除标准工作清单

受试者代号	访视日期 (DD/MM/YYYY)	受试者姓名缩写
☐☐☐	☐☐☐	☐☐☐

入选标准 (如果成立，选择是；如果不成立，选择否)			
代码	是	否	
INC1	☐	☐	入选前 4 周内未接受过放疗、化疗、靶向治疗或干细胞移植等治疗；
INC2	☐	☐	受试者具有组织病理学确诊和可测量病灶,伴或不伴纵隔淋巴结是否有癌转移；临床分期为 IIB~IIIA 期的受试者；
INC3	☐	☐	至少经过一次全身治疗(包括全身电子线照射或化疗)后无缓解(包括治疗缓解期短于 30 天)或缓解后复发；
INC4	☐	☐	年龄为 18~80 岁，男、女不限；ECOG 体力评分 0~2 分；
INC5	☐	☐	体重：男性 60 ± 20 公斤(40~80 公斤)，女性 50 ± 20 公斤(30~70 公斤)，且身体质量指数≤30；
INC6	☐	☐	预期存活≥5 个月。
以上问题如果任一入选标准为“否”，则受试者不能进入本临床试验			
排除标准 (如果成立，选择是；如果不成立，选择否)			
代码	是	否	
EXC1	☐	☐	精神障碍者/无法获得知情同意者；
EXC2	☐	☐	研究者判定不适合参加本研究者；
EXC3	☐	☐	吸毒、长期酗酒以致影响试验结果评价的受试者；
EXC4	☐	☐	妊娠、哺乳期女性和不愿采取避孕措施的育龄受试者；
EXC5	☐	☐	入选前 30 天内参加其他药物临床试验的受试者或正在参加其他新药临床研究的受试者；
EXC6	☐	☐	非小细胞肺癌已经扩散到一个或者多个远处部位；
EXC7	☐	☐	具有临床意义 QT 间期延长病史的受试者(男性 > 450ms，女性 > 470ms)、室性心动过速(VT)、心房颤动(AF)、心脏传导阻滞、心肌梗死发作(MI)1 年内、充血性心力衰竭(CHF)、有症状需药物治疗的冠状动脉心脏病的受试者；
EXC8	☐	☐	接受器官移植的受试者；
EXC9	☐	☐	有活动性出血或新发血栓性疾病、正在服用抗凝药物有出血倾向病史者；活动性感染者；
EXC10	☐	☐	主要脏器外科手术后未满 6 周；
EXC11	☐	☐	肝功能异常(总胆红素>正常值的 1.5 倍，ALT/AST>正常值 2.5 倍)、肾功能异常(血清肌酐>正常值的 1.5 倍)，血常规异常(中性粒细胞绝对值<1.5×10^9/L，血小板<80×10^9/L，血红蛋白<90g/L)，血清三酰甘油<300 mg/dL (或者 3.4 mmol/L)的受试者。
以上问题如果任一排除标准为“是”，则受试者不能进入本临床试验			

表 3　入选/排除标准 CRF

<table>
<tr><td>受试者代号
|　　|　　|　　|</td><td>访视日期 (DD/MM/YYYY)
|　　|　　|　　|</td><td>受试者姓名缩写
|　　|　　|　　|</td></tr>
<tr><td colspan="3">受试者是否达到入选标准
□ 是
□ 否</td></tr>
<tr><td colspan="3">如果选择否，请具体注明入选标准的哪一条或哪几条没有达到</td></tr>
<tr><td colspan="3"></td></tr>
<tr><td colspan="3"></td></tr>
<tr><td colspan="3"></td></tr>
<tr><td colspan="3"></td></tr>
<tr><td colspan="3"></td></tr>
<tr><td colspan="3"></td></tr>
<tr><td colspan="3"></td></tr>
</table>

2.2.2　受试者中途退出-中止试验

按照 GCP 的要求，所有填写了知情同意书并筛选合格进入临床试验的受试者，有权无条件退出试验。无论何时因何种原因退出临床试验，只要没有完成研究方案中规定的试验计划，或者未能继续参加试验，均称为中止试验，而中止试验的受试者被称为脱落病例。表 4 总结了受试者中止试验的主要原因及其具体描述。

表 4　受试者中止试验的主要原因

受试者中止试验的原因	具体描述
医学原因	研究的药物无效 研究的药物有难以忍受的不良事件 受试者的病情恶化 受试者病情改善，无需继续进行试验 试验过程中，受试者的并发症 怀孕 异常的试验室检查结果 在进入试验用药后，才发现受试者未达到入选标准
受试者的依从性	与研究方案规定的程序相冲突 不按照方案的要求服药 不遵守访视的要求 不遵守医务人员安排或不遵守操作规程 使用试验中禁用的药物 搬出研究基地的所在地 受试者死亡
试验本身或者研究者的原因	出于安全性考虑，试验被终止 申办者经费困难，无法继续支持临床试验 研究者不再继续进行试验(退休、去世、搬家) 研究者没有遵守研究方案而被剥夺临床试验的权利

从上表可以看出，导致脱落的原因各种各样，但在临床研究的日常实践中，脱落的原因一般分为以下 6 种。

(1) 不良事件。

(2) 缺乏疗效。

(3) 违背方案(包括依从性差)。

(4) 失访(包括受试者自行退出)。

(5) 被申办者终止。

(6) 其他。

在临床试验的 CRF 中，都会有描述受试者试验完成状况的 CRF。如果受试者没有完成试验，研究者要填写脱落的原因(表 5)。

表 5 研究完成状况的 CRF

受试者是否完成研究(选择一个答案)?	□1=是，□2=否
如果受试者没有按计划完成研究(上一答案为否)，请给出原因(选择一个答案)：	
□ 1=不良事件	
□ 2=缺乏疗效	
□ 3=违背方案	
□ 4=失访	
□ 5=被申办者终止	
□ 6=其他，请说明__________	

当受试者脱落后，研究者应尽可能地与受试者联系，完成应做的评估项目，并填写研究完成状况表，尽可能地记录最后一次服药的时间。因试验期间的不良事件而脱落者，经随访最后判定该不良事件与试验药物有关的，应记录在 CRF 中，同时通知申办者。

2.3 试验设计和方法学

2.3.1 试验设计

在试验方案中，试验设计需明确规定：

(1) 设计方案的类型，如平行设计、交叉设计、析因设计、成组序贯设计等。

(2) 随机化分组方法，如完全随机分组、分层随机分组、配对或配伍随机分组等。

(3) 盲法的形式，如单盲、双盲等。

(4) 多中心还是单中心试验。

(5) 试验的分期、持续时间以及随访。

(6) 治疗的疾病、各组受试者的例数、疗程、给药途经及给药方法等。

依据临床试验的目的，临床试验可以分为以下几类：

(1) 以观察药物疗效为主要目的，主要为 II 期和 III 期临床试验。

(2) 以评估药物安全性为主要目的，主要见于 I 期临床试验。I 期临床试验主要在于决定试验药物对于健康受试者临床耐受性的剂量范围，以及观察不良事件、生命体征的变化。但是，几乎所有的临床试验中安全性评估都是必不可少的观察项目。

(3) 药代动力学参数的评估试验。

(4) 评估新的检查方法的试验、如新的造影剂或者透析液的使用需要临床验证试验。

(5) 新剂型的临床试验。

(6) 新的给药途径的临床试验。

(7) 医疗器械的临床试验，如血糖仪、测氧仪。

数据管理人员应当充分理解研究设计中的重要内容，特别是研究总体计划、给药剂量、途径，以及各个访视的时间安排。

举例

> 多中心、非随机，单组，开放设计。
>
> 计划入选 80 人，均采用固定的牛磺酸单药治疗方案，直到疾病进展或安全性原因退出研究为止。在最后一例受试者入选完成 10 周的治疗，并作 1 个月后的随访。

2.3.2　临床试验步骤

临床试验步骤详细描述临床研究的每个阶段发生的事件、周期，及其活动安排。临床试验步骤可以帮助临床研究者做到心中有数，并有计划、有步骤地安排临床试验工作。它也是数据管理人员必须理解的研究方案中的一项重要内容。数据管理人员对试验步骤的理解将直接影响 CRF 的流程设计，最终也将影响临床数据的质量和报告。

每一个临床试验的时间长短不一，各个阶段的研究活动安排也不相同，因此，研究方案中会具体地列出不同阶段(如各个访视)的具体活动，如需要填写的 CRF、临床检查的内容、药品的发放等计划安排。同时，研究方案还对各个访视的时间窗口作具体的规定。临床试验步骤一般以临床试验工作流程表[也称临床访视流程表(表 6)]的形式来直观地展示不同时期的各项工作，如基线数据的收集、有效性观察和安全性检查等。

数据管理员根据工作流程表建立 CRF 时，应当注意检查各个访视期、相同的 CRF(如体格检查或生命体征等)间在检查方法上有无特殊之处，如数据收集的时间、膳食、吸烟等因素，其中要特别注意流程表中的说明和脚注，以及研究方案正文中对每一次访视的详细描述的内容。

药物的有效性和安全性的指标很多都来自于临床实验室检查，因此要特别注重实验室分析的内容，对样本收集的要求(如是否需要禁食、收集的时间等)、具体分析的项目与指标、实验室的选择(中心实验室还是本地实验室)、正常值范围、分析的单位、样本补充分析结果的选择、实验室分析结果的报告形式，以及传送到数据管理机构的方式等(详见

第 5 篇第 5 章：实验室数据的管理)。

表6是典型的临床访视流程表，其中包括筛选期、基线期、治疗期、随访期。

由于研究项目的不同(如 I 期试验)以及治疗领域的不同(如肿瘤治疗等)，访视期的安排也各不相同。

表 6　临床访视流程表

研究期	筛选期	基线期	治疗期			随访期
访视	1	2	3	4	5	6
与基线检查相比的时间周数	0	1	6	12	18	21
与基线检查相比的时间天数	–7	0	42	84	126	147
服药期	–7	0	服药	服药	服药	
知情同意书	X					
病史记录	X					
生命体征	X		X	X	X	
体检	X		X	X	X	
CTCL 疗效评估(包括皮肤、淋巴结、外周血涂片)	X		X	X	X	
血沉/免疫球蛋白/LHH[1]	X	X	X	X	X	
血常规(每周一次)	X	X	X	X	X	
尿常规	X	X	X	X	X	
血生化	X	X	X	X	X	
凝血功能 (PTT)	X	X			X	
心电图[3]	X	X	X	X	X	
影像学检查(颈胸腹盆增强 CT)[2]	X	X	X	X	X	
妊娠试验	X					
记录伴随用药			X	X	X	
依从性评估			X	X	X	
记录不良事件			X	X	X	
药物分发/回收		X	X	X	X	
PK 分析(选择性受试者)	在第一周期第 1 次和第 4 次服用牛磺酸片的 0h、1h、2h、4h、8h、12h、24h、48h 和 72h 取血 3ml					
PD 分析(选择性受试者)	在第一周期第 1 次和第 4 次服用牛磺酸片的 0h、1h、2h、4h、8h、12h、24h、48h 和 72h 取血 3ml					

1. 所有的临床试验室检查都需在禁食 12 小时后进行
2. 筛选期的临床试验室检查需要包括 TSH
3. 十二导联心电图

2.3.2.1　筛选期

筛选期(screening)是指在受试者签署知情同意书后，在试验开始前，按照试验方案的要求检查受试者是否符合入选与排除标准，以确定受试者能否进入治疗期。一经研究者确认受试者符合入选条件，该受试者即可进行基线值的测定。

在筛选期，主要是收集受试者的基本资料，并进行体格检查和实验室检查。只有受试者符合所有入选条件，且任何一条排除标准均不符合时，受试者才可以进入治疗期。

一般来说，筛选期收集的资料主要有：

(1) 知情同意书。

(2) 用药历史。

(3) 审查入选/排除标准。

(4) 体格检查。

(5) 记录筛选前访问的 30 天内的所有处方和非处方药物(包括营养添加剂)的使用情况。

(6) 违禁药物的使用情况。

(7) 心电图检查。

(8) 血液学检查，尿液分析。

(9) 血清妊娠试验(针对潜在的育龄期妇女)。

(10) 与特定研究有关的诊断检查等。

2.3.2.2　基线期

基线期(baseline)是临床研究开始时的初始时间点，它是临床评价的起点。通过收集该时间点的一系列信息，如肝功能检查等，确认受试者用药前的一般状况，以利于做治疗前后的比较，从而评价药物的安全性和有效性。所有的受试者都要进行基线值的测定。

基线值的测定应在随机化之前进行，或尽量接近治疗期。有时，筛选期获得的数据也可以作为基线值。

在对照试验中，也可以观察治疗组与对照组用药前两组之间的基线值用以确定用药后的结果是否具有可比性。

2.3.2.3　治疗期

临床研究方案应详细阐述研究设计中给药的时间安排与方法，这一时期称为药物的治疗期(treatment)。根据试验目的、试验方法、试验设计、适应证，以及药物开发所处的时期(如 II 期、III 期临床试验)、治疗期的设置，安排与时间长短也不相同。研究方案应详尽地描述各治疗期中所要进行的检查项目，如体格检查、生命体征、疗效检查，以及安全指标的评估等，同时对一些特殊的实验室检查项目，以及检查的工具，方法及时间等也会做具体的规定。数据管理人员则依据这些描述，设计出符合研究方案的 CRF/eCRF，及其流程，使得 CRF 的建立准确地反映研究方案的要求。

研究方案还应就受试者的随机化分配、受试者如何进入各处理组、盲法，以及用药的剂量，方式等给予详细地描述。

2.3.2.4　清洗期

绝大多数的受试者在进入临床研究之前，都曾使用过其他治疗药物。为了使先前治疗药物不影响本次试验药物的作用，通常会制定一个清洗期(washout)，让受试者停用原先治疗的药物。清洗期的长短至少在该药物的 5 个半衰期以上，以排除先前药物的影响。有时，取决于试验目的和方法，清洗期的基线值有时会在治疗期当中，例如，在交叉试验中，前后两个不同治疗期期间，必须有一个清洗期，并检测基线值，以确定药物残留效应是否存在。

有时在筛选期所作的检测，也可以作为基线值，对此，研究方案应对此作明确的定义。

2.3.2.5　随访期

研究方案中一般规定在研究结束后，会有一个随访期(follow up)，以观察用药结束后的安全性或药物遗留效应。有时，随访期也可用来进一步观察疗效。一般说来，临床研究中发生的药物不良事件，如果在研究结束后仍未终止，在随访期，应了解该不良事件的结局。

根据不同的适应证以及不同的试验目的，随访期可以在试验结束后的几天、几周或几个月不等。

2.3.3　疗效评价

临床研究的目的之一是评价药物的疗效。因此，研究方案中明确规定药物有效性的评价内容，其中包括使用什么样的数据、如何获得这些数据、使用什么样的评价指标，以及哪些受试者应当包括在统计分析中等。

2.3.3.1　主要疗效指标

主要疗效指标(primary endpoint)与试验目的有本质联系，是能确切反应药物疗效的观察指标。通常主要疗效指标只有一个。

举例

> 评价客观缓解率(ORR)，包括完全缓解(CR)和部分缓解(PR)占所有入选受试者的百分率。

2.3.3.2　次要疗效指标

次要疗效指标(secondary endpoint)是指与试验目的相关的辅助性指标，次要疗效指标数目应当是有限的，并且能回答与试验目的相关的问题。

举例

> 疾病进展时间(time to progress，TTP)：指从随机分组开始到肿瘤客观进展的时间。
>
> 治疗失败的时间(TTF)：是指从随机化开始至治疗中止/终止的时间，包括任何中止/终止原因，如疾病进展、死亡、由于不良事件退出、受试者拒绝继续进行研究或者使用了新治疗的时间。
>
> 无病生存期(DFS)：是指从随机化开始至肿瘤复发或由于任何原因导致受试者死亡的时间。

2.3.4　安全性评价

安全性评估主要包括主观指标和客观指标，以及评估受试者对于药物的耐受性和可能的不良事件。

药物安全性监测的内容主要包括：

(1) 体格检查

在筛选期和各访视期(包括随访期)进行体格检查，并观测生命体征，如脉搏、血压、体重等。

(2) 不良事件的报告

研究方案对不良事件会做出明确的定义,并要求研究者将所有药物治疗过程中发生的不良事件如实填写并记录在病例报告表格中,其中包括不良事件的发生时间、严重程度、持续时间、采取的措施以及转归。不良事件的评估包括分类、等级、与药物的关系、处理措施以及结局等。对于严重不良事件的处理,要求研究者在 24h 内报告研究单位的主要研究者，研究基地的伦理委员会以及申办者(详见第 5 篇第 6 章：不良事件与严重不良事件：收集、报告与一致性检查)。

(3) 实验室分析评估

在临床研究的筛选期、基线期、治疗期的最后一个访视和随访期分别设计实验室检查，观测在试验过程中受试者的生理、生化指标的变化，如 ALT、AST、碱性磷酸酶和总胆红素等反应肝肾功能的特异性指标等。临床研究中发生的经核实的具有临床意义的实验室异常都将作为一个不良事件报告，并继续跟踪，直至异常获得解决(实验室检查确认回复到基线水平或正常值范围)或已得到解释。

(4) 心电图检查

筛选期或基线期和治疗阶段结束时，作心电图检查。

(5) 分析受试者提前退出试验的情况

对提前退出的病例，研究者应尽一切努力查明退出的原因，准确记录退出试验的时间。

如果临床研究中允许调整剂量，要实时根据临床实验室分析数据的变化及时调整给药剂量。其具体的要求也应在研究方案中作具体的描述。

药物安全性评价举例

> 下列项目请按照要求每 3 周随访一次，并与基线资料对比，进行安全性评价：
>
> (1) 是否在治疗期间出现不良事件(分级)、药物相关性和合并用药。
>
> (2) 体格检查：包括体重、血压、心率的检查。
>
> (3) 血常规检查：包括血白细胞分类计数、血红蛋白、红细胞计数、血小板计数(每周一次，根据需要可增加)。
>
> (4) 血肝肾功能生化检查。
>
> (5) 心肌酶谱。
>
> (6) 尿常规检查：白细胞、尿蛋白、红细胞等。
>
> (7) 心脏超声心包积液评估。
>
> (8) 标准十二导联心电图(计算并记录 QTc)。

当受试者发生严重不良事件时，需要立即查明所服用药品的种类，并由研究单位的主要研究者拆阅，称为紧急揭盲。一旦揭盲，该受试者即被终止临床试验，并作为脱落病例处理。此时，应通知临床监查员和申办者。研究者应在 CRF 表中详细记录揭盲的原因和日期，并签字确认。

2.3.5　统计分析

统计师在临床研究中的主要工作是建立统计分析计划，建立数据报告的图、表和列表以及撰写统计分析计划。统计分析还包括样本量的估算以及统计分析数据集的建立。除了试验的主要目的，样本量的估算主要考虑以下的因素：

(1) 主要指标的名称与性质(定量指标还是定性指标)。

(2) 研究总体参数的估计值(根据文献或者是预试验结果获得)。

(3) 临床上有意义的差值。

(4) 检验统计量。

(5) 检验假设。

(6) I 类错误和 II 类错误的概率等。

临床试验所采用统计分析方法应根据统计学原理，明确统计检验的单、双侧性，有统计意义的检验水准，不同性质资料的统计描述和检验假设，以及使用的统计软件名称及其版本。同时还要确立脱落受试者的数据的处理，缺失值处理、剔出无效及异常值的标准和处理方法。

在作统计分析前，数据管理人员应注重主要变量(也称关键变量或主要疗效指标)等关键数据的收集、核查与验证。由于这些数据对于试验的结论(有效性与安全性)有至关重要的影响，因此，必须确保它们的准确性与可靠性。

2.4　研究方案对数据管理员的要求

数据管理员在整个临床研究中要密切注意研究中的关键变量的数据质量，确保它们百分之百准确无误。此外，临床研究方案还应对试验的质量控制和质量保证、伦理学要求和研究资料的保存等都做全面的规定。总之，临床研究方案是临床试验的指南。数据管理员应努力遵守研究方案中规定的程序，并以之作为数据管理工作的依据与指导。这些都要求数据管理员，

(1) 具有扎实的基础：要做好数据管理，具有相关医学背景知识非常重要。在接受一个项目后，最好能阅读相关教材，查阅相关的文献，对该药的适应证有一定了解，并了解相关指标的临床意义。不要被不懂的医学术语或者是复杂的研究程序所吓倒。如果遇到研究方案中不明白的单词或程序，或查找字典，或者向有经验的同事请教。

(2) 吃透方案：要熟悉试验目的、每一指标的采集过程、指标之间的逻辑关系；对不确定的地方、有歧义的地方要与项目经理很好地沟通。

(3) 工作中要认真仔细：其中包括认真撰写数据管理计划，认真审查数据的质量，同时，不断总结经验，吸取教训。

(4) 始终清楚所要收集数据的内容，以及收集的时间：努力理解研究方案中的内容，特别是研究整体计划、入选/排除标准、给药时间与剂量、理解各个周期/访视的起始时间点、各访视需要收集的 CRF 内容，以评估研究方案对 CRF 设计以及数据审查的影响。将研究方案中的要求与数据管理工作(如 CRF 设计、CRF 填写指南、逻辑检验、关键数据项、数据审查等)紧密结合起来。这样不仅能帮助理解研究方案的内容，同时也会发现这些工作是否切实可行。

(5) 数据管理员应及早了解研究方案。在研究方案审评期间，应努力发现研究方案中存在的不一致并及时反馈，例如，比较临床研究流程表与文字描述中的不一致部分，实验室检查是否始终应用于某一特定的人群，以及访视、检查程序和检测时间等时间窗口的设定是否有效与一致等。

(6) 重视临床试验中常用的主要变量以及知情同意签署的时间，受试者的年龄、性别，随机化状态，分组状况，试验完成情况和严重不良事件等数据的质量。

(7) 熟悉并掌握相关数据管理工具和软件的应用。

第 3 章　病例报告表的设计

3.1　病例报告表的定义

ICH GCP 对病例报告表(CRF)的定义：按试验方案中的规定而设计的一种印刷的、可视的或电子的文件，用来记录每一名受试者在研究过程中的全部信息，并报告给申办者(ICH GCP 1.11)。

首先，CRF 是按照研究方案设计的。也就是说研究方案规定了 CRF 的内容，研究方案中规定收集的数据必须在 CRF 中得以体现。反过来说，如果数据的收集没有在研究方案中规定，该数据就不应当出现在 CRF 中。从这个角度来说，一份良好的研究方案是建立 CRF 的前提与基础，CRF 则是研究方案的体现。因此，CRF 无法超越方案所规定的内容和范围。但是数据管理人员尽早参与研究方案的讨论，例如，试验中需要收集什么样的数据？如何使用这些数据？以及哪些数据的收集可以达到研究目的？这些讨论还将有助于撰写良好的研究方案，并减少方案的修订。

第二，CRF 的种类有纸质的(印刷的)和电子化的(如 eCRF)。eCRF 是 EDC 系统使用的与纸质 CRF 具有相同的功能，eCRF 也可用于稽查。

第三，CRF 数据的来源有受试者的病例记录、临床检查(包括实验室检查结果)等数据。如果信息来自受试者的每次访视，研究基地应为受试者提供就诊时使用的数据记录表格，该表格与受试者病历共同组成受试者医疗记录的源文件。CRF 收集每个参与临床试验的受试者的全部信息，即研究方案中规定要获得的临床研究数据。临床研究信息包括用于评价药物安全性和有效性的研究数据，用于试验过程的管理数据(如药物分发到各试验基地的时间、数量与库存情况)，用于开展临床试验而符合相关法规的数据(如机构伦理委员会审批方案或修正案的批文号、参加研究人员的资格等数据)等。CRF 数据通常指用于评价药物安全性和有效性的临床研究数据。

最后，CRF 在完成填写后，要报告给申办者。CRF 数据经过数据管理过程，得到清理之后，用作统计分析，并提交给药物审批部门，供申请上市之用。

3.2　病例报告表的目的

病例报告表的目的是为了保证根据试验方案的要求以有效、完整地收集临床研究数据，用于分析报告。由于病例报告表是收集数据的主要载体，因此它是整个研究过程中一项非常关键和重要的工作。同时，CRF 设计也直接影响研究数据库的建立，因此，设计良好的 CRF，对加快数据录入，提高数据的质量，减少录入差错也有重要作用。

3.3　病例报告表的基本要求

对 CRF 内容的基本要求：

(1) 严格按照试验方案的要求，收集研究所需要的所有数据，不可有漏项，但也避免不必要的数据收集。

(2) 便于统计分析，设计 CRF 时应考虑统计分析的要求，尽可能对数据项进行编码后收集，同时考虑编码的一致性和合理性。

从临床研究流程的角度，对 CRF 的基本要求是：

(1) 记录 CRF 设计、审核和批准的过程以及版本的管理。

(2) CRF 必须在第一个受试者入选之前发送到研究基地(对纸质研究)或者具备在线录入的能力(EDC 研究)。

(3) 填写 CRF 人员必须在填写前完成培训，以保证数据填写的准确性、完整性、易读性、及时性。

从 CRF 使用者(即基地研究人员)的角度，CRF 必须：

(1) 伴有清楚的 CRF 填写指南，CRF 中的问题要易于理解，不模棱两可，并满足研究项目中的所有使用者(研究者、临床研究协调员、监查员、数据管理者、程序员、统计师等)的要求。

(2) CRF 页面要有适当的空间。CRF 的格式和顺序编排要合理，符合临床操作习惯和临床试验流程，便于研究人员填写。

(3) 便于送交给申办者与存档。

3.4　参与 CRF 设计的人员

CRF 设计与最终定稿，涉及研究项目的几乎所有人员，如 CRF 设计者，如数据管理员，统计师，医学研究者，包括研究者与现场协调员，程序员，临床监查员，数据录入员等。

CRF 设计中，数据管理员与研究团队的其他成员间的良好沟通与交流，是 CRF 设计成功的重要保证。

3.5　CRF 创作的过程

在数据机构，无论是有专门的 CRF 设计员，还是数据管理员负责 CRF 的设计，CRF 创作一般都要经历设计、修订、审批和临床使用，修订与归档等几个时期。各个时期的长短会受多种因素的影响，如临床研究的阶段(期)，是否使用标准 CRF、CRF 设计员的经验、研究方案的流程、CRF 设计流程、参与讨论的研究团队人员的经验和组成以及讨论方式等的影响。图 1 是 CRF 设计工作流程图。

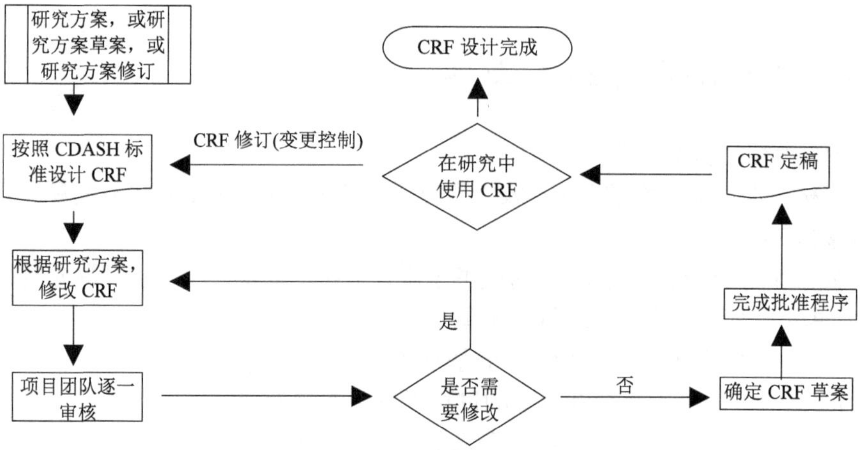

图 1　CRF 设计的工作流程图

CRF 在整个临床研究中的过程见表 7。

表 7　纸质 CRF 在临床研究中的过程

CRF 流程	主要工作
研究方案	研究方案尚未定稿 找出研究方案中要求的有关安全性和有效性指标的数据项及其随访时间窗口，初步明确所要收集的数据的时间、内容、结构和类型，形成 CRF 初稿 比较 CRF 初稿与研究方案，对研究方案的可能改进之处提出建议 讨论 CRF 初稿与研究方案之间的差距，修改 CRF
CRF 创作	研究方案已定稿 与研究方案比较，检查 CRF 初稿中数据收集的内容、流程和样式是否达到研究方案的要求，特别要检查所收集的数据项的内容、专用术语、诊断与评分标准的解释，并检查数据项的编码与方案和数据库间的一致性 对 CRF 作反复的审查和修改。审查通常由研究项目组成员，包括主要研究者、监查员、数据管理者、CRF 设计者、程序员和统计师，使得 CRF 满足各项目组成员的要求 CRF 定稿 CRF 通过最后审查与批准
CRF 打印	CRF 表格的质量检查与打印 提供打印 CRF 的具体要求，如版面设计、页面大小、无炭复写纸颜色及纸张的规格、标签位置、页数、每页填写指南的位置、印刷总数、装订类型、包装说明与运输指南。特别要详细检查打印出的 CRF 质量，以防错页或漏页
CRF 分发	确保在研究启动前，CFR 分发到每一研究基地，且每一基地都有足够的数量(一般按照该基地预计入组受试者总数的 115%估算)
CRF 填写	在制作 CRF 的同时，制定 CRF 填写指南，研究者按研究要求逐项填写 CRF
CRF 送交给申办者，提交给药监部门	详细检查 CRF 的完成情况与进程，确保没有遗漏或 CRF 的缺失 完成后的 CRF 被送交到申办者或其指定的数据管理机构，再录入数据库 在试验结束后，受试者的 CRF 也要提交给药监部门

3.6　CRF 的结构

设计良好的 CRF 可以简化数据库的设计，减少数据的转换，且可提供足够数量的临床研究信息，并简化统计分析。好的 CRF 也便于数据的填写，增加收集数据的可读性、一致性和逻辑性，减少数据填写时的错误。

CRF 由表头、注脚和一个模板或内容相近的多个模板组成(图 2)。在同一临床研究机构，表头和注脚的内容和格式一般是固定的。模板一般包括安全性相关板块和有效性相关板块。

为遵守研究方案，所有 CRF 按照研究方案中规定的内容与时间，顺序排列，装订成册，称为书式 CRF，受试者每人一册。由研究者根据研究方案，按访视时间按序逐一填写。

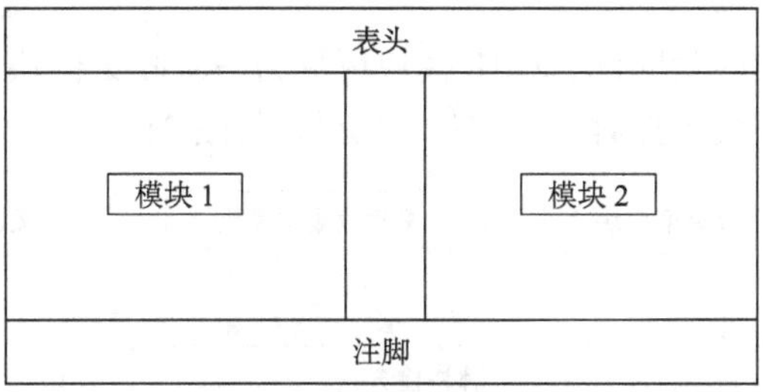

图 2　CRF 表页示意图

3.6.1　表头

表头一般包括申办者名称、研究方案代码、受试者识别代码、研究机构代码或名称、受试者访视日期/访视名称、该 CRF 页是否是空缺页等(见表 8)。

表 8　CRF 的表头信息

申办单位	研究方案代码及名称	研究机构	研究机构代码
东方临床研究中心	A403 临床 II 期研究	北京 XX 医院	CHNBJ001
访视	访视名称	访视日期(MM/DD/YY)	受试者识别代码
Visit1	入组筛选	/ /	A2005

3.6.2　注脚

注脚一般包括 CRF 版本和日期，以及 CRF 顺序编号及页数。注脚部分在 eCRF 中，也包括核实者和 CRF 批准者的签字和日期。

3.6.3　模块组成

(1) 按研究目的，模块可分为药物安全性相关的模块和药物有效性相关的模块。

①与药物安全性相关的模块，该模块一般用作药物安全性分析，板块的内容相对固定，也不太受研究方案的影响。这个模块包括：

a. 人口统计学；

b. 不良事件；

c. 生命体征；

d. 病史或体检；

e. 伴随治疗；

f. 受试者处置(patient disposition)等。

②与药物有效性相关的模块，由于每个研究方案的目的不同，它们的有效性相关的板块各具特异性,因而要求在设计这一模块时要依据研究方案和 CRF 设计指南，明确该治疗领域的诊断标准，包括适当的基线期以及访视期安排，重点在于检查主要疗效指标。

(2) 按照 CRF 模块收集时间，CRF 模块可分为一次收集模块，多次收集型模块和累积收集型模块，每一种板块都对应一定的 CRF 设计(图 3)。

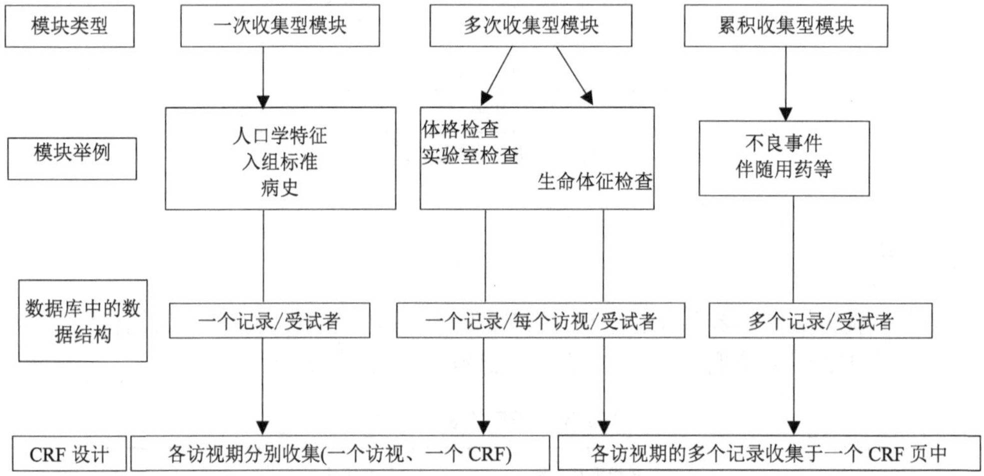

图 3　模板的类型与 CRF 设计

①一次收集型模块：该 CRF 模块在临床研究中一般只在某一时间点收集，其信息不受时间和研究进程的影响。例如，受试者的人口学资料、病史资料等。该 CRF 只在某一访视时收集；

②多次收集型模块：该 CRF 模块在临床研究中的不同访视中，被多次收集。例如，临床体格检查、实验室检查等。这类模块的数据可以设置在各访视期分别收集(一个访视，一个 CRF)，或者累积型收集(各访视期的多个记录收集于一个 CRF 页中)。它们的差异见表 9。

表 9　多次收集型模块的 CRF 设计比较

多次收集型模块(各访视期分别收集)	累积型收集
每一次访视，都用一个新的 CRF	各访视期的多个记录收集于一个 CRF 页中
产生多个 CRF	只有一个 CRF
纸质 CRF 页数多	节省纸质 CRF
占用数据库的空间	节省数据库的空间
方便研究者找到某访视的信息	不方便研究者找到某访视时的信息
方便数据监查	不方便数据监查
不易产生的数据的录入错误	如果一个页面含有太多字符串时，有可能产生数据录入错误
多用于体格检查或者实验室检查等收集问题较多时	多用于生命体征检查等收集问题较少时

③累积型模块：该 CRF 模块随研究的进展不断收集，但又不属于某一特定的访视。如不良反应和伴随用药。累计收集型使用方法与优缺点参见表 9。

3.7　CRF 设计要点

3.7.1　用词仔细斟酌

CRF 中的各种模块都是由不同的问题或问题组组成。在设计 CRF 时，问题及其提示应当清楚明了，以免在使用 CRF 时出现误解。因此要求反复推敲用词。

(1) 用肯定式问句，避免使用否定或者双重否定问句。如使用“受试者定时服药了吗？”而不用“受试者是否没有定时服药？”，以免出现双重否定带来的误解。在跨国多中心临床试验中，各国语言中对肯定与否定回答的习惯也不同。

(2) 问句尽可能简短、清楚、不产生误解。如果提的问题不清楚，得到的回答一定有错！例如，这是你的第一个孩子吗？可能被理解为第一次怀孕的孩子，或是第一次生产的孩子。

(3) 使用主动语态，避免使用被动语态。

(4) 每一次只问一个问题。如“受试者是否二便正常？”，应分为两个问题“受试者是否大便正常？”和“受试者是否小便正常？”

(5) 避免使用对答案有诱导性的提问。如“服药后，是不是感到口很干？”

3.7.2　设计 CRF 依据数据类型

设计良好的 CRF 应当依据问题的类型使用不同的格式，并保持数据格式的一致性，这将有助于研究者准确填写。临床研究数据类型主要有数值型、日期时间型、文字字符型和编码归类型(表 10)。

(1) 数值型

明确整数位数或非整数的小数位数，如预知测量单位，测量单位也一并列出。如果各研究基地可能使用不同的测量单位(如国际多中心试验)，应将测量单位作为问题，供研究者选择。一般不建议提供单位换算公式。一是因为 CRF 要求收集源数据，二是防止研究者换算中的错误。例如，受试者的身高可以用不同的单位，如米或英尺。

身高 _._ _(取小数点后 2 位) 身高单位：□ 1=米，□ 2=英尺

(2) 日期时间型

日期时间型数据的收集，最重要的是标明它们的格式。这点在多国多中心研究中也尤为重要。例如，

出生日期 03/03/2011 (DD/MM/YYYY)

对 CRF 中的日期时间型数据，应注意在 CRF 上留有适当的空间，便于研究者清晰填写，或者便于更改。

(3) 文字字符型

在设计 CRF 时，要尽可能地避免文字型问题，因为这不仅会造成设计数据库的困难(比如字节长度的设置等)，同时也给统计分析增加了难度。尽管如此，文字型数据常用于监查员对数据的交叉核对，或对某些问题或数据做出解释。如果文字型数据的收集难以避免，可以预定义编码的格式来收集。

(4) 编码归类型

CRF 中，最常用的数据收集类型是归类型，即通过编码的方式，将答案做预定义设置，供研究者选择。其优点是简明清晰且节省数据空间，便于数据录入和统计分析。其缺点是预定义设置有时很难完整。

归类型数据，按可选择答案的数量分为单项选择(包括编码型选择)和多项选择 (封闭型多项选择和开放型多项选择)，但各种分类之间有时又互相交叉(见表 10)。

单项选择是最常用的类型，一般多见于是非问题，要求选择其中之一。例如，

受试者是否满足所有的入组标准？	□是 □否

如果将单项选择的答案编码，如设置 1=是， 2=否，则单项选择也是编码型。因此，编码型是单项选择的特殊类型。

受试者是否满足所有的入组标准？	□ 1=是 2=否

多项选择是设置多个可能答案供研究者选择。

举例

□ 白种人 □ 黑人或非洲裔美国人 □ 夏威夷本地人或其他太平洋岛国居民 □ 亚裔 □ 美洲印第安人或阿拉斯加本地人 □ 不知道

注意事项：

(1) 在设置编码时，应注意所有同类问题的编码次序，并保持其一致性。以“是非”问题为例，如果设置 1 = 是，2 = 否，那么，这个选项的次序和内容在本试验的其他问题中的设置不应有变化。

(2) 在设置编码时，应区分不知道(unknown) / 不适用(not applicable) / 尚未得到(not available) / 未做(或未检测，not done)的定义并设置统一的编码或标记方法。因为区分一项检查是“未做”还是在填写表格时结果“尚未得到”是重要的。如果是未做的检查，则不必要求提供缺失数据。然而，如果做了检查，而结果尚未得到，则需要发质疑表，以取得被遗漏的信息。如果是“不适用”的，可用斜线划过 CRF 中不适用的部分。

(3) 在设置多项选择时，应说明多向选项间是否相互排斥，即是否可以接受一个以上的选择。

①如果只能选择预定义设置中的一个答案，即为单项选择；

②如果可以接受预定义设置中一个以上的选择，即为封闭型多项选；

③如不能设置所有可能的答案，设置“其他，请详细说明”的选项，即为开放型多项选择。

3.7.3　版面布局设计合理

CRF 版面的结构应与数据库的页面设计保持一致，既便于研究者填写，也便于数据录入数据库。在设计 CRF 版面的布局时，应注意:

(1) 按照试验流程安排 CRF 的次序和 CRF 布局。

(2) 在整个 CRF 中，字体的大小、与边线的距离、对齐线等均保持一致。

(3) 数据项在页面上的布局合理，字体清晰，并有足够空间，便于填写。

(4) 问题与回答区域尽可能靠近，以避免填写时串行。

表 10　CRF 数据类型及其在 CRF 中的样式

数据类型	CRF 数据项样式
数值型	身高 (_______) 厘米 (取整数，如 178)
日期型 时间型 (以 24 小时计)	__ __/__ __/__ __ __ __ DD/ MM /YYYY □□ □□□ □□□□ (DD　MMM　YYYY □□ : □□　00:01—24:00 (午夜) □□ : □□　00:00 (午夜)—23:59
文字型	请给出评论：________________________
归类型 1. 单一选择	受试者是否满足所有的人组标准? □是 □否 或 □1=是 2=否
2. 编码型选择	吸烟状况：□　1= 从不吸烟，2= 现已戒烟，3= 吸烟者
3. 封闭型多种选择	人种：可选择多项 □ 白种人 □ 黑人或非洲裔美国人 □ 夏威夷本地人或其他太平洋岛国居民 □ 亚裔 □ 美洲印第安人或阿拉斯加本地人 □ 不知道
4. 开放型多种选择	肿瘤的组织学分类： □ 扁平上皮癌 □ 腺癌 □ 大细胞癌 □ 其他 如果选择其他，请具体说明______________

3.7.4　避免使用关联问题

对 CRF 中一个问题回答的答案决定着是否要收集 CRF 中的另一个或多个问题，这些问题被称为关联问题。如：“受试者曾做过腹部手术吗？”如果答“是”，请回答下一个问题“做过手术的名称？”。这类问题之间，建立了一种从属关系，要求正确完成这两个问题，否则整个系列就发生错误。但关联问题会带来一些麻烦：

(1) 在修订 CRF 时，当一个问题被删除了，而另一个问题依然存在，或当对一个问题作补充或修改时，从属的问题不太可能也做相应修改。

(2) 当同样的关联问题反复多次出现时，大多数情况下从属的问题不用回答。当偶尔需要回答时，填写人往往忽视或漏填。

因此，使用关联问题必须慎重考虑。建议将两个相近的问题设立关联，而不将离得较远的两个问题做关联，以减少错误。

3.7.5　避免重复提问

一般来说，不应该对同一个数据重复多次收集，因为一旦多次收集的结果不一致时，清理这些数据将耗费大量资源，从而增加了数据管理的工作负担。但有时，冗余数据的收集常常用于交互核对，来评估数据的有效性。这时应通过互不相同的方法获得测量结果。例如，同一次就诊时用不同的样本(血清和尿)做两次妊娠试验，产生相同的结果则提示数据有效。再例如，如果观测血压的变化是研究的主要目的，可以测量三个不同体位的血压，并取平均值。

受试者的年龄常被用于研究分析报告。但是，当 CRF 已经收集受试者的出生日期时，就不应当再收集年龄，因为现在的数据管理系统可以很容易的根据出生日期来计算年龄(常用的方法是用知情同意书的签署日期减去出生日期)。因为一旦研究者填入的年龄与计算机获得的年龄不一致时，数据管理员必须清理这些数据。一般来说，在收集一个数据(如出生日期)后，CRF 就不应当再收集可基于这个数据而进行计算所获得的值(如年龄)，以免产生不同的结果。

还有一个例子是，当获得受试者的身高、体重的数据后，就很容易计算受试者的身体质量指数(BMI)。

以下是常见的重复收集数据，应当避免：

(1) 收集年龄和出生日期。

(2) 对于早期中止研究的受试者，分别在访视页和研究结束 CRF 页填写受试者停止试验的日期和原因。

(3) 收集实验室数据时记录访视日期，同时记录样品分析日期。

但是，在每一个 CRF 中，收集受试者代码或姓名首写字母之类的冗余数据则是非常重要，特别对于分册式 CRF，或 CRF 收集过程中可能有单页 CRF。

3.7.6　尽量避免收集叙述性的文字

文字类数据，特别是自由书写的叙述性文字(如评论)可以提供一些临床有价值的信息。但是，在数据库的建立、数据的录入、数据的处理和数据的统计分析时，常常给数据管理人员带来麻烦，所以应当尽可能地避免使用(见表 11)。

表 11　收集文字字符类数据在临床研究中可能引起的问题

临床研究的数据流程	字符类数据可能引起的问题
数据库的建立	无法事先估计字符类数据的长度，如果文字太长，数据库可能无法储存
数据输入时	因文字长或文字难以辨认，容易发生一次或二次录入错误
数据管理时	文字类数据不易进行计算机的逻辑检验，只能依靠人工检查，工作量大，检查效率低
数据分析时	因每个自由书写的字符类的文字各不相同，无法对其进行统计分析，必须先对其做适当的分类/编码，然后再做统计分析，如对不良事件名称的编码

3.8　设计 CRF 关联文件

3.8.1　预备与追踪 CRF 册/页

临床试验期间非计划内的访视时间(如发生不良事件后的访视)，或在正常访视时间，如有漏检项目，需要再增加一次访视，此时，要有预备的 CRF 册/页，如访视 CRF 的预备册和 CRF 的预备页等。发生的不良事件，如果在试验结束后仍未停止，则需要在随访期继续追踪观察，使用追踪式 CRF 册。预备的 CRF 册/页包括计划内访视可能涉及的所有诊察项目；而追踪 CRF 册/页则主要包括安全性指标项目，如生命体征、肝、肾功能等诊察项目。

3.8.2　CRF 完成指南

CRF 完成指南是指导研究者正确填写 CRF，它也是监查员的主要参考资料，用于对 CRF 数据的核查。详细的 CRF 完成指南有助于减少填写 CRF 时的疑问。在多中心临床试验中，CRF 完成指南可提高各中心之间完成 CRF 的一致性，保证各中心数据的可比性。CRF 完成指南有各种形式。书面 CRF 的完成指南可以是 CRF 的一部分(如针对某一格式说明，或以对开页形式)，或单独成文。完成指南既有针对整个临床研究的流程与要求，也有对每 CRF 页及其各个数据项的具体指导。在 EDC 系统中，CRF 完成指南可采用在线或联机帮助系统，或在录入数据时以跳出系统提示信息或以对话框的形式，给录入者提供指导(详见第 4 篇第 4 章：病例报告表填写指南)。

3.8.3　注释 CRF

注释 CRF 是对空白的病例报告表的标注，记录 CRF 各数据项的位置及其在相对应的数据集中的变量名和编码。每一个 CRF 中的所有数据项都需要标注，不录入数据库的数据项则应标注为“不录入数据库”。目前，向美国 FDA 提交的电子数据要求有完整的 PDF 格式的注释 CRF(名称文件 blankcrf.pdf)。所以，注释 CRF 可以作为数据库/数据集与 CRF 的问题之间的联系纽带，帮助数据管理员、统计师、程序员和评审者了解数据集。注释 CRF 大多采用手工标注，也可以采用电子化技术自动标注，以提高可读性并增加重复使用。

3.9　CRF 的修订

在研究过程中，研究方案的修订会导致 CRF 的修订。方案修订中最常见的变化是添加实验室分析内容，以及修改入选和排除标准。此时，数据管理人员应与临床部门的人员一起讨论方案的修订可能对 CRF 及其数据收集的影响，其中包括：

(1) 对已收集或已录入数据的影响和处理。

(2)“新”、“旧”数据间如何整合。

(3) 对 CRF 页面的影响，以及数据库的影响。

(4) 对数据清理过程的影响，是否需要添加，删除或修改逻辑检验程序。

(5) 对统计分析程序的影响。

在 EDC 系统中，eCRF 的修改可以实时反映在研究者的电脑终端。因此，数据管理员一定要在获得最终的批准后，再对 eCRF 进行修改。eCRF 修改后，应及时通知研究者，按新的 eCRF 的要求及填写手册进行数据的录入。如果方案的修订还涉及 CRF 完成指南，该文件也要做相应的修改。

3.10 建立标准的 CRF

制药企业一般都有各自研发的优势领域，因此都会设计一套适合于自己的标准 CRF 库。数据管理 CRO，因其服务面与服务对象广，建立和使用满足各申办者要求的 CRF 一直是对 CRO 的挑战。但近年来，随着 CDISC 标准的应用，特别是 CDASH 的不断成熟与发展，一套具有行业标准的 CRF 正受到制药企业和 CRO 机构的欢迎。

CDASH 通过定义标准化的 CRF(如定义变量名、问题文字以及编码等)，有效地提高设计 CRF 的效率。根据 CDASH AE 域而建立的注释 CRF 样表见表 12。有研究表明，建立第一个接近于 CDASH 要求的 CRF 可能需要 3 个月，但是第二个研究仅需要 1 个月，以后的研究需要的时间则更短。标准 CRF 同时也为数据库的建立和注释 CRF 的建立带来极大的方便。此外，由于研究者是 CRF 的实际使用者，标准化的 CRF 也为研究者提供便利，因为无论是哪个研究，或来自哪个申办者，CRF 的内容几乎都是相同的。另一方面，标准化的 CRF 还有以下的优点：

(1) 提供便于数据交换的方式。

(2) 避免了数据交换中的不必要的转换过程。

(3) 使得各研究之间、各项目之间的报告趋于一致。

(4) 提高了 CRF 数据填写的质量与临床监查的效率。

(5) 允许研究之间的数据合并。

(6) 提高数据处理与分析报告的效率。

表 12　依 CDASH AE 域建立的注释 AE CRF 样表(仅供参考)

是否发生不良事件? □是　□否 [AEYN]
AE 序号 |_|_|_| [AESPID]
AE 名称? [　　　　] [AETERM]
AE 起始日期? |_|_|/|_|_|_|/|_|_|_|_| dd/mmm/yyyy [AESTDAT] 起始时间|_|_|:|_|_| (HH:MM) [AESTTIM]
AE 终止日期? |_|_|/|_|_|_|/|_|_|_|_| dd/mmm/yyyy [AEENDAT] 终止时间|_|_|:|_|_| (HH:MM) [AEENTIM]
AE 是否持续? □是　□否 [AEONGO]　严重程度? □轻度 □中度 □重度 [AESEV]
是否是 SAE ? □是　□否 [AESER]　　是否有出生缺陷? □是　□否 [AESCONG]
是否有明显的终身残疾? □是　□否 [AESDISAB]　　死亡? □是　□否 [AESDTH]
是否住院或延长住院时间? □是　□否 [AESHOSP]　　是否威胁生命? □是　□否 [AESLIFE]
是否与研究药物有关? □无关　□不可能有关 □可能有关 □有关 [AEREL]
对研究药物采取的措施? □剂量增加　□剂量不变 □剂量减小 □暂停药物 [AEACN] □药物停止　□不适用　□不知道
描述对该 AE 采取的其他措施? [　　　　] [AEACNO]
该 AE 的转归是什么? □死亡 □没有恢复/没有解决 □恢复/解决 [AEOUT] □恢复/解决但有后遗症 □正在恢复/解决 □不知道
受试者是否因该 AE 而中止试验? □是　□否 [AEDIS]

第 4 章　病例报告表填写指南

4.1　CRF 填写

CRF 的主要目的是将研究方案中规定的受试者的数据记录下来，以便于统计分析。这些数据一般来自受试者每次访视时的检查记录(如体格检查、实验室数据等)，以及有关病史等的病历记录。CRF 的填写就是将研究方案中所需要的“原始”数据记录在 CRF 中。在临床数据管理中，有许多次数据转录过程，CRF 填写是第一次转录，即将受试者的检查记录或受试者的病史记录转录到 CRF 中。

每一次的数据转录都有可能产生错误。填写 CRF 时，通常并不做额外的核实，而是填写者作一定程度的自我检查。研究表明，在整个数据的收集整理与统计分析中，研究基地填写 CRF 的错误率是最高的。因此需要 CRA 在研究基地对源数据进行核查，以确保临床研究数据在源头上的准确性。另一方面，数据填写问题发现得越早，纠正就会越及时，这样可以节约用于数据质疑所需要的资源(如时间、人力和资金等)，并能大大缩短数据库锁定所需要的时间。这就要求在临床研究开始前，对研究者或现场研究协调员(CRC)进行良好的培训。此外，一份良好的 CRF 填写指南也有助于 CRF 填写。

4.2　CRF 填写指南

为了帮助研究机构的 CRF 填写人员真实、规范、完整和准确地将研究数据填入 CRF 或者 eCRF，数据管理员必须提供一份有助于数据填写的指导性文件或手册，这个文件通常被称为 CRF 填写指南或者 CRF 完成指南。在 EDC 中，eCRF 填写指南通常与其他相关的 EDC 系统文件一起组成 EDC 手册，以帮助基地人员了解 EDC 系统的使用以及与研究项目有关的 eCRF 的填写。

4.3　CRF 填写指南的目的

(1) 遵循研究方案，保证 CRF 数据的收集符合研究方案的流程与安排。

(2) 帮助或培训基地用户准确填写 CRF 中所规定的问题。

(3) 作为参考文件帮助研究项目的所有成员，并作为临床试验中数据的准确性和一致性的依据。

(4) 帮助监查员完成 CRF 数据与源数据一致性的现场核查。

4.4　CRF 填写指南的基本要求

CRF 填写指南要根据研究方案，对访视流程作明确地介绍，特别是对没有完成的访视、没有按预定计划进行的检查以及脱落受试者的处理。指南要针对每一个 CRF 及其每个数据项(特别是重要的数据项)的收集要求和注意事项作明确的规定。就 CRF 填写指南的要求而言，数据管理机构需要达到以下要求。

(1) 要有一套写作 CRF 填写指南的标准规范，诸如指南的写作、审查、批准、修改和发布。

(2) CRF 填写指南必须遵守研究方案，符合研究流程。

(3) CRF 填写指南发布至每一个研究基地。

(4) CRF 填写指南发布至参与研究项目的每一个成员，使其了解对 CRF 填写的要求。

(5) 在研究正式开始之前，现场人员必须经过培训，使其了解研究方案中 CRF 收集的流程。

(6) 在开始现场监查之前，对 CRA 进行培训，使其了解研究方案中 CRF 收集的具体内容。

(7) CRF 填写指南必须文字简洁，易于理解，且尽可能地详细。

(8) 当研究方案及其 CRF 需要修订时，CRF 填写指南也必须作相应的修订，此时，应及时向研究者提供修订后的 CRF 填写指南。

(9) 数据填写时，应按要求逐项填写，保证填入的数据与源文件一致，没有错别字。尽量不用简写或缩写，除非是医学界公认的或可接受的缩写，如 COPD (慢性阻塞性肺病)。

(10) 提供指南作者的姓名及联系方式，以便在填写数据时可以得到及时的帮助。

(11) 解释如何填写、修改和删除数据，说明数据填写后验证的过程，以及如何回答其他成员(如数据管理员和监查员等)的质疑。

4.4.1　纸质研究的 CRF 填写指南

除了上述的一些基本要求，纸质研究的 CRF 填写指南还应该包括以下内容(具体要求以数据管理机构的 SOP 为准)。

(1) 数据的填写必须是具有资质且获授权的研究机构人员担任。如果临时指派填写数据的人员，则要保证其得到相应的培训。

(2) CRF 数据应来自原始文件或者与原始文件相一致，填写应该真实、及时、准确、完整和规范。

(3) CRF 应保持完整，不得漏页，如有漏页，应详细说明。

(4) 填写数据时，用黑色(或蓝色)圆珠笔或者钢笔填写。填写要用字规范、字迹工整、清晰可认。不要将数据填入 CRF 之外。

(5) 仔细填写 CRF 页眉信息，如受试者代码、访视期次数和访视时间，确保其前后的一致性。

(6) 填写每个 CRF 上的每一个问题。如果是选择性问题，用 × 表示选择。例如，

正确	不正确
	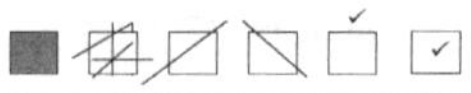

(7) 如果某程序或者某问题没有做或不适用，在填写时如实填入，如没有做，不知道或不适用等。例如，

XXX 的评估时间 不知道 CY dd/mm/yyyy

(8) 数字的填写要填在回答框的中心，并注意小数点的位置。例如，

正确	不正确
2	2
3 7 . 8	4 6. 3
0 0 7	7

(9) 记录实验室数据时，可将原始报告复印粘贴到 CRF 的背面。当实验室检查发现超出正常范围或具有临床意义的变化时，研究者要核实并做出说明。

(10) 建立 CRF 数据修改的标准程序。如 CRF 数据填写后需要修改，则在错误数据中部画一横线，并将新的数据写在原始数据的上方或附近，且不要掩盖原始数据，更不能使用涂改液，注明修改的日期并签名。当修改后再次发现错误时，应使用相同的修改方法。例如，

正确	不正确
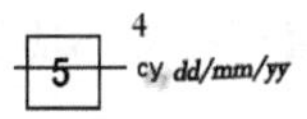	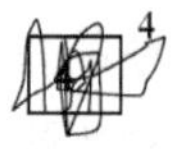
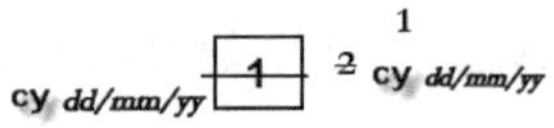	

(11) 日期的填写要尽可能完整并按规定的样式填写，如果只知道年月而不知道日期，则如实填入。例如，

2 4 0 9 2 0 0 8
- - 0 9 2 0 0 8
日期样式：DD/MM/YYYY

(12) 注意 CRF 中使用的单位，如身高、体重，以及实验室分析等。

(13) 不良事件的填写要一致。如果不良事件始于第一次访视且持续到第二次访视，该不良事件在第二次访视时也应该如实填写。

(14) 详细解释研究中可能会遇到的问题及其处理方法：

①受试者某次访视没有进行；

②某个项目没有检查，或者没有如期检查；

③脱落受试者的处理；

④非计划中的访视。

(15) 在研究进行过程中，CRF 必须妥善保存，并保持整洁、完好无损

①在表格完成后，递交数据管理中心之前，要对表格做逐一的检查，以保证其完整性和准确性。表格填写者/研究协调员应在所有的 CRF 上签名，并注明日期；

②提供完成 CRF 填写后的工作流程，如哪一页要提交到数据中心或申办者，哪一页要在研究机构留档，通过何种途径提交，接收者的地址及姓名等；

③研究结束后 CRF 的归档保存及其保存期限；

④临床研究者在签名之前应该仔细检查数据的完整性和准确性，并保证填写的内容容易辨认；

⑤检查是否有不该跳过的问题但跳过没有填写。除非有可以跳过的内容，所有问题/CRF 页都必须填写；

⑥所有的单一选择问题，只选了一个答案；

⑦检查每个 CRF 页的表头内容完整并注意一些常见的 CRF 表头填写问题，例如，没有填写日期、受试者的代码没有填写或者填写错误、研究者或者研究机构代码错误、多页 CRF 填写时，表头内容不一致。

4.4.2 eCRF 填写指南

纸质研究与EDC研究的CRF填写指南应当分开。纸质CRF填写指南可以是书式CRF的一部分，与 CRF 一同发放。而 EDC 研究中的 eCRF 填写指南可以是纸质的文档，也可以是 EDC 的在线帮助的电子文档。在内容上，eCRF 填写指南与纸质研究的 CRF 填写指南没有太大的区别，但 eCRF 填写指南还要强调 EDC 系统的功能与系统安全：

(1) EDC 中数据的流程，特别是数据的填写、质疑的产生与解决过程，以及数据的归档。

(2) 用户的权限。

(3) 计算机系统的安全和用户操作的安全，如用户名和密码的使用，对计算机的屏保要求，以及关机程序。

(4) 遇到 EDC 系统问题时可以提供帮助的人员信息及时间段。

(5) 说明 EDC 系统在线验证的过程。提供研究中发现的主要问题以及解决方法。

对于 EDC 研究，数据管理员应当密切注意各中心前 1 或 2 个受试者的数据质量，并

及时发现填写数据时的问题。如果涉及 eCRF 填写指南的问题，填写指南应及时更正。

4.5 CRF 填写指南举例

除了一般的要求外，一些特殊 CRF 的填写也需要遵守其特定的要求。附录 1 以不良事件 CRF 为例，介绍其填写指南(见第 4 篇第 6 章不良事件与严重不良事件：收集、报告与一致性检查)。

第 5 章　研究数据库的建立与验证

对于纸质研究来说，按照临床试验方案而设计的 CRF，在研究开始前寄送到临床研究基地。当受试者开始进入临床研究后，研究者根据研究方案的要求，以及 CRF 填写指南的规定，将所收集的受试者的信息填入 CRF。CRF 在送交到数据管理机构后，CRF 上的数据被录入研究数据库，以便对数据进行进一步的清理、审查和报告。这就要求数据管理机构拥有一套数据管理系统(见第 3 篇第 6 章：临床数据管理系统)并在该系统上建立临床研究数据库，以便完成数据管理任务。所以，在纸质研究中，先有 CRF 和注释 CRF，后有研究数据库，也就是说纸质研究的数据库是按照纸质 CRF 设计的，这就要求数据库的设计要最大程度的与 CRF 保持一致。

而 EDC 研究则是将 eCRF 直接提供给研究基地的研究者进行数据录入，这样除去 CRF 的印刷、寄送至研究基地、研究者填写后再送交到数据管理中心，以及数据管理机构将 CRF 数据录入数据库的过程，从而极大地提高了数据进入数据库的速度。EDC 研究要求在研究开始之前，数据管理员必须建立好临床研究数据库。除了纸质研究要求数据库最大程度地与纸质 CRF 相一致，纸质研究与 EDC 研究在 CRF 设计上没有什么不同，但 EDC 研究的 eCRF 建立难度更大(因为没有可参照的纸质 CRF)。

数据库是依照某种数据模型组织起来并存放二级存储器中的数据集合。这种数据集合具有如下特点：

(1) 尽可能不重复。

(2) 以最优方式为某个特定组织的多种应用服务。

(3) 其数据结构独立于使用它的应用程序。

(4) 对数据的增、删、改和检索由统一软件进行管理和控制。

从发展的历史看，数据库是数据管理的高级阶段，它是由文件管理系统发展起来的。

数据库的基本结构分三个层次，反映了观察数据库的三种不同角度：物理数据层、概念数据层和逻辑数据层。数据库不同层次之间的联系是通过映射进行转换的。

数据库具有以下主要特点：

(1) 实现数据共享。

(2) 减少数据的冗余度。

(3) 数据的独立性。

(4) 数据实现集中控制。

(5) 数据一致性和可维护性，以确保数据的安全性和可靠性。其中主要包括以下几点：

①安全性控制：以防止数据丢失、错误更新和越权使用；

②完整性控制：保证数据的正确性、有效性和相容性；

③并发控制：使在同一时间周期内，允许对数据实现多路存取，又能防止用户之间的不正常交互作用；

④故障的发现和恢复：由数据库管理系统提供一套方法，可及时发现故障和修复故障，从而防止数据被破坏。

数据管理系统正是建立在数据库之上，并通过用户操作界面而进行临床研究的流程设计和 CRF 表格定义，以便于进行数据的录入、清理、审查、导出与报告。研究数据库则是建立在数据管理基础之上的针对于某一特殊的研究方案而建立的数据库。

临床研究数据库的建立很大程度上取决于数据管理机构所选择使用的数据管理系统(见第 3 篇第 6 章：临床数据管理系统)。所以，当数据管理机构在选择系统时，应当充分考虑本机构的人员设置、操作流程，以及人员的经验。就建立临床研究数据库来说，准确地储存与提取数据是对数据管理系统的最根本的要求。此外，建立研究数据库需要综合考虑的其他因素有：

(1) 符合研究方案的流程，易于数据的录入。

(2) 数据导出的样式全面且内容完整，易于统计分析并满足统计师或程序员的要求。

(3) 数据在数据管理系统内可进行较为完整的检查，以及时发现“问题”数据。

(4) 符合数据库理论。

(5) 符合数据库应用软件的要求。

应当指出，各种数据管理软件的设计与功能各不相同，有的注重于数据的快速录入，有的则有很好的数据导出功能，或者是数据清理功能，但这些不同不应当是比较软件优劣的标准。另一方面，当数据管理员按照研究方案或者是纸质 CRF 建立数据库时，同样的 CRF 可能有不同的数据库设计方法。方法的选择取决于数据管理员的经验、习惯以及使用软件的熟练程度。数据库设计的不同方法可能会影响数据库数据的存储、导出，也可能会影响逻辑检验程序的建立。

本章将讨论研究数据库建立中应当注意的数据结构、数据类型以及研究数据库验证的问题。

5.1　数据库数据的储存结构

如前所述，CRF 设计的方式，直接影响数据在数据库中的储存与导出形式。另一方面，数据库数据的储存形式很大程度上受所使用的数据管理软件的影响。也就是说，有的数据管理系统提供用户自由建立研究数据库数据结构的功能，有的则没有此项功能。

在介绍数据库数据的储存结构时，我们无法回避数据库中的两个名词：标准化数据库结构与非标准化数据库结构。

标准化的数据库结构(normalized database)可以保证表内的字段都是最基础的要素，而这一措施有助于消除数据库中的数据冗余。标准化有好几种形式，但 Third Normal Form (3NF)通常被认为在性能、扩展性和数据完整性方面达到了最好平衡。简单来说，3NF 规定：

(1) 表内的每一个值都只能被表达一次。

(2) 表内的每一行都应该被唯一的标识(有唯一键)。

(3) 表内不应该存储依赖于其他键的非键信息。

以实例(表 13 和表 14)来表示：

表 13 是典型的生命体征数据的标准化的数据库的储存形式，有时也被称为瘦-高型储存方式。

表 13　生命指征的 CRF 数据在数据库的储存形式

受试者代码	访视	重复数	收缩压	舒张压
SCRC0001	2	1	124	76
SCRC0001	2	2	120	81
SCRC0001	2	3	118	77

表 14 是该数据以非标准化数据库(non-normalized database)的形式储存，有时也被称为矮-胖型储存方式。

表 14　生命指征的 CRF 数据在数据库的非标准化储存形式

受试者代码	访视	收缩压 1	舒张压 1	收缩压 2	舒张压 2	收缩压 3	舒张压 3
SCRC0001	2	124	76	120	81	118	77

临床数据在数据库储存的这两种形式均不影响数据存储的准确性，它们的储存形式也不影响数据的导出，但会影响数据库数据导出的形式。数据管理人员应当了解这种结构上的差异对数据管理工作可能产生的影响(见表 15)。

表 15　数据存储形式对数据管理的影响

	标准化的数据库存储	非标准化的数据库存储
数据结构特点	瘦-高型 受试者代码重复 要求列变量名称与数据类型相同	矮-胖型 受试者代码不重复 每一列变量名称均不相同
比较同一访视的两个数值	不容易	容易
发现缺失值	不容易	容易
数据的查询	容易	不容易
常见的临床数据存储方式	多为以表单(tabular)形式收集的可重复的数据 体格检查 医学史 肿瘤评价 不良事件 伴随用药 入选/排除标准	多为不可重复的数据 人口学资料 试验完成的状况

实验室数据的收集也多以瘦-高型的形式存储(见表 16)。

表 16　实验室数据的标准化存储

实验室检查名称	检查结果	单位	评论
白细胞计数			
红细胞计数			
血小板计数			
血红蛋白			

从第 5 篇第 5 章：实验室数据的管理中我们知道，尽管各项实验室检查的内容不同，临床实验室数据的特点是它们的结构安排有很大的相同性，如它们都有检查的结果、测量的单位、正常值范围，有的机构还有用于数据评论的数据项(见表 16)。临床实验室数据在结构上的相同性为数据的标准化(瘦-高型)存储奠定了极好的基础。此外，实验室数据以瘦-高型存储于数据库，还有以下几个优点：

(1) 实验室检查名称，检查结果与检测单位和正常值范围并列，位置靠近。

(2) 易于进行比较检查。

(3) 易于数据的批量录入。

(4) 易于数据的分析报告。

另一方面，瘦-高型结构很容易转换成矮-胖型结构，而不需要复杂的编程过程。但矮-胖型则需要很复杂的程序才能转换成瘦-高型结构(见表 17)。

表 17　实验室数据的非标准化储存*

白细胞计数	白细胞单位	白细胞评论	红细胞计数	红细胞单位	红细胞评论
血小板计数	血小板单位	血小板评论	血红蛋白	血红蛋白单位	血红蛋白评论

*受试者的代码没有显示。

但是，实验室数据以瘦-高型存储于数据库也有一些缺点：

(1) 每个列变量的名称，其数据类型必须相同，这样就要求所有检查结果必须以字符型数据储存。

(2) 在做数据间的比对、计算和检查时，需要使用复杂的程序运算。

尽管如此，几乎所有的数据管理机构都以这种形式储存实验室数据。

5.2　数据库的数据类型

从数据库的角度来说，数据管理员应当了解以下几种数据库的数据类型：

(1) 数字数据类型。

(2) 日期和时间数据类型。

(3) 字符数据类型。

数据管理系统软件或者 EDC 系统一般都会提供给数据管理员以定义数据项数据类型的权限，同时提供创建这些数据项的界面。对于数据管理员来说，了解这些基本概念，将有助于更好地设计研究数据库。数据库理论及其架构等内容，显然已经超出了本书的范围，但希望有兴趣的读者参考相关资料。

以下我们将介绍这些数据类型，分别说明在建立临床研究数据库时应当注意的一些问题。

5.2.1　数字数据类型

数据库中，数字数据类型(numeric data type)可以分别定义为整数型(integer)和小数型(floating)。数字数据只能包含数字，不能含有字符。数字数据类型包括正数和负数、小数(浮点数)和整数。数字型占用的存储空间通常较少，运算速度较快。

纸质研究中，填写在 CRF 表格中的数据没有验证的机制，研究者可以填入任何数值。尽管 CRF 填写手册清楚地说明各个数据项的内容，但常常见到一些数字数据项中被填入了文字类的字符串。但当该 CRF 被录入到数据库时，系统检验立即识别这种数据类型上的差别，并显示错误，这就要求数据管理员清理。典型的例子是实验室中检测尿中的红细胞数的报告，在这个报告中，检查结果这一项是要求填入整数数字的，计量单位为个，即以每个高倍视野中观测到的红细胞数来表示：

临床检查项目	检查结果(单位，个)
尿红细胞计数	________

一般情况下，检查报告单上会填写分析员实际观测到的红细胞数，如 5 个或 10 个。但有时，实验室则将该项检测结果报告为 5~10 个，或者直接填入“微量”，“少许”等。

对于这样的问题，系统因为无法将“5~10”或者“微量”等文字型转换成数字形，因而产生差异。数据管理员应当了解可能产生该类错误的数据项，在 CRF 填写指南中强调这类数据的填写标准，同时在设计 CRF 时，尽量利用软件系统的功能，减少此类错误的发生。表 18 列出这类问题的常见解决办法及其优缺点。

表 18　数字数据型问题的解决办法及其优缺点

数字数据型问题的解决办法	优缺点
将检查结果这一项在数据库中定义为字符型	文字和数字均可以被保存，且无差异产生。在数据分析时，可将字符型转换成数字形。但缺点是无法利用数据型的功能来检查该项检查是否在正常值范围内，由字符型向数字型转换有时会出错，需要特殊处理
将检查结果这一项在数据库中定义为数字型	当文字性数据输入时，系统产生差误，而要求数据管理员解决。这种方法多用于临床检查的结果一定是数字，而不容许字符型数据
建立两个项，分别定义为数字型和字符型，文字型需要再转换成数字型	优点是可同时保存两种类型的数据，缺点是有时难以预测哪个问题需要建立 2 个项，且占用数据库的空间
将检查结果这一项在数据库中定义为数字型，同时添加一个用于评论的文字项	在遇到字符时，该文字被填到评论项中，日后用作转换
定义一个编码，如： “1” = “微量” “2” = “<5” “3” = “10~15” “4” = “>15” 等	需要在 CRF 填写指南中对代码的定义作详细的说明

在实际应用中，具体使用何种方法，要根据具体的问题，同时要征求研究团队其他成员的意见。

此外，数字数据型的数据库设计还要考虑所要收集数据的小数点位数，以及数据的总长度。

5.2.2　日期和时间型数据类型

日期型数据类型(date data type)可储存日期(date)和时间(time)。日期型数据的填写也容易发生错误，主要有以下几个方面：

(1) 不完全日期，如缺少年、月或日，如 02/-/2010(dd/mm/yyyy)。

(2) 日期的样式不统一或不规范，如 02/-/2010，不知道是 2 日还是 2 月。

(3) 欧洲日期表示方式与美国日期表示方式的差别：欧洲一般用 ddmmyyyy 表示，而美国则多用 mmddyyyy 或者 dd-mon-yyyy 表示。

这就要求数据管理员在设计数据库时应避免这些日期型数据的错误。就日期表达方式来说，总是给出日期的样式，这对数据填写非常有帮助：

出生日期(DDMMMYYYY)：03MAR2001

对于填写不完全的日期类数据，不同的机构做法并不相同。对于重要的日期类数据，如访视日期、实验室分析日期等任何不完全的日期都将出现差异，要求以质疑表的形式加以澄清与解决。对于不太重要的日期，如既往某个手术的日期等，可以根据缺失的内容加以补充，

如，01/--/1988 (dd/mm/yyyy)可以补充为 01/07/1988

--/01/1988 (dd/mm/yyyy)可以补充为 15/01/1988

但这种做法一定要咨询统计师和试验小组成员，同时也要制定一套规范的方法，并记录于数据管理计划中。

5.2.3　字符数据类型

字符数据类型包括定长字符串(char)，可变长字符串(varchar)和文本(text)。字符数据是由任何字母、符号和数字任意组合而成的数据。

在 CRF 设计一章中，我们建议尽量避免使用由研究者自由书写的字符型数据，主要是出于以下几方面的考虑：

(1) 字节长度难以预计。

(2) 增加数据录入错误的可能。

(3) 难以进行字符型数据的检查与清理。

(4) 增加数据导出的难度。

(5) 难以对字符型数据进行统计分析。

(6) 数据库储存的限制。

尽管如此，在临床试验中，字符型数据是难以避免的。这就要求数据管理员根据数据库的特点，以及这些字符数据的特点分别采取不同的方法(见第 4 篇第 3 章：病例报告表的设计)。

在 CRF 设计中，我们介绍了文字型和归类型两种方法：

(1) 文字型

①对于 CRF 中某一问题的评论；

②受试者报告的逐词术语(verbatim)。

(2) 归类型

①单一选择；

②分类编码型选择；

③封闭型多种选择；

④开放型多种选择。

5.2.3.1　文字型

数据库中，文字型数据主要见于对某一现象或者观察的评论，归类型数据中的开放性多种选择，以及受试者报告的逐词术语。

评论性文字数据一般不作分析之用，而仅用于对某项观察的进一步解释，或者用于数据的交叉比对，故应避免广泛使用。

在设计归类型数据时，应尽量避免开放性多种选择，这就要求根据研究方案，尽可能地使用封闭型多种选择。

由受试者报告而由研究者填写的逐词术语(如不良事件名称或药物名称等)，在经过了特定的编码过程后，一般都用作统计分析报告。有关数据编码的内容，请见第 3 篇第 8 章：医学术语与编码。

数据库设计中，文字型数据的字节长度也是数据管理员应当考虑的问题。

5.2.3.2　归类型

归类型就是以简单的数值来替代匀长的字符串(如 1=男，2=女)，其优点是使数据的填入标准规范、迅速，且大大节省了数据库空间。但归类编码要求在研究开始前必须明确其编码所能涵盖的范围，因此数据管理员必须建立一个完整的编码表(code list)，并尽可能地包含所有可能的情形。

同样的 CRF 设计，其背后的数据库的含义可能有很大的不同。因为数据库中对于单一选择的问题，无论是否填入数据，它的值都是存在的。在没有填入数据时，数据库取空白值。例如，

近两周是否使用过镇痛类药物	[　　]

对于该问题的回答，如果研究者打钩，表示该受试者在近两周内使用过镇痛药。但是，如果研究者没有填入任何内容，数据库对该问题的回答是空白值，数据管理员在审

查该数据时就很难知道，该问题是被遗忘没有填写，还是该受试者没有使用过镇痛药。

CRF 上的这种问题，数据管理员在建立研究数据库时，首先应主动避免，如可以采取以下几种处理办法：

(1) 使用“是-否”编码

建立数据库，使用“是-否”编码存储该问题，如果打钩，则填“是”，空白则填“否”。这种方法的缺点是违反了数据输入的原则：录入员要“填入你所看到的”。

(2) 使用只含有“是”的编码

这种用法的好处是保持了数据库与 CRF 的一致性，但是只含有“是”的编码在分类上没有意义。有的数据管理系统也不支持这种方法。

(3) 不使用编码

将该数据项设计为单一的字节，允许填入任何一个字母，如，“A”、“B”、“C”，或者是“√”等。这种用法的缺点是在数据录入时需要进行核查，以防非规定字母的录入。

从根本上说，在 CRF 设计时，应当尽可能避免上述单一选择的出现。如果出现，必须给出明确的定义。

5.3　研究数据库中逻辑检验的建立

研究数据库中逻辑检验的建立，详见第 4 篇第 6 章：逻辑检验的建立与验证。

5.4　使用标准化的研究数据库设计

标准化的数据库设计，就是根据业内的标准(如 CDISC 的 SDTM 和 CDASH)建立标准化的数据库。CDASH 明确规定了 CRF 中各问题的变量名、提示和问题文字(question text)，而 SDTM 更明确每一变量的数据类型等，这样，建立符合 CDISC 标准的标准 CRF 和标准数据库将大大提高建立研究数据库的效率(见第 2 篇第 4 章：临床数据管理的标准化——CDISC 简介)。

数据管理机构都不同程度地使用标准化的数据库设计，以减少重复劳动。更重要的是，这些标准化的数据库设计所使用的数据项、模块，或编码表等数据库元素都已经被以往的研究所验证，因而是正确可靠的。在新的研究数据库中使用这些元素，唯一需要的可能只是对它们做些小小的调整和测试，以符合目前的研究方案，这样就大大节省了建立数据库的时间。但是，并不是每个数据管理系统都支持数据库标准化元素的复制功能，有的系统只能在数据的基本单位水平复制，这就大大地限制了标准数据库的重复使用。

数据库设计的标准化同时也要求数据管理系统具有创建新的变量、新的编码表以及更改现行的数据项的功能。标准化的建立需要时间的积累和资源的投入，从长远来看，使用标准化数据库设计将有助于提高数据管理的工作效率与工作质量。

建立标准 CRF 可参见第 2 篇第 4 章：临床数据管理的标准化——CDISC 简介。

5.5　研究数据库的验证

5.5.1　研究数据库验证的必要性

数据管理系统在进入生产线之前都要进行严格的验证(见第 3 篇第 6 章：临床数据管理系统)，但就某个特定的研究来说，研究数据库在正式录入临床研究数据时，同样要进行相应的验证，以保证研究中的每一个功能都能正常执行，这是因为：

(1) 临床研究数据库的验证是官方的要求：临床研究数据库执行临床数据的收集、储存、整理与报告的功能。其结果将直接影响数据的完整性、可靠性以及准确性。临床试验药物的安全性与有效性依靠临床试验的数据支持。验证提供了研究数据库满足规范要求的证据。

(2) 每一个研究都有其特殊性，研究访视的安排，收集数据的模块，各数据项的设置等均不相同或者不完全相同。它们是否在研究进程中发挥正常的功能，如是否可以进行数据的正常录入等，则需要验证来证实。

(3) 用于分析报告的衍生数据的产生，以及用于逻辑检验的程序，也需要得到证实，以保证程序的合理与准确。

(4) 数据的导出是否准确，也必须得到验证。

5.5.2　研究数据库验证中的挑战

有时，无论主观上对数据库的验证多么重视，但客观上，验证研究数据库仍面临巨大的挑战，主要表现在：

(1) 用户需求定义不明确，且无严格的文件记录。

(2) 测试不完全，测试注重数据库的基本性能，但忽略系统的整体性与研究的特异性。例如，

①没有测试所有的模块；

②没有测试所有的数据项；

③没有测试所有的程序；

④没有按照工作的流程测试。

(3) 测试的文件不完整或不完全。

(4) 测试后没有审查。

(5) 测试发现的结果没有进行记录，或者没有进行风险评估。

(6) 测试的证据不足，缺少实实在在的证据，如截屏打印等。

(7) 测试文件的组织不当。

(8) 参与验证的人员没有受到相应的培训：

①测试者没有获得有关数据管理系统的培训；

②测试者不了解测试计划；

③测试者不了解测试的要求、原则以及标准；

④测试者不了解业务流程。

(9) 变更控制的操作过程不当。

忽视研究数据库验证的问题，将直接导致研究数据库验证的失败，其后果将是极大地影响机构的声誉以及数据管理业务的开展。

5.5.3　研究数据库验证的基本要求

与计算机系统的验证相同，研究数据库的验证需要制定计划，规定验证的方法、范围、测试数据、测试报告、验收标准和验证人员的分工，以确保研究数据库满足研究方案、功能和管理法规的要求：

(1) 研究数据库验证计划也可以用数据管理部门的 SOP。

(2) 验证需求文件是设计好的 CRF(对纸质来说)或者是研究方案(对 EDC 研究来说)。

(3) 研究数据库功能以及系统界面功能的验证是通过录入典型的数据来达到。

研究数据库的测试要认真仔细，并按规范记录测试的结果和测试中发现的问题，并作为测试的客观证据。规定需要进行变更控制的内容、范围和步骤。验证的文件要符合 SOP 的要求，并获得批准。使用研究数据库的用户要得到适当的培训，并保留培训的记录。

5.5.4　研究数据库测试内容

理论上来说，研究数据库的测试应当检查数据库系统的所有功能。但是，在实际工作中，有时又很难做到。测试研究数据库的目的是检查数据库的设计是否有重大的缺陷，以及评价数据库设计的缺陷是否会影响生产环境下数据的收集、储存、清理和导出等。所以，如同计算机系统验证一样，研究数据库的测试也要考虑成本效益。

在数据管理系统完成系统验证后，研究数据库的验证可主要集中在数据库的设计、数据的收集，以及与研究方案有关的逻辑检验程序的建立。

根据测试的目的不同，测试数据应当包括所有临床研究中可能遇到的数据，以最大限度地发现问题。测试数据应当包括“正常”与“异常”数据两种，用于检查数据库的性能。表 19 列出了常用的数据库测试的内容与测试数据。

应当指出，研究数据库的测试是一个综合的过程，各个功能相互联系，以至于很难把各个测试严格的区分开来。总体来说，在测试结束后要全面检查数据库内的数据是否有遗漏、各数据显示是否合理，以及录入的数据是否正确的保存和导出。

应当特别注意的是，数据库验证(包括逻辑检验)的内容需要遵守数据管理机构的 SOP，完整记录所做的测试工作，其中包括，测试目的、测试数据(“正常”的和“异常”的数据)、测试的结果，同时提供已经通过测试的证据，如系统报告或者是程序运行的结果、测试者的签名以及签署日期等。

表 19　各种测试目的下的数据输入

测试目的	测试数据与检查的内容
数据库的设计	注重于测试数据库的结构与数据项的属性： 所属模块的结构(标准化/非标准化数据库结构) 名称和标签 数据类型(如数字、字符、整数、小数和日期等) 长度(包括小数点前后的位数) 所用编码值 编码列表值
检查数据项定义是否合理	分别录入“正常”和“异常”数据，并检查研究数据库的表现： 字符型数据项内录入字符型数据项 字符型数据项内录入数字型数据项 数字型数据项内录入字符型数据项 数字型数据项内录入数字型数据项 同时检查录入不同长度的数据时，数据在数据库的储存情况，观察它们在系统中是否被删节
检查数据录入的界面是否合理	选择具有代表性的 CRF 数据，如不良事件、人口学资料等
检查能否进行数据录入	录入 10 个不同受试者的 CRF 及其所有的 CRF 数据项，检查系统的表现，以及观察数据是否可以正确录入
外部数据的批录入	外部电子化数据的批录入是否正确
稽查痕迹	数据修改的时间、修改者、修改前后的值，以及修改原因等
检查数据的衍生值计算是否正确	分别录入不同的数据，检查系统是否进行正确的计算
检查逻辑检验是否正确	分别录入不同的数据(正常的和异常的)，检查系统是否准确地捕捉异常数据，而不发现正常数据
差异管理的流程	质疑表的产生、发出、接收、解决与追踪
数据的导出	检查导出数据与录入数据在以下几方面是否一致： 数值 类型 变量名称 变量标签

5.6　研究数据库进入生产环境

研究数据库通过测试后，在进入生产环境之前，还要进行以下的工作：

(1) 人员培训。

(2) 获得研究项目小组的批准。

只有经过培训的人员才能进入该研究。培训要专注于本研究的特点，强调与其他研究区别的地方以及注意事项。注意保留培训记录，并保存于研究文件。研究人员的权限要与所接受的培训内容相一致。建议建立研究数据库进入生产环境的 SOP 及其工作清单，以确保所有工作的全面完成。

5.7　变更控制

无论研究数据库的测试多么全面，在研究数据库进入生产环境之后，或多或少需要对研究数据库进行修改。修改数据库的主要原因有：

(1) 研究方案的修订，如要求收集新的数据项。

(2) 研究者录入特殊的数据，而现有的数据库无法处理这些数据，如字节长度、数据项类型等。

(3) 逻辑检验需要调整以捕捉新的“异常”数据。

研究数据库在生产环境下的任何变化都应当在严格的变更控制之下进行，这是维持研究数据库一直处于验证状态的基本要求。

在实施变更控制前，一定要区分哪些变化需要变更控制，哪些则不需要变更控制。对此，数据管理机构要有相应的 SOP 加以定义。表 20 列出需要/不需要变更控制的一些常见工作。

表 20　变更控制的要求

需要变更控制	不需要变更控制
增加额外数据项的收集	添加用户，或者改变用户权限(但必须遵守相应的操作程序)
改变数据项的属性，如长度、类型、名称、标签等	录入新的受试者数据
改变数据录入的页面	具有稽查痕迹的研究数据的添加，修改或删除

变更控制的步骤、内容与要求见第 7 篇第 9 章：验证状态的维护。

在临床研究进行期间，一旦对研究方案作出修改时，如在现有的 CRF 中添加新的问题，需要进行变更控制。以下以在现有的人口学资料 CRF 中添加新的数据项“受试者现在是否吸烟？”为例，说明在进行变更控制时需要考虑的问题：

(1) 数据项“受试者现在是否吸烟？”的属性，如变量名、数据类型、字节长度、标签等。

(2) 修订人口学资料的注释 CRF。

(3) 修订人口学资料 CRF 的填写指南,包括对已经完成该 CRF 填写的受试者,他们的这一数据如何收集。

(4) 新的人口学资料数据录入的界面的设置与安排。

(5) 数据管理计划的修订。

(6) 建立有关这一数据项的逻辑检验程序。

(7) 该数据的管理，如清理、报告。

(8) 人口学资料数据集的导出、报告，以及与之有关的数据管理程序的修订。

(9) 通知/培训数据录入人员，或者是使用 EDC 的研究者关于在本研究中添加这一新的数据项。

5.8　EDC 研究数据库的建立

EDC 研究数据库的建立，其过程与纸质研究没有本质的差别。但建立 EDC 研究数据库的难度更大，时间更为紧迫，这是因为：

(1) 没有可以参考的注释 CRF。

(2) 临床研究方案是唯一可利用的信息，但有时方案还在修订之中，尚未定稿。

(3) 时间紧，EDC 数据库(包括逻辑检验程序)必须在研究正式开始前进入生产环境。

(4) 在建立 EDC 研究数据库时，还要考虑与之相关的各种数据管理工作，如逻辑检验，其内容比纸质研究更多、更复杂。

(5) 直接涉及数据的远程录入以及数据的实时检验，对测试的要求更为全面、仔细和具体(如系统表现与系统运行效能等)。

(6) 变更控制更为频繁，但要求也更为严格。

有的数据管理机构设有专门建立研究数据库的小组，此时，数据管理员主要作为用户，或以测试员的身份，依据研究方案，对建立的研究数据库的功能作逐一的检查与测试。研究数据库的建立，是由数据管理员负责还是由程序员负责，它们的优缺点在第 4 篇第 6 章：逻辑检验的建立与验证中做了比较。

第 6 章　逻辑检验的建立与验证

逻辑检验是利用计算机和数据库的功能，对已录入数据进行检查，以发现“问题”数据，以便数据管理员或监查员审查与清理，从而提高数据质量。逻辑检验的建立是数据管理的一项重要工作。

临床数据管理的目的是为临床研究的统计分析报告收集并提供准确可靠的数据集。无论数据的收集和录入多么仔细，数据库中的数据错误或差异都难以避免。在经过数据管理的检查清理后，绝大多数的“问题”数据基本可以得到解决。

临床研究数据的审查和清理是由研究项目中的不同成员共同完成的。在不同的临床研究机构中，数据管理员在建立逻辑检验和数据清理中的责任基本是相同的。

6.1　逻辑检验的基本要求

逻辑检验的建立过程包括逻辑检验的目的、类型、建立、测试、生产环境的应用，以及变更控制等。一个设计良好的逻辑检验可以充分利用数据库和数据管理系统(包括 EDC 系统)的自动检查能力，快速有效地捕捉研究数据中的“问题”数据。一般来说，2/3 的“问题”数据都是通过逻辑检验发现的。逻辑检验的建立一般需要满足以下几个基本要求：

(1) 严格按照研究方案的规定和要求，关注数据的整体性，特别是注重与受试药物的安全性和有效性有关的数据的检验。

(2) 逻辑检验的建立必须严格遵守标准操作规范，在进入生产环境前，进行完整的测试，核实通过后，连同测试的证据一起，记录在数据管理计划中。

(3) 逻辑检验的修订也要按照文件管理的要求，具体记录各种修订原因、修订时间、修订者的签名、版本信息等。修订过的逻辑检验也必须经过完整的测试后，再进入生产环境。

(4) 参与建立、测试和使用逻辑检验的人员(如 CRA、医学数据审查人员等)都需要得到相应的培训。

6.2　逻辑检验的目的

逻辑检验的目的是捕捉研究中的不一致数据以及可能的“错误”数据。这些数据包括：

(1) 缺失数据。

(2) 正常值范围之外的数据。

(3) 非期望的数据。

(4) 自相矛盾的数据。

取决于数据管理系统以及数据库的功能设置，当这些“问题”数据录入数据库时，就启动了逻辑检验程序，并提示数据录入人员对录入的“问题”数据作出更正。有的系统还具有数据的“批”验证功能，对所有研究数据做定时的逻辑检验。在逻辑检验发现数据存在的质量问题后，数据管理员就开始进行数据清理工作，以清除这些数据的问题，直至成为“干净”数据。

6.3 逻辑检验的分类

(1) 按照逻辑检验中所用数据的多少，逻辑检验可以分为单变量 (univariate) 检验和多变量(multivariate)检验。

①单变量检验是指计算机检验程序每次只检查一个数据项，例如，

a. 检查数据是否合理：如检查某一数值是否是预先定义的数值之一(如性别是男还是女)；

b. 检查数据是否在有效范围：如检查某一数值是否在有效范围之内[如 18<年龄(岁)<61]。

②多变量检验是指计算机检验程序检查两个或两个以上的数据项之间的前后矛盾或者不合逻辑。例如，收缩压<舒张压是不合逻辑的。

一般来说，如果数据涉及单变量和多变量两种检验时，在进行多变量检验前，必须完成数据的单变量检验。例如，检查收缩压是否小于舒张压时，如果收缩压=15 mmHg，舒张压=80 mmHg，该多变量检验一般不会进行，因为单变量发现的收缩压=15 mmHg 这一数据问题必须首先得到更正，以免陷入查询级联(query cascade)。

虽然建立多变量检验的难度较大(特别是跨页、跨访视的变量间的比较)，但这一检验非常实用，且能发现很多数据问题，所以多变量检验是数据管理员必须完成的工作之一，如果不做，统计师在随后进行的数据质量检查中也会发现这些问题。

(2) 按照逻辑检验执行的部位，逻辑检验分为系统内检验和系统外检验：

①系统内检验：是在数据管理系统内利用所提供的逻辑检验程序进行检验，一般用于对简单数据的检验，但也取决于所使用的数据管理系统；

②系统外检验：是在数据管理系统以外，利用外部的逻辑检验程序(如 SAS 等)进行检查，一般用于对较为复杂数据的检验。系统外检查所使用的系统可以独立运行，也可以与数据管理系统整合(integrated)。

(3) 按照启动逻辑检验的方式，逻辑检验分为及时检查和后台定时检查(见本章 6.6 节)。

6.4 逻辑检验的开发过程

逻辑检验是数据管理系统的最基本的功能之一。当今的数据管理系统都可以利用数

据库和计算机程序对其数据进行不同程度的逻辑检验。从根本上来说，逻辑检验就是计算机的一套运行程序。以 EDC 研究为例，当“问题”数据被录入计算机后，便启动该检验程序。根据发现的“问题”，程序还可以将“问题”指定给不同的工作小组。如当程序发现缺失数据时，可以将“问题”指定给数据录入者，要求其解决。数据录入人员收到这个信息后，即可将缺失的数据补上。

逻辑检验是计算机系统的一套应用程序。按照计算机程序的开发过程，逻辑检验过程包括：逻辑检验需求(edit check specification，ECS)、开发、测试、生产环境的应用，以及变更控制等。图 4 是逻辑检验程序的开发过程。

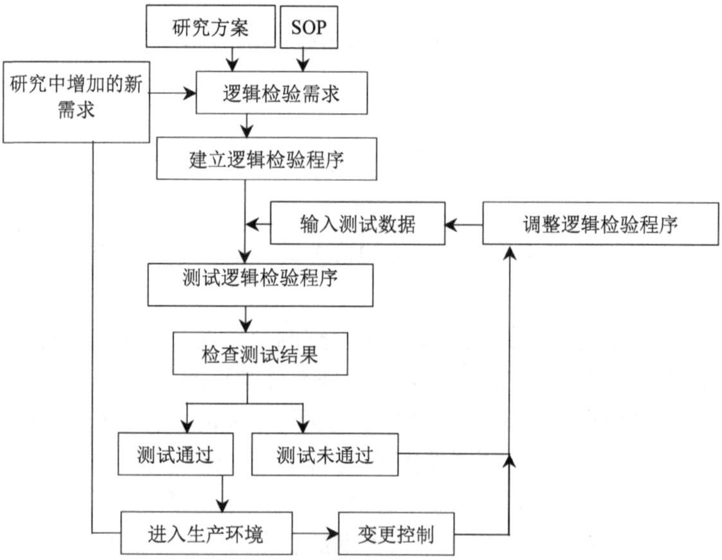

图 4　逻辑检验的开发过程

6.4.1　建立逻辑检验需求

逻辑检验多用于检查数据的有效性、一致性、缺失和正常范围等。逻辑检验需求就是根据研究方案，制定建立逻辑检验的具体要求。该需求一般包括逻辑检验的名称、检验的目的，所涉及的数据名称以及它(们)在数据库/CRF 页面的位置，捕捉该数据“问题”的条件，捕捉后出现的信息和处理该“问题”的人员等。表 21 是逻辑检验需求的样式表。

逻辑检验需求的建立，要根据研究方案以及在研究方案基础上建立的 CRF 和注释 CRF。逻辑检验的需求应该与研究方案及 CRF 保持高度的一致，如使用相同的数据项名称等。此外，数据管理机构应当建立一套常用的逻辑检验需求表作为机构数据质量的标准操作规范，特别是在使用标准化的 CRF(如 CDASH)时，其优点更为突出。

逻辑检验需求应当注重检查关键变量的数据问题，即用于药物有效性与安全性分析的数据。

表 21　逻辑检验需求样式表

逻辑检验名称	检查不良事件日期	检查年龄*	检查知情同意
逻辑检验的目的	检查不良事件是否出现在此次访视前	检查年龄是否符合研究方案的要求	检查知情同意是否已签署
数据库中的名称	检查不良事件出现日期	年龄	知情同意签署日期
CRF 页面/访视	不良事件/visit 2	人口学资料/visit 1	知情同意/visit 1
捕捉条件	检查不良事件出现的日期>访视日期	年龄<18 或 年龄≥50	知情同意签署日期为空值(没有数据)
逻辑检验信息	不良事件出现的日期在本次访视日期之后，请检查	受试者的年龄不在本研究方案规定的范围，请确认	知情同意签署日期为空，请检查
处理人	研究者	研究者	研究者

*假设研究方案的年龄要求在 18~50 岁，包括 18 岁但不包括 50 岁。

逻辑检验的信息要清晰，且简明扼要，使用简单易懂的语句，以免产生误解或误导。

逻辑检验需求的建立应当在研究方案初稿完成之后，即研究方案的初稿讨论期。此时，研究方案尚未定稿，这样数据管理员可以从逻辑检验的角度与方案作者进行及时的沟通，并对方案作出反馈，供研究方案定稿时参考。逻辑检验的需求随着研究方案的定稿而最终定稿。

逻辑检验程序则必须在研究启动之前完成，或者至少在研究数据录入数据库前完成(对于纸制研究)，以便对数据做及时检查。

在数据管理的实践中，常常发现，随着研究的进展，需要对研究中发现的“问题”数据添加新的逻辑检验。对于这种需求，也必须遵守逻辑检验的开发过程，即先建立逻辑检验需求，再进行完整的测试等过程。

在建立逻辑检验需求时还要充分征求研究项目中其他成员的意见(如临床监查员、统计师、程序员等)以取得一致。逻辑检验经过测试，经批准后，记录于数据管理计划中，并进入生产环境。

6.4.2　建立逻辑检验

逻辑检验需求在经各方多次讨论，达成一致后，数据管理员或临床数据程序员即开始建立逻辑检验。这时，一份详细的逻辑检验需求会给逻辑检验的建立带来很大的便利。对建立逻辑检验的人员的要求是具有计算机的基础知识(如数据库知识等)、逻辑概念、相应的医学知识和数据管理知识。

由于数据管理机构大小以及功能设置不同，数据管理员的责任与工作范围也不完全相同。具体表现在建立逻辑检验上，有的机构是由研究项目的数据管理员负责，有的机构则有专门的程序员负责。这两种设置的优缺点简列于表 22。

表 22　负责逻辑检验开发人员的比较

数据管理员负责	程序员负责
了解研究方案，可熟练地根据方案的要求建立逻辑检验	不熟悉研究方案，完全根据数据管理员提供的逻辑检验要求
测试时，可覆盖所有可能发生的情形	测试主要依赖数据管理员提供的逻辑检验需求
具有数据管理的经验，但建立复杂的逻辑检验则需要的时间较长，有时还需要程序员的帮助	具有数据库和计算机程序的经验，加上为所有项目建立逻辑检验，建立逻辑检验的速度快，效率高
每一新的研究开始前，需要温习如何建立逻辑检验	获得数据管理员提供的逻辑检验需求后即可迅速建立
逻辑检验需要修改时，不易找到原因	逻辑检验需要修改时，容易找到原因
一般多见于经验丰富的数据管理员	多见于机构较大，人员较多，分工较细的数据管理机构

从表中可见，究竟由谁来负责计算机的逻辑检验都没有明显的优势，所以，有的机构则取其折中，即由数据管理员建立简单的逻辑检验，而难度较大的则由程序员帮助建立。从这个角度上说，建立标准化的 CRF 以及标准化的逻辑检验程序，无疑对数据管理会有很大的帮助。

6.4.3　测试逻辑检验程序

逻辑检验程序的测试包括录入测试数据，检查逻辑检验程序的功能。

逻辑检验程序的测试是衡量该检验能否准确捕捉“问题”数据的最关键一步。在建立逻辑检验初期，由于逻辑检验的需求不清、理解不全、逻辑关系的错误等因素，常常会导致逻辑检验程序测试失败，此时就要求程序员针对这些原因，加强与研究方案作者以及研究小组中各成员的沟通与交流，并对逻辑检验程序进行调整，直到程序可以准确无误地捕捉“问题”数据。在录入测试数据时，对“好”的数据和“坏”的数据都要录入，并分别测试，以保证逻辑检验只发现和报告“坏”的数据。但是，更常见的问题是，由于测试数据的不完全或者对于可能出现的“坏”的数据估计不足，使得一些临床研究中遇到的情形没有包括在测试范围之内，因而，在该程序进入生产环境后，当“坏”的数据出现时，不能够及时捕捉，而影响数据的及时清理。这种问题，一般会在临床数据的人工检查时发现。

例如，某项研究的入选标准之一是要求受试者的病史在 5 年以上，因此要询问受试者首次诊断的时间，并作逻辑检验。测试时，测试员录入完整的测试数据(年月日)，逻辑检验程序也都顺利通过。但是，在实际应用中，当某一受试者只记得是哪一年被确诊而没有具体的月份和日期时，病历资料中也没有这些信息，此时，该数据就不完整，该逻辑检验无法运行，需要修改。由于此时逻辑检验程序已经进入了生产环境，逻辑检验程序的修改必须通过变更控制来实现。

6.5　逻辑检验程序的变更控制

在临床研究进行时，有时要求对研究方案进行修订。此时，CRF 也会随之修改，其中也会涉及对逻辑检验的修改；受试者数据增多时会发现逻辑检验中逻辑上的错误或者是需要对逻辑检验信息进行修改；有时，程序员也会对现有的程序做出修改以使程序运行更快速有效。研究项目人员，如 CRA 或数据审查者，也会要求增加新的逻辑检验以发现研究中的“问题”数据。

生产环境中的逻辑检验程序的修改，必须严格按照变更控制的要求来进行(参见第 7 篇第 9 章：验证状态的维护)。即首先要有变更逻辑检验的请求、审查与批准，批准后的逻辑检验需求，在进行程序的修改后，再进行测试，测试通过后才可再次进入生产环境。这些步骤应在数据管理计划中有具体的描述，记录逻辑检验程序的所有信息，包括逻辑检验程序文件的版本、程序修改日期、程序修改者及其签名。在研究完成时，逻辑检验文件作为数据管理计划的一部分一并归档。数据管理机构应当具有逻辑检验的标准操作规范。

在进行逻辑检验程序的修改时，数据管理员应当考虑这些修改对目前已检查过的数据、尚未检查的数据，以及这些数据对统计分析的影响等。

6.6　逻辑检验程序检查的方式

根据使用数据管理系统的不同，启动逻辑检验程序的方式也不相同，但一般分为实时检查和后台定时检查两种。

6.6.1　实时检查

实时检查是指当数据存入数据库时，逻辑检验程序随即启动。实时检查一般多应用于对单变量数据的检查。例如，当录入无效数据(如不完整日期)时，逻辑检验会立即发出无效数据的信息，并要求录入者更正。实时检查的优点是及时，缺点是有时会过多地消耗数据库的资源，对于复杂的检查可能需要更长的运行时间，而影响数据的录入或者系统的性能。

6.6.2　后台定时检查

后台定时检查是指在系统设置的某一时间点定时启动逻辑检验程序，对已录入的数据进行统一的检查。后台定时检查多用于涉及两个或两个以上的 CRF 数据间的交叉检查(多变量检查)。其优点是不影响数据的录入，但缺点是，“问题”数据只能在后台定时检查后发现。

表 23 列举了常用的临床研究数据的逻辑检验内容、分类及其逻辑检验检查方式。

表 23 临床数据的逻辑检验内容、分类及其逻辑检验程序检查方式

逻辑检验的分类	逻辑检验的内容	逻辑检验程序的检查方式
临床研究的依从性检查	知情同意书是否签署，是否在研究开始前签署？	实时检查
	访视时间与时间窗口是否遵守研究方案？	后台定时检查
	入选标准或者排除标准是否满足？	实时检查
	是否使用研究禁忌药物？	实时检查，后台定时检查
	是否存在违反方案？	后台定时检查
数据的完整性与一致性检查	有无数据的缺失？	实时检查
	有无数据的重复？	后台定时检查
	受试者前后数据是否一致？	后台定时检查
异常数据的检查	实验室数据是否超出正常值？是否具有临床意义？	实时检查
	异常实验室数据是否具有临床意义？	后台定时检查
	离散值群(discrete value group)的使用是否合理有效？	实时检查
	数据的比较是否合理(如不良事件发生日期迟于此次访视日期等)	实时检查，后台定时检查
外部数据的检查	外部数据(如心电图数据，受试者的电子日志等数据)中的受试者编码是否与数据库一致？	实时检查，后台定时检查
质量控制	访视次序与日期在逻辑上是否合理？	后台定时检查
	CRF 上受试者编码是否一致？	实时检查
	CRF 是否有漏页或缺失？	后台定时检查
研究者不当行为/造假的检查	相同不良事件的报告率是否明显高于或低于其他研究者或者平均值？	后台定时检查

计算机逻辑检验，连同人工数据审核，医学审查以及计算机外部的数据检查等组成了数据清理与审查的强大网络，这些方法发现的问题，经相应的差异管理(discrepancy management)过程，最终得到解决(详见第 5 篇第 3 章：临床数据的审查与清理)，从而得到清洁的临床研究数据库，用于统计分析报告。

第 7 章　数据管理员与临床研究者会议

研究者会议是申办者在研究开始之前组织的由研究者及其研究助理参加的有关临床研究项目的专题会议。这个会议并非监管机构的要求，但是，几乎在所有的临床研究启动之前，特别是多中心的 III 期临床研究，都会有这样的会议。

研究者会议的主要目的是，以面对面的形式，让研究的参与者相互了解，加强他们在研究过程中的沟通与交流，同时明确整个研究的计划与步骤，并力求在研究具体执行时做到统一。

研究者会议的好处是让所有研究者同时获得相同的有关临床研究的信息。如今，由于通讯技术的发展，研究者会议的形式变得多种多样，如电话会议、基于网络的可视电话会议、研究者经网络或者 DVD 的自我培训(e-learning)等。一般来说，当多中心临床研究的研究者多于 6 个人时，申办者都会组织面对面的临床研究者会议。无论以何种形式，研究者会议对研究的开展以及能否成功起非常重要的作用。

临床研究者会议也是数据管理员极好的表现平台和机会，全面介绍临床研究中数据收集的内容、方法、流程，以及旨在提高临床研究数据质量的数据管理过程。

本章将讨论在研究者会议中，数据管理员的主要工作和任务，如介绍数据管理员的职责、病例报告表的内容及填写注意事项、数据质量的逻辑检验，以及数据查询表的流程等。

7.1　临床研究者会议的主要议题

临床研究者会议主要包括以下议题：

(1) 介绍与会者。

(2) 介绍申办者/公司。

(3) 项目背景。

(4) 讨论研究方案。

(5) 研究者、申办者以及 CRO(如果涉及)在该临床研究中的职责与任务。

(6) 申办者的操作规范以及对研究的期望。

①临床监查过程；

②数据收集过程；

③不良事件的报告；

④其他特别的问题。

(7) 财务问题。

(8) 其他。

7.2　数据管理员在临床研究者会议中的报告

数据管理员应该参加研究者会议，因为数据管理员熟悉数据收集及其清理方法，更重要的是数据管理员可以给研究团队(研究者和 CRA 等)及时提出改善与提高临床数据质量的有效措施。数据管理员在临床研究者会议上的主要内容包括：

(1) 准备研究程序中规定的会议材料，包括演讲稿。

(2) 详细介绍病例报告表、CRF 填写指南、数据查询和数据管理员可以自行纠正的 CRF 数据(如明显的错误)的程序。

(3) 对于纸质研究，介绍 CRF 的流程以及各访视的 CRF 安排。

(4) 对于 EDC 研究，重点介绍该 EDC 系统的特点，使用方法以及在使用中可能遇到的问题，需要帮助时的各种办法与途径(如 24 小时热线和在线回答等)，以及 EDC 系统和数据的安全性。

(5) 报告临床研究数据收集的整个流程，包括实验室数据、心电图、受试者电子日记等外部数据的流程，以及研究者是否需要检查/评估这些异常的外部数据。

(6) 介绍本研究中的数据管理员的职责与任务，以及数据清理过程。

(7) 培训参加会议的研究者，培训的内容主要包括 CRF 的填写以及对质疑的处理，并解答临床研究者有关临床数据的所有问题。培训记录需要归档。

(8) 逐项介绍不良事件的定义以及具体的填写要求，如果数据管理部门也负责收集严重不良事件(SAE)，则数据管理员需要详细介绍 SAE 报告的格式、填写要求以及报告时间。

(9) 介绍不良事件以及伴随用药的编码。

(10) 对于数据管理员可自行纠正的 CRF 数据的错误，数据管理员应详细说明其流程，并特别强调研究者/研究基地的责任。

7.2.1　数据管理员在临床研究中的作用

在临床研究者会议上，数据管理员应当展示其在临床研究中的重要作用。临床研究最直接的证据就是数据，而数据管理员的责任就是确保数据的质量。在临床研究者会议上，数据管理员应当以实例介绍数据管理在临床研究中的重要作用：

(1) 建立研究项目的标准，统一处理数据的缺失或部分缺失，不完整数据以及辨认不清的数据。

(2) 确保遵守数据管理部门的标准操作规范。

(3) 检查数据管理员的工作量，以确保数据管理工作按时完成。

(4) 提供研究基地反馈信息，保证数据质疑过程及时顺利完成。

7.2.2　病例报告表

理论上讲，CRF 应该在研究者会议之前就已经定稿，这样在研究者会议上，数据管理员根据 CRF 以及 CRF 填写指南，详细介绍每一 CRF 数据的收集及其具体要求，使得研究者熟悉研究的流程以及每一访视 CRF 的内容。如果在研究者会议前，CRF 尚未定稿，数据管理员可以通过该会议，征求研究团队(研究者和 CRA 等)对于 CRF 流程和内容的意见，以便对 CRF 作出修改与审定。有的时候，研究者的反馈信息可以帮助提高数据填写效率，并减少发送到研究基地的质疑的数量。

临床研究者会议同时也是数据管理员解答临床研究者有关数据问题的机会。

7.2.3　数据的一致性检验

数据管理的主要工作是保证数据的质量。在临床研究者会议上，数据管理员可以通过具体的实例展示 CRF 数据的不一致或错误是如何被发现的，以及数据管理中经常检查的数据质量问题的具体内容(表 24)。

表 24　数据管理中主要检查的数据质量问题

主要检验的内容	举例
空缺数据	CRF 中的问题没有回答
比较当前病史与伴随用药	如果是一个高血压病人，并且还在服药，在伴随用药中应当显示这个病人正在使用降高血压药物
比较病史记录与体格检查	如果受试者有慢性支气管炎历史，体格检查可能会发现有支气管炎症状或体征。
比较研究终止 CRF 与不良事件 CRF	如果受试者因不良事件而退出研究，不良事件 CRF 应当记录至少有一个不良事件，而采取的措施就是停止研究
不良事件的结局追踪	不良事件一般都要求追踪到不良事件结束，如果没有追踪的，需要确认该不良事件的结局
提供疗效和安全性的数据	比较基线时生命体征与随后各访视期生命体征的变化
实验室超出正常值的数据	筛选期实验室检查有异常情况的，有些会有既往的病史，需要追踪
药品管理	检查研究药物的数量，比较研究方案和药物返回日志中病人实际报告与使用的数量
检查访视日期	访视日期是否在研究方案规定的时间段
比较病史及体格检查确定受试者是否符合入选标准	检查受试者是否符合入选或排除标准

应当说明的是，临床研究涉及的领域很广，大到内、外、妇、儿科，小到头疼感冒，而每一种疾病都有其自身的特点，这就要求数据管理员在每次特定的临床研究中，根据所研究的内容和特点，制定具有该研究特点的数据一致性检验的方法，发现潜在的数据质量问题，并得到及时纠正。

7.2.4　质疑表的流程与解决

临床研究者会议上，数据管理员应当详细介绍数据管理中的保证数据质量的一项重要内容，即对“问题”数据发起质疑以及解决质疑的流程。

(1) 逐项介绍根据研究方案而制定的逻辑检验的目的、检查的内容和方式。

(2) 针对研究方式，分别介绍纸质研究与 EDC 研究中质疑以及质疑表处理的不同流程。

(3) 以实例的形式介绍质疑的发起方式、产生过程，以及对于质疑的处理方法，重点是介绍如何避免类似的问题，达到减少数据质量问题的目的。

(4) 质疑解决之后的数据处理过程。

(5) 稽查痕迹，介绍系统记录的有关数据修改的时间、原因，以及修改者等信息。

7.3　数据管理员参加临床研究者会议应当注意的问题

参加临床研究者会议是数据管理员的一项重要工作，在会议期间，数据管理员可以更好地与研究者交流与沟通，并解答他们的问题。但是在会议期间，数据管理员要认识到临床研究者的专业是临床研究，可能对数据管理的流程与工作内容不很了解，所以，数据管理员应当注意以下的问题：

(1) 尽可能地避免使用数据管理中的短语或术语(如 DMP 等)。

(2) 会议之前要做好充分的准备，如演讲稿，并尽早提交给与会者。

(3) 了解临床研究者在研究中使用的各种报告，以及在数据质疑过程中的一些常见错误。

(4) 在会议中，要根据研究的流程，对容易出现问题的 CRF 或者是 CRF 中的某一个问题作专门讲解。

(5) 尽可能地提供与会者实际操作的机会，以加深对数据流程/数据清理过程的认识。EDC 研究应鼓励研究者亲手参加数据的录入，至少要观看有关 EDC 工作流程的现场演示。

(6) 提供研究基地如何面对监查员的核查以及如何准备/回答有关数据的问题。

(7) 以多种形式(如幻灯片、问答或在线帮助等)给 CRA 和研究者足够的支持材料，帮助他们熟悉数据管理流程。

(8) 提供研究者在临床研究进行期间遇到问题时寻求帮助的方法与途径，特别是 24 小时的帮助热线。

(9) 会议结束后，要留有足够多的时间，以解答临床数据等方面的问题。

总之，数据管理员参加临床研究者会议，可以更好地从数据管理的角度促进和保证临床数据的质量。最重要的是，在临床研究者会议上，应当反复强调临床研究数据的质量来自研究者录入数据的质量，以及研究者对数据质疑的及时答复。这些工作的完成是保证数据库及时锁定的前提和基础。

第5篇

临床研究进行中的数据管理工作

第 1 章　纸质病例报告表的接收、追踪与报告

研究者按照研究方案以及 CRF 填写指南的要求，将研究所需要收集的受试者信息填写到 CRF 中。完成后的 CRF 再送达申办者或申办者委托的数据管理机构。本章将讨论填写完成的 CRF 在到达数据管理机构后的 CRF 接收与追踪(tracking)。研究期间 CRF 的保存与研究结束后的 CRF 归档将在临床研究数据的保存与归档一章中介绍。在 EDC 研究中，填写完成的 eCRF 经 EDC 系统直接存入申办者的数据库，因而没有 CRF 的手工传递过程，所以没有 CRF 接收的过程。但是数据管理机构依然要对 eCRF 进行追踪，但这种追踪的目的不是为了检查 CRF 是否丢失，而是检查受试者是否按时访视以及 eCRF 是否按时填写。

1.1　CRF 接收的方式

不同临床研究机构接收 CRF 的方式并不相同。但主要有以下几种：普通邮件、传真、具有可追踪记录的快递公司、私人信使专递公司、临床监查员的手工传递、网页或其他电子方式传送，如 FTP 等。

接收 CRF 的方式与频率要在数据管理计划中有明确的记录，记录还应包括 CRF 的接收、接收确认，以确保录入数据库的数据来源可靠。

1.1.1　CRF 接收的流程

(1) 在收到纸质 CRF 后的规定时间内(如 24 小时之内)签收。

(2) 接收的 CRF 按受试者或 CRF 类型分类(依 SOP 而定)并计数。

(3) 比较基地发出的 CRF 总数与数据管理机构接收的 CRF 总数是否一致。

(4) CRF 登记(CRF login)。

(5) 如果接收的 CRF 只有一份，原始 CRF 归档，其复印件或扫描件为数据管理机构的工作件。

(6) 接收后的 CRF 作人工检查，以发现可能的问题(缺失数据项等)，并发起质疑。

(7) CRF 送交给数据录入部门或录入者。

1.1.2　CRF 接收时注意事项

(1) 接收到的 CRF 不得修改。原则上，在整个数据管理期间，数据管理员不得对纸质 CRF 作任何的修改或记录，其中包括加注日期(如在 CRF 上打印接收的日期，或者直接修改 CRF 数据等)，以保持 CRF 的原始性与真实性。

(2) 保护受试者的隐私权。接收的 CRF 不应当出现受试者姓名、通信地址或住址等信息。

(3) 尽早发现没有收到的 CRF。这就要求在接收 CRF 后，尽早进行登录(一般在接收后的 24 小时之内)和数据录入。

(4) 比较基地发出的 CRF 总数与数据管理机构接收的 CRF 总数是否一致，如果不一致，需要立即发起质疑。质疑的方式可以是电话询问或是电子邮件等。

(5) 第三方数据(如中心实验室数据的电子数据)的接收过程要有明确的 SOP。

(6) 经传真接收的 CRF 或者直接以 CRF 扫描图像文件接收的 CRF 也要有明确的 SOP。

1.2 CRF 登记

在接收新的 CRF 后，数据管理部门首先要做的是将每一个接收到的 CRF 登记到数据管理系统，以记录接收到的每一页 CRF。这是数据管理系统首次获知这些 CRF 的存在且存在于该数据管理部门。CRF 登记的过程，一般只是将各 CRF 的表头信息录入到数据管理系统，当该 CRF 数据被一次或二次录入时，系统便可以持续追踪这些 CRF 在数据库中的状态和进展。此外，登记也可以是手工记录，即用人工的方式，记录已经收到的受试者 CRF 信息，这个记录可以是纸质的，也可以是 excel 文件。该手工记录也是将 CRF 表头信息记录下来。但对于缺失页或重复页的登记就相当困难，需要建立手工查询(manual query)，并让研究者加以澄清。

接收 CRF 后，有的数据管理机构将 CRF 扫描成图像文件或者 PDF 文件保存在图像数据库或 CRF 追踪系统中，以供临床研究小组使用。扫描 CRF 的好处是：

(1) 便于使用者查寻(尤其是多国多中心临床研究)。

(2) 唯一性，所有的 CRF 集中管理并提供唯一来源。

(3) 保证在 CRF 数据管理期间，其原始 CRF 上的数据不被修改。

1.3 CRF 追踪

在接收 CRF 的同时，数据管理部门还要检查 CRF 的状况，以保证没有 CRF 缺失，这个过程就叫 CRF 追踪(CRF tracking)。

当纸质 CRF 完成填写并提交后，数据管理部门需要在整个临床研究过程中跟踪 CRF，以保证所有 CRF 都已接收，数据都已录入数据库。CRF 追踪的方式在数据录入数据库之前只能依靠人工的手动检查，在数据录入数据库后便可以依靠计算机系统进行追踪。

1.3.1 CRF 追踪的目的

CRF 追踪的最主要目的是检查 CRF 的状况，以保证 CRF 及其数据不丢失和不延误。此外，申办者也可以通过 CRF 追踪来了解研究的进展:

(1) 受试者的入选、完成、脱落等处置信息(patient disposition)。

(2) 数据管理工作的进展，如报告接收到的 CRF 数与录入数据库的 CRF 数等。

(3) 数据录入的质量，如一次和二次录入的差异。

(4) 比较各个研究数据管理的绩效，如数据进入数据库后到清理完成所用的时间等。

1.3.2 CRF 追踪的流程

CRF 追踪主要是跟踪 CRF 进入数据管理中心后的状况以及处于数据管理工作流程中的位置，如该 CRF 是否已完成一次录入或二次录入等。CRF 从一站到另一站，或者从一种状态到另一种状态的过程就是 CRF 的流程。由于使用的方法或软件的不同，各数据管理机构的 CRF 流程也不尽相同，但一般都会包括：

(1) CRF 接收日期。

(2) CRF 登记日期。

(3) 完成 CRF 的第一次录入。

(4) 完成 CRF 的第二次录入。

(5) 两次录入差异的识别和纠正日期。

(6) 录入完成。

(7) 归档。

手工追踪主要是通过使用 excel 文件，人工记录 CRF 进入不同站点的状况。CRF 的每一次变化，如一次录入完成到二次录入完成，该 excel 文件都要进行相应的更新。计算机的使用可以大大减少人工追踪 CRF 的工作量，它的优点在众多受试者的 III 期或 IV 期临床研究中更为突出。功能较好的 CRF 追踪系统可以根据 CRF 在数据库的位置和状态自动做出更新，并以不同形式列表报告(表 1~表 3)。

表 1 CRF 追踪状态一览表

受试者代码	预计 CRF 的数量	已接收的 CRF	录入数据库的 CRF	待录入的 CRF	空白页 CRF	一次录入完成	二次录入完成	延误的 CRF
2009	60	60	60	0	2	60	60	0
2010	60	60	56	6	1	56	42	0
2011	60	48	32	16	0	32	32	12
2012	60	55	55	0	0	55	50	5
2013	60	58	50	8	1	57	20	2

表 2 CRF 追踪状态(按研究机构，研究者分类)

研究机构代码	预计 CRF 的数量	已接收的 CRF	录入数据库的 CRF	待录入的 CRF	空白页 CRF	一次录入完成	二次录入完成	延误的 CRF
上海 001	584	540	540	0	12	540	540	44
上海 002	160	160	160	0	1	160	160	0
上海 003	240	148	140	8	0	140	122	92
上海 004	360	300	300	0	0	300	150	60
上海 005	400	400	380	20	1	380	320	0

表 3　CRF 追踪状态(按访视分类)

研究方案	访视	预计 CRF 的数量	已接收的 CRF	登录进数据库	一次录入完成	二次录入完成	未录入总数	缺失的 CRF
X3860	Visit 1	95	95	101	101	101	0	0
	Visit 2	95	95	101	101	101	0	0
	Visit 3	95	95	69	69	69	29	29
	Visit 9	95	95	99	98	99	2	2
	Visit 10	95	95	69	69	69	29	29
	Visit 100	95	95	1	1	1	94	94

参与研究的工作团队，由于工作职责和工作范围的不同，对于 CRF 追踪的要求和使用目的也不相同。例如，

(1) 项目管理团队希望通过 CRF 追踪了解研究的进展情况，如当前筛选受试者数、入选受试者数、与计划入选受试者的差距等。

(2) 医学研究团队希望了解在研究进程中，受试者是否报告了严重不良事件，以及报告的人数。

(3) CRA 希望了解受试者的访视是否按照方案如期进行。

(4) 数据管理员则希望知道接收的 CRF 有多少已经录入，有多少还没有录入，还需要多少人力或时间。

现在计算机程序的使用使得数据管理员可以建立不同的报告以满足不同用户对 CRF 追踪的需要。

1.3.3　*CRF* 追踪所面临的挑战

追踪 CRF 对数据管理员来说也会面临不少的挑战：具有同样页码的重复 CRF、空白页(没有数据填入)、重复报告的 CRF。

1.3.3.1　具有同样页码的重复 CRF

具有同样页码的重复 CRF 主要指那些页码相同的多个 CRF 副本。重复 CRF 常用于记录伴随用药或不良事件。由于在研究开始前，申办者无法准确预测每个受试者究竟会有多少个伴随用药或报告多少个不良事件，因此提供给每个研究基地受视者的 CRF 就会有多个相同页码的副本。为了区别这些具有相同页码的重复 CRF，一般在该页码后面加一些数字或字母，以作区别。例如，假设伴随用药的 CRF 是第 35 页，该重复 CRF 的页码可以设置为 35.1、35.2、35.3 和 35.4，也可设置为 35a、35b、35c 和 35d。与其对应的数据库设计也可以使用同样的方法，但依数据管理软件的不同，具体的做法也会有差别。

对于具有同样页码的重复 CRF 的追踪，可以使用数据库的 substring 函数和 MAX 函数来获取重复 CRF 的最大数值，以确定各受试者重复 CRF 的总页数。以上述伴随用药的重复 CRF 为例，当 MAX 函数显示为 3 时，表示该受试者的伴随用药有 3 个重复 CRF，外加第 35 页(每个受试者均有的)，一共 4 页。因此，在做 CRF 追踪时，这 4 个 CRF 页

需要分别追踪，以防任何一页的丢失。但这种做法的最大缺点是，如果丢失的是重复 CRF 中的最后一页，使用这种方法则很难发现。

1.3.3.2　空白页(没有数据填入)

空白页是指没有数据填入的 CRF。没有数据填入，有时是申办者主动设置的，如提示受试者在本次访视时要进行临床心电图检查，因此设置这一 CRF 页面。该 CRF 中除了提示的信息，没有具体的内容，但作为研究的一部分，申办者希望通过这种方式，保证心电图检查的完成。

空白页有时也会用于某些特殊情况，如 CRF 不适用或不需要填写。如受试者访视前 3 天没有连续服药时，不需要做实验室检查。当受试者符合这一条件，此时他的实验室检查 CRF 就是空白页，可用一斜线画过并注明没有数据或者不适用。但更多时候，空白页的出现发生在受试者没有进行相应的访视，这是研究中应当防范的违反方案的行为。此时，CRF 追踪需要及早发现问题，并要求研究机构采取措施，严防漏访的再次发生。

1.3.3.3　重复报告的 CRF

重复报告的 CRF 发生在研究机构多次递交同一 CRF，因而导致该 CRF 的重复。重复报告的 CRF 多见于发现先前报告的 CRF 有错后的纠正报告过程(表 4)。

表 4　重复报告的 CRF 的过程

发现先前报告有误的时间	有误 CRF 的位置	重复报告的过程
研究者发现 CRF 有误时，此时，CRF 已经提交	申办者的数据管理中心	研究者发现先前递交的 CRF 有错，因此，又填了另一张 CRF 以纠正先前的错误
研究者发现 CRF 有误时，此时，CRF 尚未提交	在研究机构	研究者发现先前认为某 CRF 不适用，或没有数据而用斜线画过，但后来认为这种做法有误，而又填了一张新的 CRF 提交。此时，CRA 都要收集这两份 CRF

重复报告的 CRF 在数据录入时均被录入数据库。由于重复报告 CRF 的不确定性，CRF 追踪时不易早期发现这些重复报告的 CRF，但在进行数据分析报告时会发现有数据的重复，因而进一步发现重复报告的 CRF。处理重复报告 CRF 的方法非常简单，即删除数据库中不正确的重复 CRF，或者保留该 CRF 但注明该 CRF 不用于任何数据统计分析。无论采用何种处理方法，数据管理计划中一定要对此加以说明。

1.3.3.4　缺失 CRF 与延误 CRF

CRF 追踪的目的是发现 CRF 缺失(missing)或者延误(overdue)，以保证数据的完整性。CRF 的延误指的是在一定时间内，受试者的 CRF 没有递交到数据管理中心，但该受试者的相同访视期的其他 CRF 或者该受试者以后访视期的 CRF 已递交到数据管理中心。CRF 的缺失一般指的是该 CRF 已经丢失。

缺失 CRF 的发现主要是通过计算机报告，如缺失 CRF 报告。

依据缺失 CRF 报告使用对象和使用目的的不同，缺失 CRF 报告一般分为两种(表 5)。

表 5　CRF 缺失与延误的报告

使用对象	数据管理员	临床监查员
目的	检查是否存在接收到的 CRF 没有录入数据库的情况	检查受试者的 CRF 是否符合预计，是否有延误或缺失
检查方式	比较接收到的 CRF 与录入数据库的 CRF	比较各受试者访视进程中预计 CRF 与实际获得的 CRF
报告内容重点	强调 CRF 的状态，如已接收，一次录入完成	强调 CRF 有无延误，或缺失
报告的形式	多样，根据用户的要求	根据用户的要求
用途	帮助数据管理安排工作计划	帮助 CRA 在下一次监查时获取延误的 CRF

在编辑计算机程序报告 CRF 缺失与延误时，首先要知道该研究方案中每个受试者 CRF 的预计数量、名称、各 CRF 页数，以及受试者访视期及其时间窗口。根据这些信息，程序员可以将已经录入数据库的 CRF 资料与每个受试者的访视进程做一比较，判断 CRF 是否有延误。但是，在具体工作中，程序员经常遇到棘手的问题是：

(1) 有的研究方案会依照受试者的某一特定状况来决定下一次访视的时间和检查的内容，因此某些 CRF 可能被跳过而不收集(见本章 1.3.3.2)。因此，这些跳过的 CRF 就不应当作为 CRF 缺失与延误加以报告。

(2) 临床研究总会有某些受试者的脱落。从脱落开始，该受试者的 CRF 就不应当作为缺失与延误加以报告。

对于发现的缺失页，数据管理员或临床监查员要及时通知研究基地，同时留下通知的记录(表 6)。

表 6　典型的 CRF 缺失报告(样式)

国家	研究机构代码	受试者代码	是否退出	终止日期	缺失 CRF(页)	方案中访视代码	数据库中访视代码	CRF 名称	缺失 CRF 的天数
中国	10001	1780	是	2008-07-22	227	63	97	终止给药	192
中国	10001	1780	是	2008-07-22	235	70	99	终止试验	192
中国	10002	1641	是	2008-06-05	227	63	97	终止给药	239
中国	10003	1666	是	2008-10-27	227	63	97	终止给药	95
中国	10003	1666	是	2008-10-27	235	70	99	终止试验	95

1.4　CRF 保存

在数据管理机构，接收到的 CRF 在数据录入期间和数据录入之后都要妥善保存。每一个临床研究应当有其指定的区域或者文件柜专门用于保存 CRF，该区域只能由数据管理人员进入。受试者的信息，如姓名、家庭住址、电话等都应当与这些 CRF 分开存放，每一个受试者有一个专门的文件夹分别存放他们的临床研究资料。更多的信息详见本书第 6 篇第 2 章：临床研究数据的传输、保存与存档。

第 2 章　(e)CRF 数据的录入

纸质研究中，数据管理部门在接收到研究者送交的纸质 CRF,并作了必要的签收和登记工作后，数据管理的首要任务就是将 CRF 的数据及早录入数据库，这一过程就叫 CRF 数据录入。EDC 研究中，eCRF 数据录入是指研究者(或研究助理)在研究基地将受试者的数据填入 eCRF 中，并直接储存于申办者的数据库。一般来说，数据管理过程包括 CRF 的接收、跟踪、录入、清理、编码、协调和数据的传送。(e)CRF 数据录入数据库，是数据清理工作的开始。

数据管理的目的是确保数据的可靠性、完整性和准确性，并可用于统计分析报告。这就要求数据管理人员具有相应的技术水平，并受过良好的培训。

> 申办者应当使用适合的人员来管理整个研究的进行、数据处理、数据核实、统计分析和准备研究报告　　ICH GCP 5.5.1

对数据管理机构的数据录入人员的培训除了要使他们熟悉数据录入系统以及录入屏幕的设置和安排外，还要在正式录入受试者的数据前，录入测试数据以确保录入员的数据录入工作准确可靠，这也是培训的一项重要内容。一方面可以录入逻辑检验所需要的测试数据，用于逻辑检验程序的测试，另一方面也可以得到数据录入者对于屏幕设置的反馈意见，这些也可以作为研究数据库设计和功能验证的一部分。

每一个临床研究在其目的、设计、计划和执行等方面都有其独特的质量要求、数据管理，特别是数据录入也要满足其质量要求。

EDC 系统的广泛应用，使得传统的数据管理工作发生重要的变化。EDC 研究中，研究机构的研究者直接登录到申办者的数据库，进行数据录入。EDC 系统中的逻辑检验可对已录入的数据进行实时的逻辑检查。这样，有问题的数据会被及时发现并得到及时更正，从而大大缩短了数据进入数据库的时间。更重要的是，录入数据的质量明显提高，从而减少了差异管理的过程和时间。尽管如此，数据管理人员在指导研究机构人员的数据清理工作、建立研究数据库和逻辑检查程序，以及对录入到临床数据管理系统数据的审查等方面依然发挥着不可替代的作用(见第 3 篇第 7 章：电子数据采集系统)。本章的内容起初主要是为纸质 CRF 的录入而写，但因为 EDC 的不断普及，本章也穿插了 EDC 研究中对基地数据录入员的要求和对 eCRF 填写的要求。

2.1　数据录入的基本要求

(1) 数据录入人员必须经过必要的岗位培训和录入前培训，熟悉 ICH 指导文件、计算机/数据管理系统、机构的标准操作规范、数据录入指南、工作手册，以及相应的参考材料。

(2) 具有相应的数据录入的权限，熟悉数据库录入的操作。

(3) 熟悉数据录入的 SOP。

(4) 熟悉研究数据的流程，以及各 CRF 的结构和内容。

(5) 按照 SOP 规定的有关数据流程、数据录入、数据处理的质量要求，确保录入数据库的数据与 CRF 数据的一致性。

(6) 控制具有修改数据权限的人员数量。

(7) 对于数据录入的质量控制，确保数据录入的质量在可接受的水平。

2.2　纸质 CRF 数据录入前检查

CRF 录入前检查是由受过良好训练的专业人员对 CRF 数据的手工检查，以发现异常数据，其中包括书写不清、不遵守研究方案、数据缺失、医学上不合理的数据(如收缩压等于 30mmHg①)以及前后不一致的数据。由于这些异常数据的不可预知性，对它们的检查很难使用计算机程序。CRF 录入前的检查主要靠手工进行。一旦发现问题，必须立即与研究机构人员联系，并要求研究者作出澄清。以下是一些 CRF 数据录入前检查的主要内容：

(1) 检查接收到的 CRF 是否是最新使用的版本。

(2) 如果要求原始的 CRF，但接收到的是传真或者是影印的 CRF 时，需要研究基地立即送交原件。

(3) 检查 CRF 有没有缺失页。

(4) 检查 CRF 上是否有受试者代码。

(5) 检查 CRF 是否都用所要求的笔墨填写，填写是否可以辨认。

(6) 检查 CRF 是否有损坏。

(7) 所有 CRF 是否都有研究者签名及其日期。

CRF 录入前检查中发现问题的质疑过程与方式，见第 5 篇第 3 章：临床数据的审查与清理。

2.3　纸质 CRF 数据录入

与录入 CRF 表头信息(CRF 登记)不同，CRF 数据的录入就是将 CRF 上的数据尽快准确地录入数据库，其目的就是在数据库内建立与 CRF 数据相一致的电子记录。数据录入一旦完成并提交保存之后，数据库中数据的任何改动必须遵守监管机构的要求并记录在稽查痕迹中。

CRF 数据中的错别字和难以辨认的内容是产生数据录入错误的最常见原因。通常，

---

① 1 mmHg=1.333 22×10^2 Pa。

采用数据二次录入的办法可以提高数据录入的总体质量。二次录入的错误率大约为 0.1%~0.2%。有时，也可以使用一次数据录入外加数据检查，但很少使用数据一次录入后而不做检查的。数据录入方法的选择取决于数据管理机构的设置、数据管理人员的数量、经验、可以进行数据录入的时间以及研究方案的要求。数据录入中发现的任何问题都应当记录并转发给项目的数据管理员。表 7 是几种常用的纸质 CRF 数据录入的方式。

表 7　几种常见的纸质 CRF 数据录入的方式

数据录入方式	简单描述
二次数据录入，第三方验证	两人独立录入相同的数据，并分别储存在数据库中。各录入者不能看见对方录入的数据。第一次与第二次录入之间的差异，由第三方独立解决
二次数据录入，盲验证	两人独立录入相同的数据，各录入者不能看见对方录入的数据。当两次录入产生差异时，要求第二次录入者仔细对照 CRF，确定第二次录入准确无误后加以储存。但此时，第二次录入者看不到第一次录入者的数据。此方式多用于一次录入者经验不足时，由经验丰富的二次录入者把关
二次数据录入，交互验证	两人独立录入相同的数据，两次录入时产生的差异由第二次录入时解决，此时，第二次录入者可以看到第一次录入的数据，并对照 CRF,将正确的数据录入数据库中。此方式也多用于一次录入者经验不足时，由经验丰富的二次录入者把关
数据单次录入并进行审查	数据一次性录入，第二人对照 CRF 检查录入的数据，多见于文字类数据的录入
数据单次录入但没有审查	不建议，但可能会出现：一人录入数据后，数据不再受到检查
光学字符识别 (OCR)	一种可用于纸质 CRF 或传真图像中的字符识别，将 CRF 上的数据直接读入数据库。OCR 一般多作为一次录入，由经验丰富的人员作二次录入，并加上认真检查，以保证其识别和录入的准确性

2.4　(e)CRF 数据录入数据库时的注意事项

无论是纸质研究还是 EDC 研究，对于录入数据库数据的质量要求是相同的。EDC 研究中，数据管理员更应该注重对 EDC 数据录入人员的培训，以及对录入质量的检查。在(e)CRF 数据的录入过程中应当注意以下事项：

(1) 建立数据录入的工作指南。

(2) 数据录入的指导原则是“看到什么，就录入什么”。系统应当允许录入“错误”的数据，这个“错误”数据可能就存在于 CRF 中，录入者应当如实录入。如果数据无法在数据库储存，则需要手工建立一个差异。

(3) 注意特殊符号的录入，如“↑”代表增加，“g”和“gram”均代表重量单位“克”。特殊符号的处理要在录入指南中明确说明。

(4) 使用数据的二次录入法。CRF 数据的二次录入通常可以避免数据录入时的随机错误，如键盘的误击，或者因为错别字和难以辨认等造成数据录入错误，从而保证数据录入的质量。但对于难以辨认的数据，要尽可能地建立一套机制，或者是数据录入人员相互讨论，或者是留给 CRA 作决定，或者在数据清理时以质疑表的形式要求研究者澄清。

(5) 尽量减少使用自动默认值。自动默认值是系统自动生成的数据，如受试者标识代码、研究机构的编号和访视代码等。因为是系统自动生成的，经常被录入者所忽视，故应减少使用。基于录入字段的衍生、转换或计算而产生的数据不属于自动默认值。

(6) 数据管理系统应当允许在录入数据时，录入者可以退出页面而不保存数据，但系统要有适当的提示。这是一个非常重要的功能，有的时候，当数据录入一半时录入者才发现错误，如录入不同的受试者或访视数据等。如果系统没有这样的功能，将大大增加后续数据清理的工作量，数据的完整性也会受到影响。

(7) 数据库的数据录入页面，数据项的次序与安排等要与纸质 CRF 相当，并尽量使用编码型数据，以减少录入时错误，并提高录入效率。

(8) 在 EDC 研究中，研究机构应该有明确的 eCRF 填写指南，明确受试者的访视时间以及要收集的项目。数据管理人员通常则是确保其符合研究进程。

(9) 对 EDC 研究，数据管理员应当监测基地数据录入的质量，关注数据录入的进度，以确保数据的录入及时准确。此时数据管理员的主要工作是对研究机构数据录入人员的培训，指导他们正确使用 EDC 系统、检查数据录入和数据清理的进展、审查受试者数据的质量、评价数据质量的走势、及早发现与整个研究数据差别较大的受试者或研究机构。

(10) 研究基地数据录入人员应当接受 EDC 系统的培训并熟悉研究方案，懂得对重要(关键)数据的处理。基地数据录入员录入的数据，需要得到研究者的认可和批准。临床核查员要根据原始数据逐项核实数据库的数据与原始数据的是否一致，并签名确认。当数据库的数据被更改后，相应的核查必须再次进行。

(11) 随着 EDC 系统的普及应用，对基地数据录入人员的培训和技能的要求也在提高。对传统的纸质 CRF 的录入要求是录入的数量和速度，但对 EDC 数据录入员的培训则强调对于系统功能的掌握，因为 EDC 数据是一次性录入，所以，还要加强对于整个研究过程的了解，以避免数据录入的错误。研究表明，研究基地录入数据的错误是影响数据质量的最直接的因素。

2.5　数据录入的质量控制

(1) 加强岗位培训。为了提高数据录入的质量，需要加强对数据录入人员的岗位培训。

(2) 设施质量控制。对录入的数据作质量控制，确保数据录入的质量在可接受的水平。

(3) 及时发现问题。对于录入过程中发现的问题(如数据项的缺失等)应及时做好登记并及时报告，以便迅速处理。

(4) 建立质量检查机制。定期或不定期地抽查部分病例报告表，了解数据录入的质量，分析并处理数据录入中存在的问题。

随着 EDC 系统在临床研究中的普及应用，相信在不久的将来，数据管理机构的单纯的数据录入工作将越来越少，但数据管理工作一点也没有减少。相反，EDC 对数据管理员的要求则越来越高(详见第 3 篇第 7 章：电子数据采集系统)。

第3章　临床数据的审查与清理

3.1　前言

临床试验是对受试者的资料进行收集和处理的过程，其中包括数据的记录、传递、清理、提取、和分析报告等工作。真实可信的研究结论取决于研究过程中的数据质量。因此，数据管理工作贯穿于临床研究的各个步骤：如收集临床资料、录入数据库以及数据库中数据的清理等，它是数据质量的保证。

临床数据的收集阶段，主要是临床研究者按照研究方案的要求，将数据填入 CRF 表中。研究表明，无论是纸质研究还是 EDC 研究，最容易出错的地方是在这一阶段。因为这是整个数据的源头，它的准确性和可靠性将直接影响以后的数据管理工作，甚至整个临床数据的质量。临床监查员的职责主要是针对这一源头数据进行核查，以保证其准确性。一般来说，当临床数据填入 CRF 并送交到数据管理部门后，就开始了数据的清理工作，例如，输入前的检查、数据的二次录入、CRF 追踪、逻辑检查等。

从广义上来说，数据质量的审查与清理包括监查员的核查与数据管理的审查。其目的都是为统计分析提供完整、准确、真实、有效的数据，以期得到可靠的研究结论。值得指出的是，本章打破传统意义上的数据管理的界限，将临床数据监查的内容作为数据审查与清理的一个整体，集中加以描述。一方面可以增加数据管理员对临床监查工作的了解；另一方面，也帮助临床监查员了解数据审查和清理的全过程。最重要的目的都是为了控制临床数据的质量。

临床试验中资料的收集、核查与数据审查、清理是一个连续的过程。临床研究，特别是 III 期多中心临床研究，由于周期长、单位多、数据量大等特点，容易产生数据的差异(discrepancy)，且在数据的收集和提交等过程中容易发生重要数据的缺失，所以严格检查数据的有效性及完整性，加强对数据的审查和清理就显得非常重要。

在审查数据前，数据管理人员要了解临床研究过程中错误的来源，以制定有效的数据审查与管理计划。

3.2　错误数据的来源

ICH GCP 对临床研究的数据质量有严格的要求。但在现实生活中，由于参与临床研究的各方在利益上的原因，会使临床研究的质量受到不同程度的影响。例如，主办药物临床试验的制药企业，他们期望从所开发药物的上市销售中获得最大的利益，研究者则得到制药企业的资助实施临床研究，有的受试者也因参加临床研究而获得一定的报酬。在美国，有的伦理委员会也以赢利为目的。错误数据是指不能准确代表数据真实值的数据。临床研究涉及不同的机构、组织与人员(如申办者、CRO、研究者、研究基地管理者)，临床研究的数据也经历多次的转录和转换(如病人病历信息填入 CRF、CRF 数据录入数据库、数据库数据导出到统计分析数据集等)。每一次转换也都有出错的可能。

严格说来，临床研究过程中的任何一个环节都有可能产生数据差异，如临床研究方案的设计与修订、研究者对研究方案的遵守、CRF 设计、源数据的收集记录与 CRF 的填写、受试者的依从性、数据管理与分析报告过程等。这些环节涉及临床研究的所有人员 (表 8)。

表 8　临床研究过程中数据错误的可能来源，主要责任人以及发现这些错误的方法

责任人	错误的来源	具体描述	逻辑检查	源数据核查	数据库核实	汇总统计	CRF-数据库检查
申办者	研究方案	研究方案不明确或者不合理		X			
		研究者没有获得及时的培训或者研究方案的修改没有与研究者及时沟通 (尤其是 EDC 研究)		X		X	
研究者	源数据收集不正确	违反研究方案，如错误的访视时间等		X		X	
		数据填写错误，如错误的受试者代码		X	X		
		源数据录入 CRF 时错误	X	X	X		X
		CRF 的缺失	X	X			
		CRF 数据项的漏填	X	X			
		前后数据的不一致	X	X			
		数据错误，如体格检查结果	X	X	X		
		临床医学处理，如受试者报告 AE，但没有相关的临床或者药物处理	X	X			
		实验室仪器测量误差，如仪器没有归零或标化等				X	
		人为测量误差		X			
		研究者造假		X		X	
受试者	依从性	没有遵守试验计划的安排，或者安排不合理		X	X		
		没有客观回答 CRF 上的问题或者回答不完整	X		X		
数据管理员	CRF 表格设计不合理	对同一问题重复提问	X				
		模棱两可的问题	X				
		关联问题	X				
		CRF 填写指南不明确				X	
	数据录入时错误	CRF 数据录入数据库时错误，如录入者的粗心所致		X	X		X
		外部电子数据批录入数据库时错误，如错误的访视时间或受试者代码等	X	X	X		
		更新 CRF 时或按照质疑表更新数据库时的错误					X
		实验室正常值范围的错误				X	
	数据处理时错误	逻辑检验程序错误	X				X
		数据导出错误					X
	数据报告错误	产生研究报告的程序错误					X
	数据传输	CRF 的丢失		X	X		
		电子数据的丢失		X	X		

临床研究中产生数据错误的主要原因是：

(1) 因研究方案不准确而产生误会，而在 CRF 中填入错误的数据。

(2) 对研究方案的偏离，如方案规定测量口腔温度，而实际测量的是直肠温度；实验室检查要求受试者禁食至少 12 小时，而实际上没有禁食。

(3) CRF 设计的缺陷，如数据项属性定义有误，一些问题含糊不清、带双重否定问题、出现封闭性多种选择 (见第 4 篇第 3 章：病例报告表的设计)。

(4) 研究机构的管理不善，如缺乏严格的质量管理机制、血压计没有标化、实验室检查方法不统一，或使用不同的试剂等。

(5) 研究者的疏忽或者缺乏经验，如门诊工作量大等。

(6) 数据管理过程的失误，如数据管理员的经验不足等。

(7) 数据传输过程中的问题，导致数据缺失或者重复。

(8) 研究者的弄虚作假。

(9) 其他随机的问题。

源头上的数据错误多数可以通过对源文件(或源数据)和 CRF 数据的比对核查而得以发现。数据的缺失、漏填，以及离群值等错误则可以经过逻辑检验而发现。但是源于对研究方案的误解、源数据本身的错误、违反方案，以及研究者行为不当如故意作假等错误有时则很难被发现。

数据审查和数据清理过程就是发现并解决"错误"数据的过程。这个过程是遵守 GCP 的需要，也是提高临床研究数据质量的重要途径。

3.3　与临床数据质量有关的人员

数据审查与清理的目的就是将临床研究中的"问题"数据变成"干净"数据，从而保证数据的准确性，以真实反映受试者的情况。广义地说，数据的质量工作包括研究者的 CRF 填写、监查员对于数据的现场监查、医学研究人员从专业的角度作汇总数据的医学分析，以及数据管理人员对数据的逻辑检验与整理。因此，数据审查与清理过程是研究团队共同努力，通力协作的过程。

3.3.1　申办者的责任

申办者是保证临床数据质量的最终责任人。从这个角度来说，所有与数据质量有关的责任都是申办者的责任，如保证研究者受到一定的培训以准确填写 CRF。但撰写一份目的明确，对研究过程与要求描述清晰的试验方案，对保证临床数据的质量起着至关重要的作用(见第 4 篇第 2 章：临床研究方案与数据管理)。

3.3.2　研究者的责任

按照 ICH GCP 规定，研究者应当确保以 CRF 或者其他形式报告给申办者的数据准确、完整与及时。研究者应当确保 CRF 上的数据与受试者病历上的源数据一致，并必须对其中的任何不同给出解释。研究者应当在 CRF 上签名，并签署日期。CRF 数据的修改不能够掩盖先前错误的数据等。

3.3.3 监查员的责任

数据核查是指询问、核实和适时更正数据文件中的无效数据。临床数据核查应遵循 5 个基本原则：真实性、完整性、准确性、及时性、可溯源性。

ICH GCP 要求，监查员应该根据源文档来核查 CRF 上的数据，一旦发现其中有错误或差异，应通知研究者，以确保所有数据的记录和报告正确和完整。为了完成这一任务，监查员通过研究现场进行源数据的核实(source data verification, SDV)。SDV 是数据质量控制中的非常重要的一步，它确保数据的准确性与可靠性。在进行 SDV 时，监查员应确认源文件中的数据都被准确地转录到 CRF 中，且 CRF 包含了研究方案中规定的受试者的所有相关信息。

临床监查员对研究基地的监查与数据管理工作关系密切。所以，现场监查计划(monitoring plan)应与数据管理部门的数据管理计划(DMP)同时进行，以确保数据监查和数据清理之间的一致性。现场监查指南应确保数据的完整性，并核查源文件中的数据转录正确、完整和可靠。

表 9 是监查员在核查中应当重视的一些数据问题。

3.3.4 数据管理员的责任

填写好的 CRF 在提交给临床试验数据管理中心后，数据管理人员对数据进行动态核查，以发现问题并及时纠正。

数据管理机构进行的数据清理工作是保证数据质量的重要一环，其重点是确保临床研究的数据真实反映受试者的情况，用于统计分析报告。图 1 表示 CRF 数据在数据管理机构的审查与清理过程。

数据管理员要按照研究方案的要求，认真设计 CRF。在 CRF 接收后，录入人员要对 CRF 作录入前的检查；在 CRF 数据被录入数据库后，系统将执行逻辑检验程序。在数据管理过程中发现无法解决的数据问题时，数据管理人员应向研究者发出质疑表(data clarification form, DCF)，请求研究者对有问题的数据作出澄清。向研究者发出的 DCF 可以在数据清理的不同时期，接收到 CRF 后进行数据录入前的人工检查、数据录入后的逻辑检查，以及数据库锁定前的最终检查。图 1 也显示了根据质疑的结果而对数据库进行更正。

表 9　临床监查中经常发现的问题及其具体描述

临床监查中常见问题分类	临床监查中常见问题的具体描述
知情同意书缺失或签署存在问题	知情同意书丢失或不完整，且无合理解释
	未签署知情同意书就进行研究，或先纳入、后签署
	应用错误或非母语的知情同意书版本或其内容不合乎要求
	未按伦理委员会的要求修改知情同意书
	受试者/研究者未签署日期
	受试者与研究者笔迹相同或多位受试者笔迹一致
	未给受试者提供副本
无原始病历或原始病历中无记录(缺失或不全)	不能提供住院病历
	住院病历中无任何与药物临床试验有关的记录或记录不全
	无用药处方及起止日期
	无不良事件观察及记录
	门诊受试者无门诊记录
CRF 填写	没有源文件的支持
	数据项的漏填或误填
	无法辨认
	填写不及时
	更改不规范
不良事件的记录	原始病历中无不良事件的记录
	不良事件未记录在 CRF 中(将肝功能检查或心电图检查的异常记录为正常)
	原始病历中的不良事件和 CRF 记录不符
	日记卡记录的不良事件未在 CRF 或(和)原始病历中记录
	不按规定报告严重不良事件
检验结果不能溯源(实验室数据、心电图、X 射线片等)	住院病历中未发现原始实验室报告单
	实验室未发现书面文件或电子文档
	实验室书面文档不规范(随手记录、废纸记录、无关记录、纸背面潦草记录、记录不完整等)
	实验报告为复印件，缺少页眉(如无姓名、时间、打印机打印改为手写等)
	实验室检查时序不一致或有多处涂改
	检验单连号
	大量检验单不粘贴或无序粘贴
	未保存心电图图谱，解释为结果正常故未保留或图谱全交给受试者
	部分心电图图谱缺少受试者姓名、检查时间及结果分析
	心电图图谱文字本为机打，但裁减后改为手写
试验药物管理	无药物管理相关记录或记录不完整
	试验用药接收、发放和回收数量间不符
	药物分发不当
	回收药品数量异常
	不核对接收药物或不登记生产商、批号、有效期等
	试验用药检验报告中的检批号非临床用药批号或与接收号不符
	药物储存不当
	过期药物仍用于临床试验
	试验结束后的回收药物未及时处理

在现场监查中，对发现问题，相关人员需要详细记录，并有签署姓名和时间。

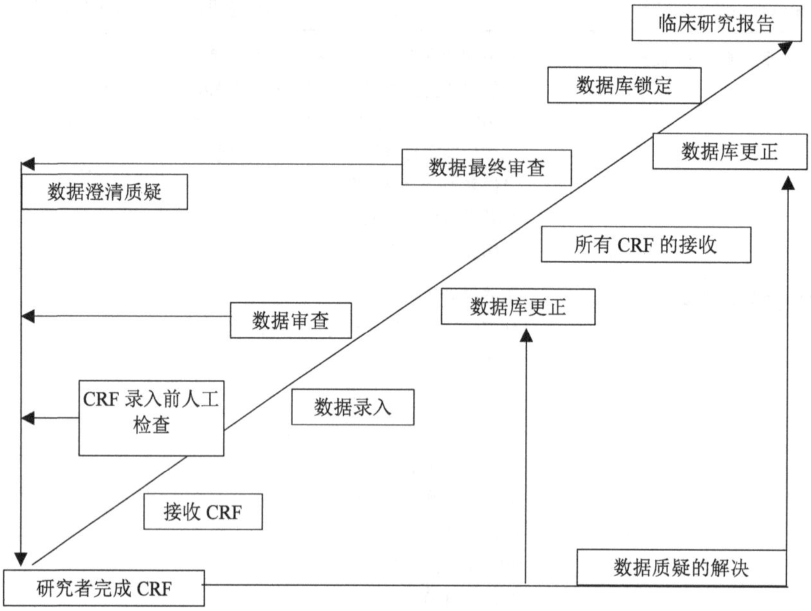

图1 数据管理中的数据审查与清理过程

3.3.5 医学研究者的责任

与研究者、监查员和数据管理人员的数据检查不同，医学研究者在临床研究进程中，经常进行数据质量的医学检查，就是从医学的角度对研究方案的遵守、研究进展等进行检查，以及早发现并解决研究中出现的问题(如入选标准、受试者的安全性以及药物的有效性等)，并提出解决方案，如修订研究方案、修改入选标准等。通过检查汇总后的描述性统计结果，医学研究者检查一些异常数据的分布(特定基地或特定的受试者)，以了解临床试验操作规范的执行情况。此外，医学研究者还将检查研究中不良事件的状况，为申办者的临床试验方向作出早期决定，提供事实依据。详细内容请参阅第5篇第4章：临床研究数据的医学质量审查。

3.4 数据审查过程、内容和方法

临床研究中差异或者差误一般是通过对源数据的监查、录入前的人工检查、计算机系统的逻辑检验、数据库的核查，以及对汇总统计的分析报告发现的。

数据审查的主要工作是检查 CRF 填写质量，检查数据的有效性、完整性、逻辑性以及对方案的依从性等。

数据管理机构间对数据审查方法的定义、分类和程序有一些不同，审查数据的方法也受到机构 SOP、数据管理软件功能、临床监查员以及数据管理人员的经验与工作习惯等因素的影响，但数据审查的内容却基本相似。从广义上讲，数据审查的方法分为人工审查和计算机审查。

(1) 人工审查，主要用于检查不易用于计算机程序检查的数据，如研究者的评论，或者对 CRF 填写质量、CRF 表头信息(如受试者代码或者 CRF 页码)的检查。

(2) 计算机审查，主要是利用计算机系统(可能是数据管理系统的一部分，也可能是与数据库整合的外部软件)进行的逻辑检查。

按照被审查数据的内容，数据审查的方法有：

(1) 源数据核查。

(2) 数据库数据的核实(包括逻辑检验)。

(3) 汇总统计。

(4) CRF-数据库间核查。

3.4.1　源数据核查

源数据核查，主要是临床监查员在研究现场检查医疗文件(如受试者病历等)与 CRF 数据的差别，从而发现错误。源数据核查主要是用于保证 CRF 上的数据的准确性、有效性与真实性。源数据的核查也包括对实验室报告的检查，以及对关联文件和关联数据的核查。如中心实验室提供的电子化数据在批录入数据库之前的检查，主要是检查数据的有效性，如受试者代码是否有效等。

源数据核查的内容与范围要在研究开始前作出规定，如临床监查计划，见 3.3.3。

3.4.2　数据库核实

数据库核实(包括逻辑检验)是指对数据库数据进行的检查，以保证数据库的质量。数据库核实主要包括数据格式的检查，完整性、一致性与合理性的检查，如两次数据录入的核对、衍生型数据的计算、数据间的逻辑关系检查，以及数据范围(如正常值)的检查。这些检查大多可以通过逻辑检验来完成。用计算机程序进行的逻辑检验是检查数据错误最常用的方法，很多单变量以及多变量的错误，如前后不一致的数据、缺失数据等都很容易被逻辑检验所发现(第 4 篇第 6 章：逻辑检验的建立与验证)。逻辑检验检查的内容多、应用广，但它的主要目的是检查对于临床研究结果有决定性影响的关键数据的质量，如不良事件发生的日期、严重性，以及人口生命学指标，如年龄、性别等。

逻辑检验的最大缺点就是无法检查未输入数据库的信息。例如，如果临床研究者不报告受试者的不良反应事件，逻辑检验则无法发现这个问题。

3.4.3　汇总统计

在所有临床数据错误中，最难发现的错误是研究者的作假(fraud)、行为不当(misconduct)，以及违反研究方案。发现这些错误必须使用特别的软件(如与数据库集成的应用软件)或者程序(如 SAS 的 PROC UNIVARIATE、PROC FREQ)并进行汇总统计

(aggregated statistics)分析。

汇总统计对各研究机构/研究者的受试者招募、随诊、脱落、不良事件的报告数等信息做动态的监测和报告，通过比较各研究者间的具有显著差别的数据及其趋势，从中发现对研究方案的偏离、研究机构管理不当，以及不当行为(如作假)等。汇总统计也是医学审查的常用方法之一(详见第 5 篇第 4 章：临床研究数据的医学质量审查)。

3.4.4 CRF-数据库检查

CRF-数据库检查是通过比对 CRF 数据与数据库中的数据，以检查计算机程序难以发现的数据的录入错误。CRF-数据库检查工作量大，且容易产生人为错误，因此，不建议用于临床研究的所有数据，故多用随机抽样法，对被抽查到的数据作 100%的检查。但对关键数据(关键变量)的 CRF-数据库的检查，一般要求作 100%的检查。

虽然计算机检查可以快速捕捉“问题”数据，并节省手工检查所需要的时间和工作量。但是逻辑检查的建立和执行不应当只是因为计算机可以进行这种工作，或者是因为这种检查简单易行。逻辑检查建立的标准是看该数据的质量是否直接影响药物的有效性和安全性，以及这些数据的完整性和有效性：如有无数据的缺失，有无重复数据等。对于其他数据，是否建立和执行逻辑检验，则取决于检查该数据质量的成本效益。

数据审查应当选择最有效的方式。例如，对文字类数据，虽然计算机程序可以对其文字或字符串进行所有可能的检查，但是，人工审查则可能更为有效、可信，尤其是在无法预知其文字或字符串的前提下，这种优势就更为明显。

在研究初始阶段，应用以上的几种数据审查方法，对每个研究机构开始几个受试者的数据进行全面的检查，及时发现数据质量问题，以了解研究机构对研究方案的理解是否正确以及是否遵守数据收集的要求。在临床研究进程中，动态的数据审查与清理可以使得“问题”数据尽早得以发现与解决，以达到及早锁定数据库的目的。表 10 列出了数据审查工作的主要内容。

3.5 数据清理过程——差异管理

数据管理员清理“问题”数据的过程称为差异管理(discrepancy management)。

临床数据审查中发现的问题，主要通过内部和外部两种方法解决。内部解决方法是根据比对 CRF 中其他部位的数据作出判断，最后解决问题。这个过程主要由内部数据管理员来完成，故称为内部解决。“问题”的外部解决，主要是由数据管理员向研究者发出质疑表的形式，最终获得差异的解决。

对数据审查中发现的问题，如果带有普遍性，要针对具体的问题进行诸如研究方案的修改、CRF 填写指南的修改或者是加强对研究者/研究单位的培训。对违反研究方案的机构要加强监查，并限期加以改进。当汇总的描述性统计结果发现某研究机构的数据和其他机构存在显著性差别时(如报告过多或者过少的药物不良事件)，也应该加强对机构和研究者的稽查。

表 10　数据审查的主要内容

数据审查	主要工作描述
检查 CRF 及其填写质量	检查方案中预期的 CRF 是否收到、是否有缺页或缺项、是否已完成录入，如果是二次录入法，两次录入有无差异，差异是否已纠正 检查诸如受试者代码等具有唯一性标志的数据是否一致 检查 CRF 中，研究者对异常数据的注解/说明
检查数据的完整性	检查由外部提供的电子化数据(如中心实验室数据，ECG 数据)是否已准确地录入数据库 检查与研究目的紧密相关的，能够支持药物的有效性和安全性分析的数据，以及这些数据的完整性和有效性：有无数据缺失，有无重复数据 不良事件的名称、发生日期和时间、严重程度、严重性(是否是 SAE)、采取的措施、试验用药剂量调整、结局、缓解日期、是否因 AE 退出试验、与试验用药的关系填写是否完整，用语是否规范
检查数据的有效性	检查日期类数据的有效性，如是否完整 检查离散值群的使用是否合理有效，如有的变量只能是“1”或“2”中的一个，而不能是“3” 检查数字类数据(如血压、身高)是否在预期的范围内，核实超出正常范围的数据是否合理
检查数据的逻辑性	完成方案中规定的所有不良事件/严重不良事件的记录与报告 实验室数据等第三方数据的一致性检查，是否存在差异 数据的交互检查，如受试者报告有不良事件，应该有相对应的医学处理或用药的记录 根据入选顺序或给药顺序，核查各中心受试者入选日期是否与随机序列相符
检查方案依从性	是否遵守标准操作规范，如是否在研究开始之前签署知情同意书 有无违反研究方案，如既往病史和治疗史是否和方案入选标准等要求相矛盾，筛选期的实验室检查异常是否和方案排除标准相矛盾；合并用药(包括既往用药持续到现在的和试验期间合并用药)有无违背方案的规定 检查受试者在整个研究期间前后数据的一致性，如访视日期的顺序，首次服药时间到各次访视的时间是否符合方案中规定的时间窗口 脱落或被剔除受试者的试验中止日期和中止原因是否已填写完整

3.5.1　差异内部解决

数据审查过程中发现的问题，需要数据管理人员去清理。大约 2/3 的问题可以通过检查受试者其他 CRF 数据而得到解决，另外 1/3 的问题需要通过发放数据澄清表(data clarification form，DCF)的形式，要求研究者提供进一步的说明或解释，而寻求问题的最终解决。内部数据管理员主要可以解决以下的问题：

(1) 因字迹不清而录入错误数据

无论用何种录入方法，数据录入错误都难以避免。例如，对于 CRF 上书写不清、难以辨认的数据，数据录入人员在尽最大可能录入时，注明数据书写不清，可能有差异等。数据管理人员在数据审查时，通过检查 CRF 表中的其他数据或者受试者其他访视的 CRF，有时便能确定这些辨认不清的内容，从而解决差异。

(2) 数据缺失，但无法补救，解决时只确认其真实性：“确实如此”(OK as is)

有经验的数据管理员可以利用检查受试者的 CRF 数据，解决大部分的差异。在审查受试者的实验室检查数据时，数据管理员发现一些检查项目，因为各种各样的原因(如受试者漏访、样品不足、或者样品不适合分析，如溶血等)，而没有进行分析。当在建立数据库的逻辑检验时，这些检查项目被定义为不可空缺项，因而系统会产生许多差异。由于这些实验室分析的不可追溯性，数据管理员在查询了 CRF 以及 CRF 上的研究者注释后，证实这些项目的确没有检测。此时数据管理员可以解决差异，并注明“确实如此”。

(3) “问题”数据可以经过前后对比做“显而易见”的更正(self evident correction, SEC)

“显而易见”的更正是指对 CRF 中的很明显的错误进行纠正。它的目的是避免向研究者发数据质疑表来查询，因为该错误是显而易见。例如，明显的拼写错误，数据因为单位不同而发生转换时的计算错误，以及很明显的数据没有被填入或填入错误(如受试者的代码错误)等。最常见的例子是不良事件中，在回答受试者是否有不良事件时，回答为“否”，但是又填写了不良事件的名称，以及出现时间等信息(图 2)。

此次访视是否有不良事件出现 [2] 1=是，2=否

不良事件名称：头疼

不良事件出现的时间： [1|2] [0|9] [1|0]
(DD MM YY)

图 2 受试者不良事件 CRF 的部分信息

当这种情形出现时，很显然，受试者此次访视没有出现不良事件的回答是错误的。此时，数据管理员可以“显而易见”地更正这一错误。此时，申办者要保留 CRF 更正记录的原件，而研究者要保留其复印件，并与研究文件一起归档保存。

还有一个常见的例子，是受试者的访视日期被错误地记录成上一年的。假如此次访试是 2011 年 1 月，但 CRF 上却被错误的记录成 2010 年 1 月。

对于上述几种常见的“显而易见”的错误，有经验的数据管理员很容易地发现并予以纠正。但是，在做这种纠正时，应当注意以下几点：

(1) 这样的更正必须由经验丰富的数据管理员进行，执行应该非常严格，“显而易见”的原因必须有说服力，不可滥用。更正后不应对实际数据或实际结果造成影响。

(2) 这样的数据更正不可以作为数据录入指南的一部分。相反，这种更正只能发生在数据录入后的数据审查时，以便系统留下稽查痕迹。

(3) 内部解决方法的使用必须根据研究方案的具体特点，在研究进行之前事先定义好出现这些“显而易见”错误的处理办法，并记录在数据管理计划中。

虽然这样的更正不需要研究者的批准，但是数据管理员需要书面通知研究者有关该数据已经被更正的信息。即便是电话中提及，且研究者已经知情，数据管理人员和临床研究者也都必须同时记录，至少数据管理部门应将这些讨论结果以书面的形式通知研究者。其目的是保证数据库数据与研究基地的数据保持一致。

(4) 研究者主动更正

有时在研究者递交 CRF 之后，CRF 数据还没有被录入与审查，或者数据质疑表尚未

发出，但研究者就已经发现 CRF 中的问题。此时，研究者可以使用人工 DCF 对已经递交的 CRF 上的数据作更正。此时，数据管理员可以根据接收到的研究者的人工 DCF 对数据库进行修改，如果质疑表已经产生，同时要关闭该质疑。

3.5.2　差异的外部解决

如果数据管理人员无法自行解决临床研究数据的任何问题，则必须通过外部途径，即通过向研究者发出数据澄清表，或数据质疑表的形式使问题得以解决。ICH GCP[5.5.3 (b)]的要求：

> 当使用电子数据处理系统或远程电子系统时，申办者应当建立使用这些系统的 SOP 的要求，数据管理中心应当有一套书面的有关查询的生成、送出、审查以及数据库更改的工作指南。

3.5.2.1　质疑表的生成

DCF 是申办者发给研究者的要求研究者对 CRF 上的潜在的数据问题作具体说明/澄清的一种表格。研究者在质疑表上对所提出的问题加以回答或解释后，并将 DCF 返还给数据管理员。质疑表可以是计算机系统自动生成的，也可以是由数据管理员手工制成的。每一个质疑表都有其唯一的自身识别号(unique discrepancy ID)，便于检查该质疑表的状态，以防缺失。

取决于所使用的数据管理系统，有的可以依据系统中差异的类型、连同逻辑检验以及 CRF 上的信息一起自动生成 DCF。由于这些质疑表是在逻辑检验程序运行后由系统自动生成的，故又被称为系统生成 DCF。自动生成的查询一般包括：

(1) 缺失(没有问答的)数据。

(2) 非正常范围内的数值。

(3) 不一致的数据。

(4) CRF 的缺失或者延迟。

(5) 重复的 CRF。

但对于一些无法用计算机逻辑检验加以捕捉，仅能依靠数据管理员、CRA，以及医学审查人员手工检查发现的数据，如实验室检查、SAE 的一致性检查，以及通过检查报表等发现的数据，则须由手工建立质疑表。这种由人工建立的含有需要研究者回答的质疑表就叫人工 DCF。

数据管理员手工生成的质疑表主要用于以下情形：

(1) CRF 表头信息的缺失。

(2) CRF 中难以辨认的数据。

(3) CRF 缺失页。

(4) 空白 CRF。

(5) 无效的受试者代码。

(6) 无效的研究中心代码。

(7) 无效的访视日期。

(8) CRF 上研究者所写的评论不清。

(9) 前后 CRF 上的信息不一致。

(10) CRF 上的数据无法录入数据库。

(11) 单选项目中，研究者选择了 2 个或多个选择。

(12) 质疑表返回时没有研究者的签名或日期，或者回答不正确。

例如，研究方案要求，受试者年龄应在 18~40 岁。但是如果发现某入选受试者 CRF 上报告的年龄(按照出生日期计算而得到)为 45 岁，则要求研究者对此作出说明：

> 人口统计学报告，该受试者的年龄为 45 岁。但研究方案要求受试者的年龄应在 18~40 岁。请检查并确认受试者的年龄。

各申办者或 CRO 都有自己不同的 DCF 结构要求。DCF 表头一般都包括申办者的名称，公司徽标，研究者的名字，研究单位的名称、代码，表体主要有受试者代码、访视时间、CRF 页码、CRF 中存在差异的描述以及提供给研究者回答问题的相应空间，脚注有研究者的签名及日期(质疑表样表见附录 2)。

有的申办者的 CRA 使用现场手工质疑表(附录 3)。这些质疑表是打印出的模板，以便 CRA 在现场监查时使用。监查时，如果发现任何与源文件的不一致，CRA 便会使用现场手工质疑表，要求研究者回答。然后再与其他 CRF 一起发送到数据管理部门，以便数据管理员依据此表格对 CRF 和数据库进行更新。质疑表要求有 CRA 和研究者签名。而 EDC 的使用，使得 CRA 可以直接在 EDC 系统中对“问题”数据向研究者发起质疑。

3.5.2.2 质疑表的审核与发送

质疑表生成以后，数据管理员需要再次比较 CRF 表上的数据与数据库中的数据，以确定该质疑表是否合理有效。如果质疑表中的问题是合理的，该质疑表需要发送到研究机构/研究者并要求他们作出澄清。如果质疑表上的问题是数据录入的错误，或者逻辑检验的设置不当，则该质疑表就不需要送交到研究机构/研究者。还有的质疑表流程是：数据管理员首先比较 CRF 表与数据库中的数据，然后再决定是否生成质疑表。

正如逻辑检验一章中强调的，任何逻辑检验都必须通过严格的测试，以确保准确捕捉问题数据。但是，由于各种各样的原因，逻辑检验也不能完全捕捉所有的问题数据，主要表现在：

(1) 真正的“问题”数据没有被发现。

(2) 没有问题的数据则被发现是“问题”数据并产生质疑。

(3) 每一个受试者都有相同的“问题”数据。

在这些情况下，一定要仔细检查这些质疑的产生是否正确合理。有时，CRF 上研究者手写的评注(虽然不建议这样做)对于质疑的解决很有帮助。如果逻辑检验对同一受试者 CRF 发起多项质疑，应该检查这些质疑是否真的是由一个问题引起的，如果是，应该针对这个问题产生质疑表。例如，当某一 CRF 缺失时，针对该 CFR 上的数据的逻辑检验都会产生差异。此时，数据管理人员在核查质疑表时，重点应当是质疑研究者有关该 CRF 的缺失，而不是针对该 CRF 上的数据问题。

3.5.2.3　研究者对查询问题的回答与质疑表的返回

研究者在收到数据管理中心发出的对研究数据的质疑后，应根据质疑表上的问题，经核对原始数据，如病例记录、实验室检查记录等，对问题作一回答，并签名和签署日期。质疑表经影印后与 CRF 一同保存于研究机构的研究文件档案中，其原件则返回数据管理中心。

3.5.2.4　质疑表的接收

质疑表返回到数据管理中心后，数据管理中心要在质疑表上记录接收到的日期，并转交项目数据管理员。根据接收到的质疑表的自身识别号，数据管理员修改该质疑在差异管理系统中的状态(如已接收等)。

3.5.2.5　质疑的解决

数据管理员在接收到由研究机构/研究者发回的质疑表后，根据质疑表上研究者提供的信息，如果研究者的回答合理满意，数据管理员便关闭该质疑并：

(1) 更改 CRF 信息(遵守 CRF 数据更改的程序，原则上数据管理员不应该在原始 CRF 上更改数据)。

(2) 更改数据库数据(此时数据库应留下稽查痕迹)。

这样，“问题”数据得到纠正，差异得到解决。如果研究者对于问题的解答不合理或者又导致另外数据“问题”的产生，此时，数据管理员应再发起另一个质疑，再次要求研究者澄清(再次发出的质疑可以使用前一个质疑的标识号)，直至问题完全解决。

3.5.2.6　质疑表的追踪与报告

无论质疑表是以何种形式(自动或人工)产生，数据管理机构应当有记录和追踪质疑表的方法。追踪质疑表的目的就是保证所有的质疑都被处理且无遗漏：如质疑表的生成、发送、接收等。每一个质疑表都要有其独一无二的识别号。质疑表追踪的主要内容有：

(1) 质疑表需要送交到哪个研究机构/研究者。

(2) 质疑表送交给研究机构/研究者的日期。

(3) 从研究机构/研究者接收到的质疑表返回的日期。

(4) 质疑解决的日期。

质疑表追踪报告有助于数据管理部门及时掌握质疑的整个过程。常用的报告有：

(1) 追踪总结报告，分别列出本研究中所有质疑表的状态和数目：有多少已解决、多少已送出等。

(2) 质疑表明细表，列出每一受试者质疑表的明细：如质疑表生成日期、错误类型、目前状态等。

(3) 具体的质疑表。

数据清理工作(外部解决)的流程见表 11。

表 11　数据清理工作(外部解决)的流程

差异管理	主要流程	主要工作
差异的产生	审查与发现数据问题	人工检查或者逻辑检查
质疑表的管理	产生数据质疑表	启动内部记录并跟踪数据质疑表，质疑表状态为“生成”
	检查质疑表	核实质疑表上数据的真实性
	发送质疑表至研究者	发送数据质疑表至研究者，质疑表状态改为“发出”
	研究者解释后，质疑表返还至数据中心	质疑可以经电话、传真、电子邮件，或者 CRA 的现场监查等途径解决 完成后的质疑表经签字后送回申办者的数据管理机构 在接收后的规定时间内(如 24 小时内)注明已接收并转交数据中心 质疑表状态改为“接收”
差异的解决	质疑的解决	将 DCF 粘贴于所属 CRF 的背后 按照 DCF 的信息对 CRF 和数据库上的数据作相应的修改(并签名及标注日期) 修改数据库数据时，系统应该产生稽查痕迹以记录数据变化的历史 质疑表状态改为“已解决”或者“关闭” 质疑表和 CRF 一起归档 研究机构应该保留质疑表的复印件并与 CRF 一同归档
质疑表的追踪	质疑表状态的追踪	复印、扫描、保存已解决的质疑表 修改质疑表追踪记录 发现/寻找缺失的质疑表 最终的质疑表状态应为“关闭” 检查质疑表的完整性与合理性 如果解释不合理，重复以上步骤，再次发起质疑。

3.6　EDC 中的数据清理

除了数据可以较早进入数据库外，EDC 的另一个优点是它的高效数据清理的功能。在研究开始之前，数据管理员按照研究方案的具体要求，对可能存在的数据质量问题分别建立逻辑检验。当数据经 EDC 进入数据库时，对录入数据的逻辑检验也开始运行。当检查发现有“问题”的数据时，系统会给出“出错”的信息，要求数据录入者做出更正。也就是说，一方面，在数据录入的同时，及时发现并纠正数据录入的问题，从而增加了数据录入的准确性；另一方面，数据管理员和 CRA 可以在 EDC 系统内，对数据问题直接质疑研究者，这样节省了质疑表管理过程(见本章 3.5.2)中所需要的时间和资源，大大提高数据清理的效率。表 12 总结了纸质研究与 EDC 研究在数据清理过程中的差异。

表 12　比较纸质研究与 EDC 研究在数据清理过程中的差异

数据清理工作	纸质 CRF	EDC 研究
差异的产生	在完成数据录入数据库后进行	数据录入时或者录入后
差异的管理	对“问题”数据的核实是在数据库以外，以质疑表的形式提交给研究者	取决于 EDC 的功能：如果 EDC 没有核查的功能，对“问题”数据的核查与纸质相同。有的 EDC 系统有实时在线的核查功能
差异的修改	依据研究者完成的 DCF，对 CRF 和数据库中的“问题”数据做出修改 修改者：数据管理员	对数据库中“问题”数据进行在线及时修改 修改者：研究者
差异的解决	数据库数据修改后，差异关闭	有的系统在问题数据修改后自动关闭，有的需要人工关闭

EDC 系统的在线检查功能要求数据管理员对 EDC 的功能有比较深入的理解，并按照适当的程序验证步骤，对所建立的检验程序作全面的测试与验证(见第 4 篇第 6 章：逻辑检验的建立与验证)。

EDC 系统的另一个特点是它的开放性，即数据可以在任何时间被录入、审查或修改。

3.7　数据更改的记录

数据在录入研究数据库后，有时需要更改。这种更改有的源于研究者自行的发现，有的是数据管理部门和 CRA 在审查数据时对研究者提出的质疑，而导致数据的更改。数据管理机构应当具有一套更改数据的标准操作规范。

当更改数据时，研究者和申办者的数据中心必须保留更改数据的文件记录，以及研究者的签名和日期，以确认新的数据。纸质研究一般通过 DCF 来实现。此时，DCF 要与其他研究文件，如 CRF，一起保存归档。

EDC 系统，研究者会按照质疑的要求更改数据。但是，非基地人员对数据的修改一定要遵循相应的 SOP。任何更改数据的记录，应当提供给研究机构归档。所有数据更改的文件都被视为研究的必要文件，要受到日后的稽查或审查。

纸质研究与 EDC 研究中数据更改的比较见表 13。

当数据首次录入数据库后，随即系统便启动稽查痕迹的功能。之后，数据的任何变化都应当被真实地记录下来：如更改者的用户名、更改的日期和时间、更改的原因，以及更改前后的数据等信息。更改后的数据不允许掩盖以前记录的数据信息。为了使数据更改记录准确一致，有些 EDC 系统提供了一套标准的更改原因，如数据录入错误、研究者更改等。数据一经更改，新的值连同更改原因等一同记录在稽查痕迹中。更改原因不可以被编辑。有时，也可以有类似评论的窗口，可对更改理由作进一步的说明。在 EDC 和纸质研究中，所有的数据都应当得到研究者的批准和签署。数据签署后发生的任何更改都必须在获得研究者重新批准和签署后才能有效。

表 13 比较纸质研究与 EDC 研究的数据更改

数据更改的类型	纸质研究	EDC研究
录入更改或纠正错误更改	CRF 填写指南应当规定 CRF 数据更改的方法与要求 数据录入(数据库)指南应当规定数据更改的过程与要求；数据库中数据的任何更改都应该在稽查痕迹中显示 如果同意数据更改的信息来自电子邮件或电话交流，研究基地和数据管理中心都应该建立该受试者的文档，详细记录讨论的过程与决定，并与研究文件一起保存	当更改 EDC 数据时，系统应当提供给用户有关数据修改原因的对话框，以输入更改的原因，并作为稽查痕迹的一部分，保存在数据库中。 更改者以及更改的时间也应该保存在数据库中
数据质疑表更改	由系统或手工产生的质疑表，经研究者或基地指定人员同意后，与相应的 CRF 一起保存在基地和数据管理机构，由数据管理员执行 CRF 数据的更改和 数据库数据的更改	质疑的发起、回复及其历史记录都保留在 EDC 的稽查痕迹中： 数据的更改在 EDC 中进行，由研究者或其指定人员执行
“显而易见”的数据更正	“显而易见”的数据更正应当记录在数据管理计划和数据清理指南中	“显而易见”的数据更正应当记录在稽查痕迹中
由基地启动的更改	由基地启动的数据更改应当经人工 DCF 和 CRF 一起提交给数据管理机构，也可以单独提交	由基地启动的数据更改应当作为基地提供的新信息记录在稽查痕迹中

第4章　临床研究数据的医学质量审查

我们已经反复强调了临床研究数据的质量在临床研究中的重要性。到目前为止，数据管理工作的重点一直在强调临床数据的质量，也就是说，数据管理机构在临床研究中的重点是关注数据，如数据是否有缺失、各数据间是否一致。但是，近年来，对临床研究数据的医学审查也日益受到临床研究机构的重视。本章在数据审查与清理一章的基础上，专门介绍对临床研究数据的医学审查，以强调医学审查在临床研究中的重要性。

不同的临床研究机构，负责医学审查的人员各不相同。在大型的制药企业，一般都有专门的医学部门，负责临床数据的医学审查。而有的数据管理机构，已将医学审查纳入自己的工作范围。但是由于医学审查需要接触大量临床数据，而医学研究者对于如何利用这些数据并不非常熟悉，特别是EDC应用，使得数据的录入与获取更加便利。所以，有的机构则要求数据管理人员提供数据或建立基于这些数据的汇总表格，以便医学人员进行审查。还有的是数据管理员直接负责医学质量审查。

数据管理CRO，在承接申办者的数据管理业务时，若能同时提供医学审查的服务，无疑可提高业务的竞争力，因为医学审查可为申办者提供很多的有关临床研究的早期信息，为临床研究的早期决定提供数据基础。

4.1　医学审查定义

医学审查是从医学专业的角度，评估临床数据的质量，及时发现临床研究中可能存在的药物的安全性与有效性的问题，并为临床试验的早期决定提供数据的基础。

4.2　医学审查的内容

数据的审查与清理一章介绍了对源数据的核查。源数据的核查也包括从医学的角度，对临床试验源数据间的交叉检查，以检查数据的一致性，如：

(1) 既往病史与伴随用药的一致性。

(2) 体格检查与既往病史的一致性。

(3) 体格检查、既往病史与入选标准或者排除标准的一致性。

此时的核查要求监查者具有临床医学经验，并根据医学知识判断数据间是否存在问题，因此有时也被称为医学核查或医学审查(clinical/medical review)。由于事先很难确定试验中会出现哪些医学逻辑问题，因此很难用计算机的逻辑检验来检查。

医学审查的内容还包括:

(1) 检查是否遵守研究方案，如受试者是否按照方案规定的访视时间窗口。

(2) 有无方案中提及的禁用药。

(3) 受试者的安全性、AE/SAE 的事件名称、与试验药物的关系，以及不良事件的转归。

(4) 合并用药的名称、剂量、适应证、使用方法是否合理。

(5) 不良事件和伴随用药等 CRF 数据的合理性等。

例如，如果受试者报告有不良事件发生，在伴随用药中一般要有对该不良事件的处理/用药的记录。当受试者因不良事件而中止试验时，源数据的核查要在该受试者的终止页中，终止原因是不良反应事件，而在不良反应事件页中，该不良反应事件的处理措施是终止试验。

此外，医学审查还可以检查临床研究的质量和临床研究的进程，如受试者的招募，各中心的受试者入选数量、速度以及与研究计划的差距。医学审查还可以通过比较各基地的受试者信息，发现研究者在临床研究中的可能问题，如对方案的误解，以及不当行为等。

4.3　医学审查的目的

早期发现临床研究中的问题，保证临床研究的质量，确保受试者的安全性。

4.4　医学审查使用的工具

医学审查使用的工具多为统计分析常用的软件，如 SAS 等，国外也有专门用于聚合数据分析的软件，但大多数价格昂贵，而且对中文不兼容。所以，开发我国自己的专门用于医学审查的工具将为临床研究的医学审查工作带来极大的便利。特别在临床研究标准化发展的今天，这一工具也将为制药企业、数据管理中心，以及药监评审机构带来极大的方便。

4.5　医学审查的主要指标

(1) 临床数据的聚合分析审查。

(2) 病患特征分析(patient profile)。

(3) 临床研究质量评估。

4.5.1　临床数据的聚合分析审查

ICH GCP 要求，临床研究的申办者要确保受试者的安全。通过对聚合数据的例行分析和监测，申办者可以早期发现临床研究中可能的风险。对风险的评估，以及密切监测风险的发展趋势，最终可以达到控制风险，从而保证受试者的安全。聚合分析审查主要使用以下几个指标：

(1) 不良事件总结表。

(2) 不良事件频数表。

(3) 严重不良事件频数表。

(4) 因不良反应导致受试者脱落的总结表。

(5) 受试者处置表(patient disposition table)。

(6) 具有临床意义的实验室数据列表。

(7) 实验室数据变化表(shift table)。

有关聚合分析的指标请分别参阅第 5 篇第 5 章 实验室数据的管理,第 5 篇第 6 章 不良事件与严重不良事件：收集、报告与一致性检查和第 6 篇第 3 章临床数据管理中的数据报告。

4.5.2 病患特征分析

病患特征分析(patient profile)是通过对某一特征的受试者的所有临床数据的分析，以了解药物对于该受试者的影响，其目的是发现潜在安全性问题的信号。这种安全性问题，并非研究者手册中已经预料的，它有可能是新发现的药物的安全性隐患。病患特征分析的意义在于通过观察这些个体的安全性问题，并将发现的线索应用于其他受试者，观察这些安全性问题是否也存在于其他受试者，从而推测该安全性问题的范围与趋势。简单地说，病患特征分析是由点到面的分析。

病患特征分析中，首先注重的受试者的特征是：

(1) 研究中的所有的脱落者。

(2) 研究中的因为不良事件而脱落的受试者。

(3) 具有某一类的不良事件/严重不良事件的受试者。

(4) 某项异常的临床实验室检查的受试者。

(5) 某项特殊的伴随疾病的受试者。

病患特征分析的时间依治疗领域以及观测的指标而异。一般说来，在研究开始前 1/3 的时间内进行首次病患特征分析。对分析中的任何异常发现，医学审查人员与数据管理人员都要与药物安全部门人员一起，对临床研究的安全性作整体的研究和评估，并提供是否要继续进行试验的建议，这样，为早期决定提供事实依据。

4.5.3 临床研究质量评估

临床研究质量评估主要注重于临床数据的质量：如研究者对研究方案的依从性、受试者的招募是否合理、入选的受试者是否符合方案的要求，以及数据本身的医学质量。临床研究质量的另一个重要评估指标是检查关键数据的质量，要确保这些数据准确无误，且没有缺失(表 14)。

表 14 临床研究质量评估的主要内容

评估内容	评估目的
严重违反研究方案	检查受试者的方案依从性
是否满足入选标准	确保入选的受试者符合方案的要求
检查关键数据的质量	确保用于分析的主要指标的可利用性和准确性
检查质疑解决的时间	确保问题数据的及时合理解决
检查试验过程中可能的造假行为或不当行为	保证临床研究的质量，以及用于数据分析的指标的真实可靠和完整性

4.6 医学审查关注重点

医学审查关注的重点在于试验整体的数据质量。传统中的数据清理工作(如数据缺失、前后数据的不一致等)并不是医学审查关注的重点。一般来说，医学审查主要关注以下几点：

(1) 临床研究的总体质量和问题。

(2) 聚合分析中发现的问题，病患特征分析发现的问题。

(3) 研究基地的问题：研究中的造假与不当行为、方案的依从性、加强对基地的培训、加强对基地 EDC 系统的培训与实时支持、完善系统用户手册等。

(4) 明确数据的流程与时间要求：数据录入数据库的时间、质疑解决需要的时间。

(5) 纠正和预防措施(CAPA)。

例如，在一次汇总统计中，我们发现某一研究基地的某一 CRF 数据的错误率明显高于其他基地，经调查发现，该基地的研究者以及研究助理均未参加申办者主办的研究者会议。因而产生该 CRF 填写的错误。经过培训后，这样的错误得到纠正。与此同时，我们还对尚未参加研究者会议的其他研究者做培训，以防止这些基地发生同样的错误。

图 3A 中的中心 3 和 B 中的中心 2，它们的受试者脱落率和平均不良事件数分别明显地高于或低于其他中心(图 3)。

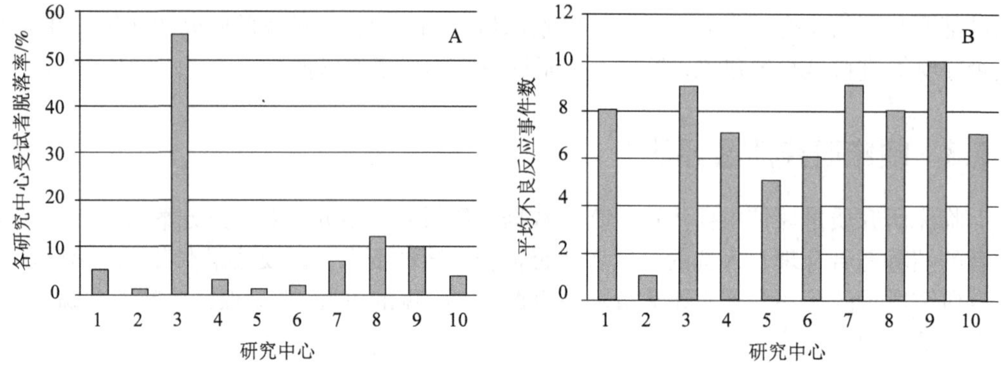

图 3 各研究中心受试者脱落率(A)和各中心报告的平均不良事件数(B)

对有不当行为的研究者，申办者应当加强监查，并限期要求改进(见第 6 篇第 1 章：临床研究数据的质量控制与质量保证)。

4.7　临床研究中的不当行为

欺诈和研究不当行为是指任何故意严重偏离通行做法的行为，如捏造、伪造和抄袭等。它们是违反职业道德和职业标准的行为。临床研究过程中的不当行为，时有发生。涉嫌造假的人有申办者、研究者，也有受试者。

在检查不当行为时，必须严格区分无辜与无知、疏忽与恶意作假：

(1) 无辜与无知：因为不知道(无知)而违反规范的要求，导致执行中产生错误，如当受试者在签署知情同意书时没有签署日期，研究者在几天之后要求受试者补上，并签署几天前的日期。

(2) 疏忽：因客观原因，忽视了规范的要求而产生错误。如研究者事先填写好受试者每次访视日期，但当某一访视没有发生时，忘记作相应的更正。

(3) 恶意作假：主观上刻意违反规范的要求，如研究者虚构受试者及其研究数据。

对于无辜或疏忽，可以通过教育与培训的方式加以纠正，但对恶意作假，一经发现，要严厉批评，直至取消临床研究的资格。

4.7.1　研究不当行为的原因

出现不当行为，如欺诈和恶意作假，有各种各样的原因，其中主要原因是为了个人的经济利益或学术地位，有时也是因为个人的虚荣心。研究者的粗心大意或者业务水平低下也会导致不当行为的发生。监查员在研究基地给研究者的压力(如入选受试者不足等)，有时也会导致不当行为的发生。

4.7.2　不当行为的主要表现

不当行为的主要表现在于捏造杜撰并不存在的受试者或者受试者的数据，主要表现形式有：

(1) 受试者并不存在。

(2) 受试者病史记录作假。

(3) 测试数据作假。

(4) 检查数据来自其他受试者，或者是同一受试者的其他不同的访视的数据。

(5) 错误的访视日期。

(6) 访视日期和事件不匹配。

4.7.3　发现不当行为的方法与途径

有的时候，临床研究中的不当行为很难被发现。大多数的不当行为首先是由 CRA 在例行的临床监查工作中发现某些线索，或者是在医学审查中使用聚合分析的方法，发现某研究者的数据明显不同于其他研究者而引起申办者的注意。有效的稽查也可以发现研究基地的不当行为。

发现不当行为的主要线索有：临床研究的所有结果都近乎完美，如完美的记录，但这些数据与源数据不匹配，或者各项数据记录间相互冲突，研究者无法提供受试者的原始记录资料或者实验室分析的原始记录；在稽查面谈中，研究者表现紧张，并试图寻找各种理由推脱责任，或者是怪罪他人等。

在稽查中，通过比对 CRF 中的数据与受试者的源数据(如医疗记录等)也可以发现可能的不当行为，如临床检查的结果有惊人的一致。例如，在一起案例中，50 个受试者的血压都是 80/120 mmHg，而心率有 45 人为 60 次/分，所有的记录都为同一个记录者。在稽查面谈中，该研究助理承认了作假的事实。另一个例子是发现同一基地的 5 个受试者在 3 个不同访视中的 ECG 测量值都是一样的，在稽查面谈时，发现研究者使用的是手工测量结果，而这种方法研究者已经使用了 5 年。这看起来像是作假，但实际上是一个无辜的错误。所以，我们应当将作假行为与“诚实的错误”区别开来。

除了通过聚合分析的方法发现欺诈或不当行为，通常也依靠稽查员的直觉，这就要求稽查员具有敏锐的观察力和不断探索的精神，对发现的具体情况进行分析、验证、调查和评估，最后得出结论，重要的是采取相应的措施，防治不当行为的再次发生。

4.7.4　预防行为不当的主要措施

(1) 加强对研究者的教育和培训，如 GCP (ICH、世界卫生组织或 SFDA)、SOP 和伦理的培训。

(2) 申办者与基地工作人员建立并保持良好的工作关系。

(3) 加强对研究者和研究数据的有效审查、稽查，或者独立检查。

总之，在临床研究中，作假和严重不当行为是存在的，但数量很少。很少有人愿意承担一项任务而又不好好工作。此外，所有人都会犯错误，这是正常的，所以，对于无知与疏忽不要无限放大，避免上纲上线。但对于恶意造假，应当严厉处罚，毫不留情。

第 5 章　实验室数据的管理

5.1　概述

临床研究的外部数据一般是指在研究者的研究基地以外获得的，由第三方提供的临床研究数据。临床中心实验室数据是典型的外部数据。外部数据的接收、检查、录入(数据库)、清理与报告是数据管理的重要工作。外部数据的完整性与质量将直接影响到数据库锁定的时间以及临床数据的质量。

5.1.1　外部数据的分类

按照数据获得的方式，外部数据可以分为以下几点。

(1) 生物样本分析数据：临床实验室数据、药物代谢 PK/PD 数据、生物标记物的检测数据等。

(2) 外部仪器检测数据：ECG、生命体征检测数据、图像等。

(3) 受试者的记录：受试者电子日记、电子化的受试者报告结局等。

5.1.2　外部数据的意义

所有临床研究都会涉及外部数据。有资料显示，临床研究数据库中，外部数据约占所有临床研究数据的 70%。

临床研究的目的是检查药物的安全性与有效性。实验室检查的结果可以为药物的安全性与有效性提供直接的证据。例如，在降胆固醇药物或降血糖药物临床研究中，临床实验室血胆固醇或血糖检查的结果是衡量药物是否有效的最直接证据。不良事件也包括临床实验室检查中的异常发现。药物安全性报告中也包括临床实验室检查的异常发现。主要用于安全性检查的实验室指标有以下几个方面。

(1) 肝功能检查：丙氨酸转氨酶(ALT)或称谷-丙转氨酶(GPT)、天冬氨酸转氨酶(AST)或称谷-草转氨酶(GOT)、碱性磷酸酶(ALP)、γ-谷氨酰转肽酶(GGT)、总胆汁酸、总胆红素(T-Bil)和直接胆红素(D-Bil)。

(2) 肾脏功能检查：血肌酐、尿素氮、血尿素氮与肌酐的比值、肌酐清除率。

(3) 心脏损伤检查

① 心肌酶谱：肌酸激酶(CK)、肌酸激酶同功酶 MB 亚型(CK-MB)、α-羟丁酸脱氢酶(α-HBDH)和乳酸脱氢酶(LDH)。

② 心肌损伤指标：心肌肌钙蛋白 I(c-TNI)、CK-MB、CK-MB 质量(CK-MB mass)、

CK。

③ 心梗风险预测指标：心肌肌钙蛋白 T(c-TNT)、CK-MB 质量、超敏 C 反应蛋白(超敏 CRP)。

④ 心电图检查。

(4) 特殊检查：这些检查并不涉及药物的安全性与有效性，但是可以说明药物的代谢过程，如药代分析；或者是阐述药物作用的生物学过程，如基因组(genomic)或蛋白质组(proteomic)研究；或者是说明药物作用的环节或者作用机制，如生物标志物(biomarker)等。

5.1.3 外部数据的特点

临床研究的外部数据一般都有以下几个特点：

(1) 由第三方分析机构提供。

(2) 数据以电子化的形式传输。

(3) 数据量大。

外部数据的特点决定了对这些数据的管理必须使用外部检查的方法。由于外部数据，如 PK、ECG 和 eDiary 等，与临床中心实验室数据的管理过程较为接近，特别是这些数据一般也都是由(特殊)实验室提供，所以，本章将所有的外部数据统称为实验室数据，并以临床实验室数据管理为代表，统一介绍外部数据的管理过程。

5.1.4 外部数据管理的基本要求

数据管理机构对外部数据的管理要求是：

(1) 要有一套关于实验室数据/外部数据的收集、传输、检查、测试与批加载(batch loading)的标准操作规范。

(2) 明确研究中所要检测的项目名称、单位以及正常值范围。

(3) 明确电子化文件中数据的格式、传输方式与传输频率。

(4) 与提供数据的实验室保持良好的交流渠道及解决问题的途径。

5.2 临床实验室定义

我国卫生部根据国外的经验并结合我国的具体情况对临床实验室做出了如下的定义：

临床实验室是指以诊断、预防、治疗人体疾病或评估人体健康提供信息为目的，对取自人体的材料进行生物学、微生物学、免疫学、化学、血液学、生物物理学、细胞学等检验的实验室。

5.3 临床实验室分类

按照临床实验室样本的处理过程和分析场所，临床实验室一般分为：

(1) 中心实验室，包括专项实验室(specialty lab)。

(2) 本地实验室。

5.3.1 中心实验室(包括专项实验室)

同一临床研究的所有受试者的样本都在同一实验室或同一旗下的实验室进行分析，以保证样品分析结果的统一性(如统一的测试方法、仪器、试剂、操作流程、结果报告、测试单位，以及正常值范围等)。专项实验室一般专注于某项专门检查或分析，分析一般需要非常丰富的经验和先进的仪器或技术，如检测生物标志物、药物体内的代谢过程和 PK/PD 等；有的专项实验室只专注于某一特定的检查分析，如 ECG、图像检查、基因序列分析和肿瘤基因分离等。鉴于专项实验室在临床研究数据管理过程中与临床中心实验室也有很多相同之处，我们也暂且将它归入中心实验室的范畴。

5.3.2 本地实验室

本地实验室是在地理上靠近研究基地，这样便于受试者样品的收集。分析结果一般也较快获得。中心实验室与本地实验室的异同及优缺点列于表 15。

5.4 实验室数据管理

5.4.1 实验室数据管理的挑战

在临床数据管理中，对实验室数据管理是对数据管理员的最大挑战，不仅是工作量大，难度也高，对综合知识(计算机技术、医学知识、实验室分析等)的要求也多：

(1) 实验室数据占临床研究数据的 2/3 以上，并经常作为药物的安全性和有效性评价的指标。

(2) 临床实验室检测结果经常可以提示研究者关于受试者对药物的反应以及受试者的健康状况。

(3) 临床实验室检测结果可以作为受试者入选或排除的指标。

(4) 数据管理员需要一定的医学知识对实验室数据进行审查和清理，以便对实验室数据问题提出质疑。

(5) 中心实验室数据一般都要求电子化传输与批加载，这就要求数据管理员掌握数据库知识、文件传输知识以及数据流程知识。

(6) 在临床实验室数据管理中，需要进行实验室数据库与研究数据库的一致性检查。这些检查有的比较容易，有的则比较困难：

①当受试者的人口学数据不一致时，如何处理，应采取什么措施？

②如果实验室使用了不同的检查方法或单位，研究者是否知道？

③如何处理不同实验室检测数据的差异？

④相同的检测项目但使用不同的检测单位、不同的正常值范围，它们之间如何转换？

表 15 中心实验室与本地实验室的比较

	中心实验室	本地实验室
样本的处理与分析场所	所有受试者的样本都集中于一个中心进行处理与分析，或者在同一 SOP 下进行相同的操作(同一旗下的实验室在各国/各地的分支机构)	地理上靠近临床研究基地或者受试者
使用范围	多中心或国际化临床研究 分析范围多见于临床化学、血样和尿液分析等	多用于肿瘤研究，其实验室分析结果决定受试者是否继续给药以及给药的剂量
是否提供电子化的分析数据	多提供	一般不提供
数据录入方式	批加载(batch loading)	手工录入
参考值/正常值范围	一般只有一个参考值范围	每一实验室必须提供自己的参考值范围
项目检查的单位	同一检查，相同单位	不同实验室，分析方法不同，单位也可能不同
数据管理工作	提供电子文件的要求与规范 工作量相对小	实验室数据的收集、审查、清理与报告，工作量大
数据质量	相对较高	相对不高
数据的质疑	少	多
优点	使用一套分析仪器、分析方法和分析试剂 统一的样本收集、运送与人员培训 统一的分析结果，同样的单位和正常值范围	由于样本于当地分析，节省运送时间和费用 容易很快获得分析结果
缺点	样本的运送耗时 不易及时获得分析结果	由于数据的手工抄录，容易出错 每个实验室间使用的分析方法不同，分析结果会有偏差 使用不同单位和不同的正常值范围，数据的统计分析较困难 有时正常值范围很难获得

5.4.2 数据管理员在实验室数据管理中的主要工作

数据管理员对实验室数据管理工作与其他临床数据管理没有多少不同，但在研究启动前的准备工作内容更多，范围更广。

5.4.2.1 临床研究启动前

(1) 要根据研究目的与研究方案，决定是否需要做实验室检查，或样本分析，如果需要，确定检查或分析的时间与分析的指标。

(2) 决定是选择中心实验室还是本地实验室。

(3) 设计收集实验室数据的病例报告表。

(4) 根据实验室提供数据的方式，决定数据录入数据库的方式。

(5) 尽早选择中心实验室，并签订工作合同。除了提供的实验室分析数据外，合同中应明确原始数据的归档保存的时间与责任。

(6) 确定与中心实验室联系的人员，并保持与实验室的良好交流。

(7) 收集中心实验室分析项目的名称、单位及其正常值范围。

(8) 建立实验室数据收集、传输、审查、纠正、批加载以及电子化数据的保存与归档等的标准操作规范。

(9) 在研究开始前，要求中心实验室提供测试文档，以保证实验室提供的数据在结构上是正确的。

5.4.2.2　临床研究进行中

(1) 按照数据传输协议，接收实验室电子数据文档。

(2) 实验室数据录入前的审查与纠正。

(3) 实验室数据的批加载。

(4) 实验室数据的审查与清理。

(5) 按照变更控制的要求，确保实验室正常值与测试单位得到及时更新。

(6) 在数据库锁定之前，收集研究项目的所有实验室累积型数据，并对该数据做完整的审查与批加载；要求实验室解决最终的累积型数据中发现的问题。

(7) 审查和清理所有的实验室数据，确保所有的质疑都得到解决。

5.4.2.3　临床研究结束前

(1) 实验室数据的质量检查。

(2) 实验室数据的锁定以及临床数据的锁定。

(3) 电子数据的保存和归档。

5.4.3　实验室的选择、评估和稽查

制药企业在确定了研究方案中的实验室检查项目后，按照研究的规模和范围，着手选择和评估临床实验室，其重点是对实验室的稽查(包括实验室的资质)。稽查主要是确保实验室提供数据的准确性和可靠性，如实验室仪器与分析方法(包括所使用的计算机系统)的验证，以及数据的产生、保存、检查与传输等过程。

5.4.4　数据传输

本地实验室数据的收集一般经过纸质 CRF，其数据的收集过程按照纸质 CRF 的流程和要求。在建立 CRF 时，强调本地实验室使用的分析单位与正常值范围；关注实验室数据录入的准确性；重视对缺失数据、异常数据，以及重复数据等的检查。

中心实验室数据的收集主要是通过电子化的文件形式传输。样本在中心实验室经处

理分析后，其分析数据则按照合同中规定的要求提供给申办者，数据经数据管理员审查后，批加载进入申办者数据库，再做进一步的审查与清理。

在研究开始之前，数据管理员要根据研究方案以及外部数据传输的操作程序的要求，为中心实验室制定一份详细的数据传输协议(data transfer agreement，DTA)，对外部数据的结构、内容、传输方式、传输时间，以及工作流程等作具体的技术要求。在研究尚未揭盲时，如果实验室数据可以显示受试者的用药或处理信息，如 PK 数据，该协议中应该要求实验室数据也保持“盲”态。数据传输合同主要包括以下内容：

(1) 数据的载体(DVD/CD)，是否具有密码保护、传输方式(电子邮件、FTP、sFTP)等。

(2) 文件格式(SAS、ASCII、xml、txt 或 excel 等)。

(3) 数据文件传输的频率(每月一次还是按照数据管理员的要求)。

(4) 传输文件的命名原则。

(5) 文件的具体规格与样式。

①变量名及其对齐方式(左对齐、右对齐等)；

②各变量的长度；

③数据类型(数字型、字符型、日期型及其样式，如 YYYYMMDD 等)；

④在文件中的次序与位置；

⑤数据之间分隔号，如“|”、“，”或者空白格“ ”等；

⑥关键变量，如研究代码、研究者代码、受试者代码、访视、样本代码等。

(6) 分析项目的名称、单位、特殊字符或者特殊编码。

(7) 样本分析时对样本状况的评论(如受试者未禁食、样本溶血、分析时样本在室温下放置时间已超过 24 小时等)。

(8) 研究方案之外的分析项目处理。

(9) 样本重新测试结果的处理。

(10) 实验室数据清理计划、质疑过程、错误的识别与纠正过程。

(11) 数据传输的类型，是递增型(incremental)还是累积型(accumulative)。

(12) 实验室联系人员的姓名及联系方式。

(13) 申办者数据管理员/联系人的姓名及联系方式。

(14) 合同的签署及生效日期。

有的数据管理中心则将该合同分为三个独立的文件：

(1) 数据传输协议。

(2) 文档格式要求(file format specification, FFS)。

(3) 数据清理计划。

数据传输协议是实验室数据管理的一份重要文件，协议的准确性将直接影响实验室数据的管理，乃至临床数据管理的效率。为确保中心实验室人员完整准确地领会协议的全部内容与要求，在协议中还应当特别注明，在研究开始前，实验室必须提供一份测试文档，用于检查该文档能否准确地批加载入测试数据库，从而确定实验室是否满足数据传输协议规定的对文档格式的要求。经验显示，数据库锁库的延迟中，一半以上的原因是由于实验室数据的问题。

5.4.5　实验室数据的 CRF 设计和数据库设计

在病例报告表的设计一章(本书第 4 篇第 3 章)中，我们知道实验室数据是多次收集型数据，由于每一次分析的项目可能很多，建议实验室数据的 CRF 采用每一访视一个 CRF 的形式。收集的数据以“瘦高型”的标准化结构保存(见表 16)，参见第 4 篇第 5 章：研究数据库的建立与验证。

表 16　一份典型的收集实验室数据的 CRF

实验室名称：

样品采集日期 □□ □□ □□□□ DD　MM　YYYY　　样品分析时间 □□ □□ HH　MM

	测试名称	测试值	单位	评论
血液学检查				

中心实验室常提供电子化的数据文件，以便于批加载，故纸质研究中也没有实验室分析的纸质 CRF。从这个意义上说，中心实验室数据收集过程是典型 EDC(见第 3 篇第 7 章：电子数据采集系统)。本地实验室的数据是研究者根据实验室报告将所需要的数据先填写到纸质 CRF 中，然后再由数据管理机构将纸质 CRF 数据录入到数据库。本地实验室 CRF 的流程与其他纸质 CRF 的流程没有区别。除了录入方式不同外，中心实验室和本地实验室对实验室数据库设计的要求是相同的。实验室数据 CRF 一般收集以下几个内容：

(1) 样本采集日期/时间。

(2) 样本分析日期/时间。

(3) 分析项目的名称。

(4) 分析项目的结果。

(5) 分析项目的单位。

(6) 分析项目的正常值范围。

(7) 中心实验室名称。

(8) 实验室分析人员关于样品分析的评论。

5.4.5.1　分析项目的名称

制药企业可以使用内部制定的一套实验室分析项目的命名原则，如 WBC 代表白细胞、AST 代表天冬氨酸转氨酶，并要求中心实验室遵守其命名原则。但近年来随着标准化的发展，用于临床研究的实验室样本的分类、名称、单位及其编码等已趋向统一，但不同的领域依然使用不同的术语或代码系统，如，

(1) 临床数据交换标准协会——术语(CDISC standard–terminology)。

(2) 观测指标标识符逻辑命名与编码系统(logical observation identifiers names and codes，LOINC 代码)。

(3) 医学系统命名法-临床术语(systematized nomenclature of medicine–clinical terms，SNOMED CT)。

(4) HL7 标本来源代码(specimen source code)。

5.4.5.2　正常范围

在临床研究中，单一的实验室检查结果的数值如果没有和自身比较或者和正常范围比较，这一数值并没有多少意义。一般来说，实验室检查结果都用于作自身比较，如用药前后的变化，或者与自身基线比较。这种比较可以帮助直接了解药物对该指标的影响。更多的时候，受试者某项指标的数值还可以与其参考值比较。

参考值，也称为正常值，是实验室经过一系列对大量健康人群样本的检测而计算出的正常范围。它受到年龄、性别、疾病过程和地域的影响。因此，就某项特定的检查而言，参考值范围会因为这些因素的变化而变化。

当实验室的检测方法、检测仪器、使用的试剂和操作流程发生变化时，其正常值或正常值范围也会产生变化。此时，数据管理机构需要按照变更控制的原则，及时更改该实验室的正常值范围，并在数据管理计划中加以记录。

有时，临床研究的正常值也会采用教科书中的标准，但在使用这一标准时需要做特别说明。

在临床上，经过与正常值的比较，研究者可以观察试验药物的安全性与有效性。但更多时候，研究者更注重的是该项指标的变化是否具有临床意义(clinical significance, CS)。一般来说，对于临床研究中出现的具有临床意义的实验室检查结果，研究者需要对其作出评估，如果是不良事件，研究者应当给予适当的医学处理和报告(见第 5 篇第 6 章：不良事件与严重不良事件：收集、报告与一致性检查)。

临床研究中使用的参考值范围一般都有低限和(或)高限、测量单位和开始生效时间。有些项目在低于正常值时有临床意义，有些项目在高于正常值时有临床意义，还有一些项目在高于或者低于正常值时都有临床意义(见表 17)。

表 17　实验室检查有临床意义的范围

有意义的范围	注解	举例
低限	测量结果低于正常值时有临床意义	血红蛋白 男:<2.02mmol/L；女:<1.86mmol/L
高限	测量结果高于正常值时有临床意义	谷-丙转氨酶(ALT)/谷氨酸转氨酶(SGPT)>60 单位/升
双相	测量结果低于或高于正常值时都有临床意义	血糖 男：3.85~6.05mmol/L；女：3.58~7.7mmol/L

5.4.5.3　实验室数据的接收

中心实验室数据的收集主要通过电子化的方式进行，因此在研究开始之前，数据管理员要建立电子文档传输协议，并对传输文档的格式要求作严格的规定。

实验室数据接收的主要问题是接收过程中的安全性，即如何保证自实验室发出后到数据批加载入数据库之前，传输数据的完整性不受破坏。每个数据管理机构对此有不同的做法，如使用文件加密保护、使用安全文件传输协议(sFTP)，以及文件的自动化管理以减少人为的操作过程等。接收后的另一个问题是如何保存这些实验室数据，尤其是当每次传输的数据都是以递增型(incremental)的时候。

递增型数据只含有新的数据或者修改过的数据，先前已经传输过的数据就不在包括在递增型数据中。与递增型数据相对应的是累积型(accumulative)数据，即每一次的传输都包括上一次的所有数据。递增型数据与累积型数据的主要区别总结于表 18。

表 18　递增型数据与累积型数据的主要区别

数据传递类型	递增型传递	累积型传递
数据内容	只包含新的数据或者修改后的数据	所有数据，包括前次已传递的数据以及新的数据
文档大小	小	大
传递速度	快	慢
批加载的频率	频繁	不频繁
数据输入前的检查	只检查新数据	所有数据都要检查
数据进入数据库	快	慢
发现与追踪问题数据	难	相对容易
如果需要重新输入	每一个文档都要再输入	只要输入最后一个文档
文档的保存	所有接收到的文档都要保存	可以只保存最后一个文档

有时，为了提高数据管理的效率，及早获得临床实验室数据，可以在研究进行期间使用递增型数据传输和批加载，在研究结束后以累积型数据做最后的批加载，并保存该文档。

5.4.6　实验室数据批加载前检查与批加载

实验室数据的清理主要包括加载前的检查和加载过程中的检查。

由于实验室数据是以电子化文档的形式提供，因此加载前的数据检查方式是计算机的程序检验。尽管数据管理软件本身有的就带有外部数据核查的功能，但更多的时候，用户自己开发的核查软件或程序更符合用户的要求。实验室数据加载前检查的主要内容有：

(1) 检查受试者代码、实验室代码、访视日期、样本收集日期等与数据库是否一致。

(2) 检查项目是否完整，有无漏检项目。

(3) 数据中是否有重复的数据。

(4) 非访视计划中的实验室数据的安排是否合理。

(5) 重复检测的项目是否符合文档的要求。

当文档数据通过计算机的核查后，数据可以进行批加载。如果数据库接受这些数据，逻辑检验程序将对它们进行进一步的数据库内的审查。否则，数据库将无法接受这些数据的加载，此时要求数据管理员根据数据库提供的信息，按照数据传输协议中的纠错程序要求实验室核查并纠正数据，直到问题的解决。

5.4.7　实验室数据的审查与清理

实验室数据因为由数据管理机构和研究基地之外的第三方(即中心实验室)提供，有时出现的问题是弄错了样本标签上的受试者识别标志、研究者的代码、访视时间、样本采集时间或者日期、或者产生 “张冠李戴”的样本。此时，由实验室提供的受试者信息与数据管理数据库中的信息相冲突，数据则无法录入。一旦出现这样的问题，数据管理员应当立即启动质疑机制，要求研究基地/研究者或者中心实验室作出解释。有的申办者还要求 CRA 参与这一过程，并对实验室数据作监查。

数据进入数据库后，启动数据管理系统的逻辑检验程序。数据管理员也需要对进入数据库的数据作相应的关联检查和医学审查，并对发现的问题启动质疑(见第 5 篇第 3 章：临床数据的审查与清理)。实验室数据审查时应该重视的问题主要有：

(1) 样本采集日期和时间是否有效。

(2) 实验室数据有无缺失，如有分析项目名称，但没有分析结果，或者反过来，只有分析项目结果，但没有分析项目名称。

(3) 是否有数据的重复。

(4) 检查实验室数据有无单位，是否存在多个单位。

(5) 检查实验室数据有无正常值范围。

(6) 如果受试者入选或者排除标准取决于临床实验室检查结果，逻辑检验是否启动以发现问题，并作出提示。

(7) 对于临床研究中出现的实验室检查的异常，如因肝脏功能受损而引起的转氨酶升高等，相应的临床处理是否已经作出。

本地实验室，由于其数据主要以手工录入为主，常见的问题则是手工录入的错误。因此，在对其做数据审查时，除了上面提到的问题外，还应该注意：

(1) 样本分析的日期或时间。

(2) 分析结果中的小数点位置。

(3) 测试单位是否正确。

(4) 是否有手写难以辨认的地方。

对于数据审查中发现的问题，数据管理员应当启动质疑机制，向研究者或者是实验室提出有关数据质量的问题，并要求其作出解释或更正(见第 5 篇第 3 章：临床数据的审查与清理)。实验室数据的报告可以帮助数据管理员进行数据审查和医学审查，并发现异常数据(见本章 5.6)。

5.5　实验室数据的监查

对于实验室数据审查中发现的问题，CRA 要对这些数据作 100%的源数据核查。如果发现问题，实验室要立即做出纠正并作记录，而数据管理系统的数据库在做出更正时则应生成稽查痕迹。此时，要在数据管理计划中作出记录。CRA 对实验室数据的监查过程与对研究基地的监查过程相同。

5.6　实验室数据的报告

临床实验室数据在临床研究中占有重要的地位。临床实验室结果可以用于药物安全性与有效性的分析。特别是有临床意义的结果要作为不良事件，得到及时的医学处理。这样，对实验室数据的报告以及报告的及时性就显得非常重要。另一方面，数据管理员或临床研究者对临床实验室数据的审查在很大程度上依赖实验室的数据报告。但是，实验室数据由于其数量巨大、数据的结构相对复杂，如正常值范围和单位等，使得实验室数据的报告又会有很大的难度，特别是一些特殊用途的报告。这些都要求数据管理机构能够开发出一套便于实验室数据管理、评估和质量审查的报告。这里简单介绍建立实验室数据报告的一些方法，以供参考。

5.6.1　实验室变化表

如前所述，临床试验中，实验室指标分析的具体数值本身可能并不十分重要，临床研究则更多的是关心从其数值变化的情况。所以，经常将实验室指标分为正常、异常无临床意义和异常有临床意义等。对于实验室指标发生异常且有临床意义的变化，可作为不良事件来处理，实验室变化表(shift table)是它的最常用的报告方式。

实验室变化表是展示受试人群中某一分析指标相对于正常范围随时间而移动或变化的人数或比例。实验室变化表可以直观地反映在不同访视期间或者是治疗前后该分析指标的变动情况，因此，它受到数据管理员和临床医学人员的广泛欢迎。

实验室变化表的建立是根据各访视期分析的项目与正常值范围的比较后综合得出的。表 19 解释实验室变化表的概念与分析过程，以帮助对实验室变化表的理解；而表 20 是基于表 19 的血糖的实验室变化表。以血糖测定为例，在给药前的第一次访视时，血糖分析结果显示每个受试者都处于不同的血糖状态(高于正常、低于正常，或者正常)，在经过给药后的第二次访视时，血糖检测发现，受试者的血糖，与给药前的第一次访视相比发生了移动。例如，5 号受试者的血糖由给药前的低于正常移动到正常(表 19 中 a 处)，而 14 号受试者的血糖由给药前的高于正常移动到低于正常(表 19 中 b 处)。

表 19　实验室变化表分析图

受试者	访视 1：给药前血糖水平	访视 2：给药后血糖水平	访视 1：给药前血糖水平→					访视 2：给药厚血糖水平			
			低→低	低→正常	低→高	正常→低	正常→正常	正常→高	正常→低	高→正常	高→高
1	高于正常	正常								1	
2	低于正常	低于正常	1								
3	高于正常	正常								1	
4	正常	正常					1				
5	低于正常	正常		a[1]							
6	高于正常	低于正常							1		
7	高于正常	高于正常									1
8	正常	正常					1				
9	低于正常	高于正常			1						
10	高于正常	低于正常							1		
11	高于正常	高于正常									1
12	低于正常	高于正常						1			
13	正常	高于正常							b[1]		
14	高于正常	低于正常									
15	低于正常	正常		1							
		计数	1	2	2	0	2	1	3	2	2
		百分比/%	6.7	13.2	13.3	0.0	13.3	6.7	20.0	13.3	13.3

这样，将所有受试者的这种移动综合情况绘制成表 20，就成为典型的血糖的实验室变化表。由于该表表达清晰，已经成为临床研究中研究者经常使用的表格。事实上，实验室变化表可以用于对任何随时间变动的分类数据变动趋势的分析。

建立实验室变化表的两个要素：

(1) 分析的数据要有正常值范围，以确定该数值在正常值中的位置(高于正常、低于正常或者正常)。

(2) 分析的数据要在不同的时间点或者访视期，以确定测试值在 2 个时间点的变动情况。

计算机的应用程序(如 SAS 或 SQL 等)的开发可以帮助制作或分析实验室变化表，用户还可以自行设计或选择感兴趣的实验室指标制作实验室变化表(如表 21)。数据管理员也可以为临床研究者提供这方面的帮助与服务。

表 20　血糖的实验室变化表

访视 1:给药前血糖水平	访视 2：给药后血糖水平		
	低于正常	正常	高于正常
低于正常	1(6.7%)	2(13.3%)	2(13.3%)
正常	0(0.0%)	2(13.3%)	1(6.7%)
高于正常	3(20.0%)	2(13.3%)	2(13.3%)

表 21　实验室变化表(基线对用药后一周与用药后两周的变化)

			用药后一周			用药后两周		
			低	中	高	低	中	高
基线值	对照组	低	0(0%)	1(25%)	0(0%)	0(0%)	0(0%)	1(25%)
		中	0(0%)	2(50%)	0(0%)	0(0%)	0(0%)	2(50%)
		高	0(0%)	0(0%)	1(25%)	0(0%)	0(0%)	1(25%)
	给药组	低	0(0%)	2(20%)	1(10%)	0(0%)	0(0%)	3(30%)
		中	0(0%)	5(50%)	0(0%)	0(0%)	2(20%)	3(30%)
		高	0(0%)	2(20%)	0(0%)	0(0%)	0(0%)	2(20%)

5.6.2　实验室数据分析图表

临床实验室数据都是随各访视而收集，但在数据的分析审查和报告中，常需要将相同的分析项目按照访视排列，这样便于发现数据的质量问题或数据的变化状况，特别在发生异常变化的时候，这种表达方式则更为直观。此外，实验室数据分析图表、报告等也会有助于数据的表达与审查。数据管理员掌握这些图表的制作无疑会给实验室数据管理带来极大的便利。这里列出实验室数据的几种图表类型，仅供作样式上的参考：

(1) 随访视时间的实验室数据列表(访视纵列)，见表 22。

(2) 随访视时间的实验室数据列表(访视横列)，见表 23。

(3) 实验室数据在各访视的分布图，见图 4。

(4) 实验室数据的 CTCAE 分类在各访视的柱状图，见图 5。

(5) 实验室数据散点分布图，见图 6。

表 22　随访视时间的实验室数据列表(访视纵列)

Patient	Lab group name	Lab name	Visit number	Visit name	Lab value	Lab units	Range low	Range high
44121	ENZYMES	ALT/GPT, SGPT	11	TP1 V1	26	U/L	7	56
			12	TP1 V2	28	U/L	7	56
			13	TP1 V3	29	U/L	7	56
			14	TP1 V4	33	U/L	7	56
			23	TP2 R3	42	U/L	7	56
			99	FOLLOWUP	22	U/L	7	56
		AST/GOT, SGOT	11	TP1 V1	28	U/L	14	36
			12	TP1 V2	25	U/L	14	36
			13	TP1 V3	30	U/L	14	36
			14	TP1 V4	33	U/L	14	36
			23	TP2 R3	36	U/L	14	36
			99	FOLLOWUP		U/L		
		Alkaline phosphatase	11	TP1 V1	79	U/L	38	126
			12	TP1 V2	82	U/L	38	126
			13	TP1 V3	81	U/L	38	126
			14	TP1 V4	89	U/L	38	126
			23	TP2 R3	73	U/L	38	126
			99	FOLLOWUP	70	U/L	38	126
		GGT	11	TP1 V1	13	U/L	12	43
			12	TP1 V2	12	U/L	12	43
			13	TP1 V3	11	U/L	12	43
			14	TP1 V4	17	U/L	12	43
			23	TP2 R3	26	U/L	12	43
			99	FOLLOWUP	14	U/L	12	43
		LDH	11	TP1 V1	553	U/L	313	618
			12	TP1 V2	459	U/L	313	618
			13	TP1 V3	648	U/L	313	618
			14	TP1 V4	712	U/L	313	618
			23	TP2 R3	707	U/L	313	618
			99	FOLLOWUP	658	U/L	313	618

访视期

表 23　随访视时间的实验室数据列表(访视横列)

PATIENT	LABGRPX	Lab Name	LABSTDU	LLC	ULC	访视期									
44122	COAGULATION	PTT	sec	23	32	29	28.6	28.6	26	24.5		27.1	24.8	30.8	25.4
		Prothrombin time	sec	10.5	13.5	12.4	12.3	12.3	11.1	10.6		10.5	10.6	11.6	11.6
	DIFFERENTIALS	Baso, absol.	10^9/L	0	.1	.01	.01	.01	.01	.01	.01	.01	.02	.01	.02
		Eosinophils,absol.	10^9/L	0	.6	.04	.07	.09	.14	.14	.13	.13	.12	.12	.11
		Lymphocyte,absol.	10^9/L	1.2	3.5	1.07	1.13	1.19	1.44	1.15	1.2	1.47	1.59	1.65	1.29
		Monocyte,absol.	10^9/L	.2	.8	.41	.51	.52	.36	.5	.5	.85	.61	.59	.58
		Neutrophil, absol.	10^9/L	1.9	6.8	2.96	2.84	2.77	2.99	4.56	3.26	5.31	3.85	3.62	3.7
	ELECTROLYTES	Calcium	mmol/L	2.1	2.55	2.24	2.16	2.19	2.27	2.16	2.28	2.15	2.22	2.29	2.38
		Potassium	mmol/L	3.6	5	4.2		4.1	3.7	4.2	4.2	3.9	4.2	3.9	3.6
		Sodium	mmol/L	137	145	144		144	145	139	143	143	145	141	142
	ENZYMES	ALT/GPT, SGPT	U/L	7	56	24	22	42	213	117	57	106	62	91	132
		AST/GOT, SGOT	U/L	14	36	25	26	31	65	71	47	75		75	120
		Alkaline phosphatase	U/L	38	126	80	87	115	240	197	154	204	136	171	194
		GGT	U/L	12	43	21	20	55	288	238	142	279	141	225	333
		LDH	U/L	313	618	670	662	735	664	737	792	963		882	1019
	HAEMATOLOGY	Haematocrit	%	36	44	31.9	32.8	34	34.6	34.5	37.8	37.6	35.3	34.8	36.6
		Haemoglobin	g/dL	12	14.7	10.4	10.5	11	11.1	11.5	12.6	12.4	11.8	11.8	12
		MCV	fL	81	98	95.5	97.3	95.5	93.5	92.7	93.1	92.8	92.4	92.1	96.3
		Platelets	10^9/L	150	400	236	254	222	225	239	242	250	204	233	239
		Red blood cell ct.	10^12/L	3.86	4.94	3.34	3.37	3.56	3.7	3.72	4.06	4.05	3.82	3.78	3.8
		White blood cell ct.	10^9/L	3.9	10.1	4.49	4.56	4.58	4.94	6.36	5.1	7.77	6.19	5.99	5.7
	SUBSTRATES	Albumin	g/dL	3.9	5	4.4	4.7	4.6	4.4	4.4	4.7	4.7	4.3	4.5	4.3
		Bilirubin, total	mg/dL	.17541	1.28634	.29235	.52623	.35082	.81858	.5847	.46776	.64317	.46776	.64317	.46776
		Creatinine	mg/dL	.70122	1.19886	1.0179		.89349	1.00659	.96135	1.05183	1.02921	.98397	.97266	1.02921
		Glucose	mg/dL	59.466	109.922	99.11	93.704	93.704	106.318	91.902		95.506		97.308	95.506
		Urea	mmol/L	2.5	6.4	8.6		7.2	6.9	6.1	6.1	5.7	6.2	6.5	5.3
		Uric acid	mg/dL	1.68124	6.72495	.00427	.00409	.0043	.00472	.00434		.00372		.00419	.0044

>大于高限　　>小于低限

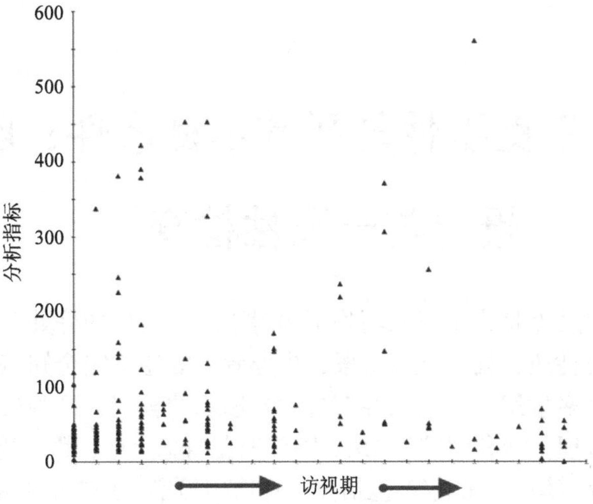

图 4　实验室数据在各访视的分布图

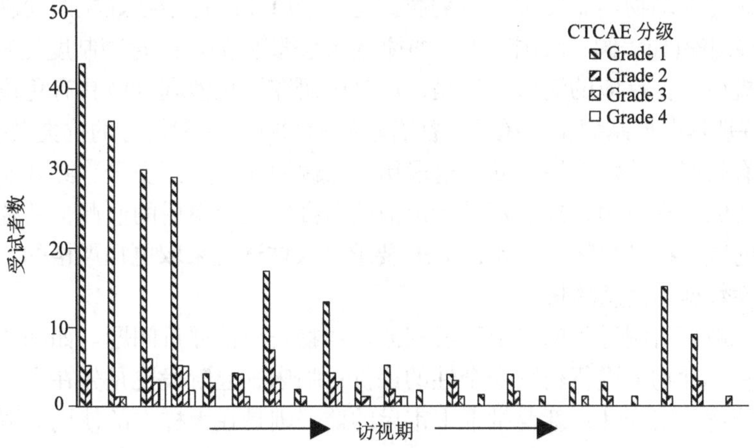

图 5　实验室数据的 CTCAE 分类在各访视的条图

注：CTCAE 是不良事件通用术语，详见附录 4

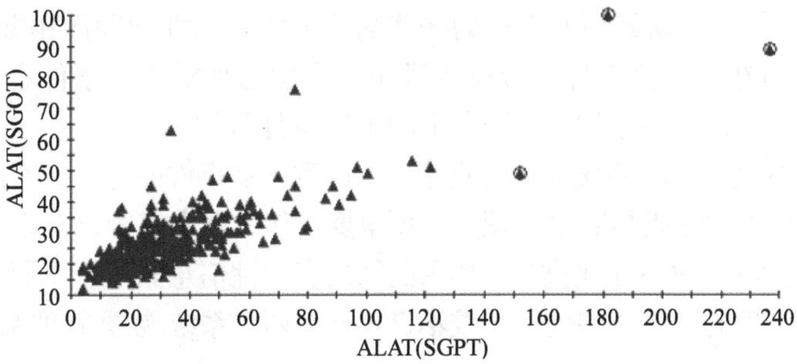

图 6　实验室数据散点分布图

第6章　不良事件与严重不良事件：收集、报告与一致性检查

临床研究的基本出发点是为了揭示药物干预对于疾病治疗的好处。但是，由于人体临床研究毕竟还是研究性质，处于试验阶段，申办者可能还不完全知道受试者将要面临的风险。在过去的一个多世纪，人类已经有过太多惨痛的教训，这些教训警告人们需要加强对药物安全性的管理。沙利度胺于1956年首先在西德上市，因它能治疗妊娠反应，迅速风靡于欧洲、亚洲、澳洲、北美(不包括美国)和拉丁美洲的17个国家。1961年以后，忽然发现这些国家的许多新生婴儿出现海豹肢症，上肢、下肢特别短，甚至没有臂部和腿部，手和脚直接连在身体上，有的儿童心脏和消化道畸形，出现多发性神经炎等。流行病学调查研究和动物实验发现，海豹肢症是由于患儿的母亲在妊娠期间服用沙利度胺所致。而有些国家(如美国、法国、当时的捷克和东德等)的药品管理制度比较严格，因而没有发生大规模不良反应的流行。但是，后来的研究发现沙利度胺具有免疫抑制和免疫调节作用，特别是在控制瘤型麻风反应症有较好的治疗作用和较好的抗炎及抗风湿作用，对骨髓瘤亦有较好的治疗作用。回顾这段历史，说明保证用药安全，必须制订严格的法规，成立必要的管理机构，加强药品上市前的审批以及上市后的监测，并建立健全的药物不良反应的监查报告制度。为此，ICH 要求对人体试验采取更加严格的监管，其中包括对于安全性数据的信息的报告。

事实上，新药研制过程的各个阶段都涉及药物安全性评价问题。如临床前的实验研究，主要是在小动物上进行药物安全性的评价；临床试验阶段也是先在人体做小样本试验，以评价药物的安全性；新药批准上市后的监督则是在大样本的使用人群中观察药物的安全性。

ICH 对药品的安全性与不良事件的报告机制都做了明确的规定。美国、日本、欧盟等国和地区均制定了相应的规范化管理条例，并以法律形式确立和实施。尽管如此，在过去的10年中，仍然可以见到上市后的一些药物因为安全性问题而相继撤出了市场。

数据管理人员在对不良事件的数据管理中，必须增加对不良事件定义的理解，以便更好地按照ICH 的要求，处理临床研究中的不良事件数据。

本章将以ICH为基础，系统介绍不良事件、严重不良事件的定义，不良事件CRF设计和报告等。不良事件的编码是数据管理的一项重要工作，但本书中已有论述(见第3篇第8章：医学术语与编码)，故不在此重复。如果药物的安全性信息储存于不同系统(如药物安全管理系统)，数据管理的工作还将包括严重不良事件在两个系统(数据管理系统和安全性系统)的一致性检查。

6.1　与临床安全性相关的定义和术语

6.1.1　不良事件

不良事件(adverse event，AE)或不良体验(adverse experience)系指患者或临床试验受试者在应用一种药物后发生的任何不良或不利的医学事件，但事件不一定与这一药物的使用治疗有因果关系。也就是说，不良事件可以是在药物使用期间发生的任何不能预期的不适体征(如实验室的异常发现)、症状或发生的疾病，它不强调这种疾病是否与药物有关。 临床研究中的不良事件都要记录在 CRF 中。

6.1.2　不良药物反应

在药物上市前，不良药物反应(adverse drug reaction, ADR)是指在临床研究期间或研究结束后出现的与试验用药(任何剂量下)有关的、有害的且不可预期的药物反应。药物反应的含义是药物与不良事件间有因果关系，至少有合理的可能性，或者不能排除这种关系。而在药物上市后的不良反应的定义是在人体上使用正常剂量来预防、诊断、治疗和改善生理功能时出现的有害的和未预知的对药品的反应。

不良的药物反应症状主要包括新发生的疾病或症状，并发症加重，实验室的异常发现加重等。

6.1.3　非预期的不良药物反应

非预期的不良药物反应(unexpected adverse drug reaction)是指不良反应的性质和严重程度与已有的药品资料不符(如在一个未获批准的药物临床研究的研究者手册)。

6.1.4　严重不良事件或严重不良药物反应

在临床试验期间出现的不良事件如果怀疑与药物有关(不良药物反应)，则可能是有意义的，足以导致药物开发途径的重要改变(如改变剂量、人群、必要的监测、知情同意书等)。尤其是那些最严重时能威胁生命和功能的反应，这种反应必须迅速向管理部门报告。因此，需要用特别的医疗标准或管理标准来定义这些反应，即由于其性质(严重性)，或由于其提供的有意义或未预期的信息，而需要快速报告。

“剧烈”通常用于描述一个特定事件的严重程度(如轻度、中度或剧烈头痛)。剧烈事件本身可能具有相对较小的医学意义，因而不一定是严重不良事件，如剧烈头痛可能不是严重不良事件。对“严重性”的判断往往是基于患者或事件的结局(outcome)，或对事件采取的干预措施。严重不良事件/体验(serious adverse event/experience, SAE)或反应(reaction)是任何剂量时发生的未预知的医学事件：

(1) 导致死亡。

(2) 危及生命。

(3) 需住院或延长住院时间。

(4) 导致持久的或严重的伤残。

(5) 先天畸形或出生缺陷。

从这个意义上说，轻度的中风可能就是严重不良事件。不良事件的严重性(不是严重程度)决定了是否要向药监管理机构报告。在判断是否要快速报告时，应当运用医学和科学的知识，以及其他可利用的信息，例如，一些重要的医学事件可能不会立即危及生命，或导致死亡，或需住院，但可能危害患者，或者为了预防出现任一上述定义中所列的其他转归而可能需要进行干预。这些重要的医学事件通常也被认为是严重不良事件。

6.2　不良事件 CRF 设计

不同机构在设计收集不良事件的 CRF 时，其样式有很大的不同，但不良事件 CRF 在内容上却是高度的一致。不良事件的报告要按照临床研究报告的要求，所以，其 CRF 收集的内容主要包括：不良事件描述，不良事件起止时间，不良事件的强度/严重程度，不良事件与受试药物的关系，不良事件转归，不良事件是否得到处理，对使用药物采取的措施，是否是严重不良事件和研究者评论等。

6.2.1　不良事件的描述

不良事件的描述(不良时间的名称)应该注意以下内容：

(1) 每一不良事件名称只可报告一个事件

例如，不可以将“咳嗽、头痛、耳鸣”列为同一个不良事件报告，因为它们可能在不同的时间出现，也可能会有不同的强度、处理及预后。如果将它们罗列为同一个不良事件,势必造成数据收集的偏差。更重要的问题是对这些信息编码将产生困难，编码人员也会要求研究者对其分别进行报告(见第 3 篇第 8 章：医学术语与编码)。

质疑表要求：

> 请检查该不良事件的描述，每一不良事件名称只包括一个症状或诊断。修改的记录要署名并签署日期后提交给 XXX 数据中心。对其他症状或诊断的报告使用单独的不良事件 CRF。

(2) 在报告症状、体征或诊断时，一定要注明解剖部位

如不良事件名称报告为“念珠菌感染”。因为没有发生的部位，不知道感染是在口腔、阴道，还是在鼻腔)。

质疑表要求：

> 请检查该不良事件的描述，并包括解剖学位置。修改的记录要署名并签署日期后提交给 XXX 数据中心。

(3) 不要使用缩写

缩写经常会引起误解，如 BOM 可以代表排尿时的烧灼感(burning on micturition) 或者双侧中耳炎(bilateral otitis media)

质疑表要求：

> 请检查该不良事件的描述，澄清缩写词 BOM 的具体内容，修改的记录要署名并签署日期后提交给 XXX 数据中心。

(4) 检查是否有拼写错误

不良事件名称的拼写错误会影响编码。

质疑表要求：

> 请检查对该不良事件的描述，确认不良事件名称的拼写是＿＿＿＿＿＿，修改的记录要署名并签署日期后提交给 XXX 数据中心。

(5) 注意不良事件描述的前后一致

例如，不良事件名称报告为“丘疹”，但在评论中描述为“两臂红色疹子，发痒”。由于这两种症状可能导致不同的编码，对它们的描述要前后一致。

质疑表要求：

> 请检查对该不良事件的描述或者评论项，以保证两者的一致。修改的记录要署名并签署日期后提交给 XXX 数据中心。

(6) 尽可能地报告诊断名称

如不良事件 CRF 中报告“肌肉酸痛、发冷、头痛、乏力、发热”。注释/评论部分说明是由流感造成的。如果真有流感诊断，不良事件 CRF 上要报告为流感。与流感有关的症状可以一并包括在不良事件名称里，或者在评论里加以描述。

质疑表要求：

> 请检查对该不良事件的描述，并在适当情况下(如果报告的诊断与症状直接相关)，报告诊断名称。修改的记录要署名并签署日期后提交给 XXX 数据中心。

(7) 如果研究者认为报告的不良事件与特定的生理状态(如青春期、绝经期)有关，如绝经期潮热，或者与某一疾病有关或者继发于某一疾病，如继发于充血性心力衰竭的水肿等，此时，这些特定的生理状态，或者疾病的诊断都需要在不良事件中报告。

(8) 不良事件的描述要使用医学词汇

不良事件报告“大腿疼”时，需要进一步的信息，如哪个部位，是否有病变、溃疡，关节磨损或是关节痛等。

质疑表要求：

请检查对该不良事件的描述，并澄清其医学名称________，修改的记录要署名并签署日期后提交给 XXX 数据中心。

有的数据管理系统对于不良事件的描述有字符长度上的要求，有的编码系统对此也有要求，所以不良事件描述要简单明了。

6.2.2 不良事件起止时间

不良事件开始出现的日期(onset date)/时间，是否已经消失，消失的日期(end date)/时间等是不良事件必须报告的内容。不良事件出现与消失的时间还可以帮助判定该不良事件是否与用药有关。

开始日期/时间是受试者第一次发生该不良事件时出现症状或体征的时间。 结束日期/时间是不良事件的症状或体征消失的时间。如果在试验结束后，症状仍未消失，这一不良事件就应当注明为继续，并在随访期继续观察。

6.2.3 不良事件强度或严重程度

不同研究项目有可能会用不同的指标来定义不良事件的严重程度(severity)或强度(intensity)，如轻度(mild)、中度(moderate)和重度(severe)。在肿瘤研究中一般多用不良事件通用术语标准来对不良事件进行分级(见附录 4 CTCAE 简介)。由于 CTCAE 等级 4 和等级 5 均为严重不良事件的范围，需要研究者立即报告并采取措施。

6.2.4 与受试药物的关系

不良事件是否与受试药物或治疗因素有因果关系(relationship)，需要研究者丰富的经验和对试验药物的全面了解，并从医学角度作综合判断，同时还要考虑多种因素，如发生的模式、时间关系、药物剂量的添加与减少时不良事件的变化，以及受试者的个体因素，如伴随用药、既往疾病和有关病史等。表 24 中的评定标准有助于分析不良事件与受试药物的关系(表 24)。

表 24　药物与不良反应关系的评定标准

药物与不良反应关系	药物与不良反应关系的评定标准
与药物有关	该反应的出现符合用药后合理的时间顺序，或出现反应时，体液或组织中已有相应的药物浓度 该反应符合所用药物已知的反应类型(如研究者手册以报道该反应) 该反应在停药后改善，重复给药又再现
很可能与药物有关	该反应的出现符合用药后合理的时间顺序 该反应符合所用药物已知的反应类型 停药后该反应得到改善 受试者的临床状态不能合理解释该反应
可能与药物有关	该反应的出现符合用药后合理的时间顺序 该反应符合所用药物已知的反应类型 受试者的临床状态或其他治疗方式也有可能产生该反应
可能与药物无关	不符合上述标准的任何反应

与受试药物的关系也可以使用：无关、可能无关、可能有关和有关。这种方法多用于无法确定药物与不良事件的因果关系时。所以，在研究方案中，与药物反应的关系要有明确的定义。

6.2.5　不良事件转归

当不良事件结束时，应当记录该不良事件结束的时间及其转归(outcome)，这些转归见表 25。

表 25　不良事件的转归

不良事件转归	定义
完全恢复	受试者完全回到先前的健康状态，没有任何潜在的影响
未完全恢复	受试者尚未完全回到先前的健康状态，不良事件需要继续观察，期望恢复而没有后遗症
有后遗症	受试者因该不良事件而对健康状态产生永久的变化，但该后遗症并不归为残疾
死亡	受试者死亡
不知道	后果不清楚

受试者一旦死亡，就属于严重不良事件，必须遵守相应的严重不良事件报告程序与时间。有的将转归则记录为解决，未解决，或者死亡。

有的时候，在报告不良事件时，对它的转归并不知道，因此 CRF 上该问题可能是空缺。数据管理员要密切关注这一问题，及时收集这一信息。

6.2.6　不良事件是否得到处理

当不良事件出现时，根据不良事件的状况，有的可能需要治疗。如果需要用药物治疗，需要在伴随用药中作记录。有时则需要非药物治疗，如理疗或卧床休息等。

6.2.7　对使用药物采取的措施

当不良事件出现时，有时需要对试验药物的使用及其使用剂量要采取适当的措施(action taken)，如根据研究方案以及不良事件的具体影响，对药物剂量作出以下的调整：

(1) 按研究方案继续给药，剂量不变。

(2) 减少剂量。

(3) 终止给药。

(4) 药物剂量增加。

(5) 药物停止后，再次使用等。

6.2.8　是否是严重不良事件

不良事件是否是严重不良事件，这要看它是否符合严重不良事件的定义。表 26 是目前收集严重不良事件时最常用的 CRF 设计格式。但在 CDASH 的 AE 域中，则建议直接将严重不良事件的五个标准分别作为独立的问题全部单独列出(见第 4 篇第 3 章：病例报告表的设计)。

表 26　收集严重不良事件的 CRF 设计格式

此事件是否是严重不良事件	□ 1=是　□ 2=否
如果选择“是”，请选择：	
□ 1=死亡	
□ 2=危及生命	
□ 3=需住院或延长住院时间	
□ 4=导致持久的或严重的残疾或机能不全	
□ 5=先天异常或出生缺陷	

ICH 对严重不良事件的报告有严格的时间限制。严重不良事件报告要求基地研究者提供相关的信息，并遵循报告程序。

严重不良事件的记录、管理与报告可能在不同的系统进行，因此，必须对两个系统的一致性作出检查，称为一致性检查(见本章 SAE 一致性检查)。

6.2.9　研究者评论

有时研究者会在 CRF 上对该不良事件做出评论，这些评论对不良事件的编码等可能有帮助。

6.3　不良事件 CRF 的收集形式

按照不良事件 CRF 在书式 CRF(CRF book)中的位置，不良事件收集的形式分为两种：一种是访视期型(period-by-period)，另一种是累积型(cumulative)。访视期型，是将不良事件 CRF 设置于研究的各个访视期；而在累积型中，所有不良事件的记录都指定在某一特定的访视期。这个访视期可能是实际存在的，如访视 1 期，也可能是人为命名的，如虚构的访视 0 期。但无论以何种收集方式，研究者都会在每次访视时收集并记录所发生的不良事件。收集的内容是完全相同的，所不同的是记录不良事件 CRF 的位置。在纸质研究中，这种位置上的差异，可能还会给 CRF 的提交和 CRA 监查带来影响。而这种影响在 EDC 研究中则不明显。不良事件 CRF 的 2 种收集形式的优缺点比较见表 27。

表 27　不良事件 CRF 的收集形式的优缺点比较

	访视期型	累积型
不良事件 CRF 的位置	不良事件 CRF 出现于每一次的访视，用于记录每次访视时报告的不良事件	不良事件的 CRF 设置于一个固定的访视期，用于记录研究期间发生的所有不良事件
记录新的不良事件 CRF 的内容	记录从前次访视到本次访视期间发生的所有新的不良事件	记录从前次访视到本次访视期间发生的所有新的不良事件
对已报告的不良事件的修改	检查上一次访视时报告的，仍然继续的不良事件的状况。如果本次访视时该不良事件的状况有变化 (如已结束)，则在不良事件 CRF 中重新输入一个与已报告的不良事件一样的记录，所不同的是该不良事件状况的变化	检查不良事件 CRF 上记录的仍然继续的不良事件的状况，如果本次访视时该不良事件的状况有变化(如已结束)，则直接在该不良事件的记录上修改其状况。
数据导出时	该不良事件有两个几乎相同的记录	该不良事件只有一个记录
数据的分析	复杂，2 个记录要合并成一个，如果主要变量不一致会造成合并的错误而影响报告	简单，只有一个记录
CRA 监查	CRA 在做访视监查时，不良事件的监查和核实相对容易 收集每一访视的不良事件 CRF 容易	CRA 较难依据访视期对每一个不良事件进行监查和核实 收集每一访视不良事件 CRF 较难，因为有的不良事件尚未完成
使用	多用于纸质研究	多用于 EDC 研究

不良事件的收集与记录有时具有挑战性，例如，相同的不良事件，如头疼可能多次反复发作，持续的时间和强度也不同，中间有时还会有加剧或者减轻，是否用药也不相同等。

6.4　不良事件与严重不良事件的报告

受试者在试验过程中都会经历不同程度的不良事件。尽管这些事件未必都和受试药物有关，但是，试验期间的严重不良事件都必须向有关机构(申办者、安全评定机构或监管机构)报告。

临床试验开始前，申办者和研究者应制定本次临床试验中关于不良事件的记录和严重不良事件报告的操作程序。其中至少应包括：有关术语的定义(如不良事件、严重不良事件、ADR、非预期的不良药物反应等) 、不良事件的记录要求和快速报告的标准。

严重不良事件的报告是药物安全药物警戒部门的工作，已经超出了本书数据管理员的工作范围，但是对于这一领域的了解将有助于进行 SAE 的一致性检查，与 AE/SAE 的分析报告。

在我国，药品临床试验中发生严重不良事件，应按 GCP 的要求在规定时间内分别报告国家食品药品监督管理局药品注册司、安全监管司；IV 期临床试验中发生的新的不良反应和严重不良事件同时报国家药品不良反应监测中心，并对受试者采取适当的治疗。

6.4.1 不良事件 CRF 的报告

不良事件 CRF 是按照研究方案，为记录研究过程中的不良事件而专门设置的。不管受试者的不良事件是否与试验用药有关，均应在原始记录中记录并转抄至病例报告中。不良事件报告的要点见本章 6.2 节。

不良事件应追踪观察、随访、记录不良事件的变化情况，其中也包括实验室检查 (如 X 射线检查、心电图等)和检验结果报告单等。

与其他 CRF 一样，不良事件 CRF 填写、发送、追踪与报告均遵循标准操作规范的流程与时间表。

一旦认为不良事件为严重不良事件，研究者则应根据严重不良事件报告的要求作快速报告。

6.4.2 严重不良事件的报告

在临床试验中，研究者发现严重的非预期不良事件时(除非在研究方案中指定并经伦理委员会或安全监督委员会批准)，都需要向安全监管机构快速报告。严重不良事件快速报告的范畴和时限在各个国家的要求不完全一样。大多数国家规定快速报告的范围主要有:

(1) 单例严重的非预期药物不良事件/不良反应。

(2) 严重的预期药物不良事件发生率增加，并被认为有重要临床意义。

(3) 对患者有严重危害,如用于治疗威胁生命的疾病时，该药物缺乏疗效。

(4) 近期完成的动物试验安全性研究结果有重要发现(如致癌性等)。

6.4.2.1 速报的时限

ICH 要求研发中的新药发生致命的或危及生命的非预期药物不良反应时，申办者在首次获悉报告病例后应尽快(最迟不超过 7 日)报告药监管理部门(如通过电话、传真或书面材料)，并在随后 8 日内作尽可能完整的报告。对于研发中和上市后药物发生非致命或不危及生命的其他严重的、非预期不良事件，应在申办者首次获悉后的 15 日内完成报告。FDA 准则要求：

(1) 如果药物临床试验是用于 IND 申请，且意外死亡或威胁生命的严重不良事件与药物使用有关，申办者必须尽快向 FDA 通过电话或传真发送报告，最迟也不能超过 7 天(从申办者首次获悉该严重不良事件起)。

(2) 如果不良事件最初认为不需要报告，但调查结果显示该事件是应该报告时，该事件的书面报告应尽快提交给 FDA，最迟不超过 15 天(自决定提交报告起)。

(3) 申办者在开始获悉的 15 日内，必须向 FDA 报告与药物使用相关的(严重的和意外的)其他不良反应。

如果这种药物已在市场销售而不在 IND 下，严重的和意外的不良药物反应必须自首次获悉的 15 日内由申办者向 FDA 报告。

我国规定，在临床研究中，遇有严重不良事件/不良反应，研究者必须在 24 小时内报告有关省、自治区、直辖市(食品)药品监督管理部门和国家食品药品监督管理局及申请人，并及时向伦理委员会报告，在报告上签名及注明日期；严重不良事件处理结束后，应提交受试者情况的后续报告。

6.4.2.2　快速报告的内容

ICH 要求报告内容应标准化，任何一个符合快速报告的 ADR/不良事件，在进行快速报告时，其内容(最低标准)必须满足以下基本要求：

(1) 可确认的患者信息。

(2) 可疑药物名称。

(3) 可确定的报告来源。

(4) 不良事件或结局：可被确定为严重且非预期的、在临床试验中与用药有合理的因果关系。

只要报告人掌握了上述基本事实就可以向管理部门报告。然后报告人可进一步收集其他资料，后续再上报详细内容。CIOMS-I 的 SAE 报告表已成为广泛接受的标准报告形式。标准化的报告中包括患者详细资料、可疑药物不良反应的详细情况、可疑药物及其生产商的相关资料、合并用药的信息、报告人信息、申办者和管理信息等。

6.5　SAE 的一致性检查

临床数据管理使用的数据库主要收集 CRF 的数据(包括不良事件 CRF 的数据)，最终用于临床研究结果的分析、统计和总结报告。但是在临床研究过程中，药监机构以及安全性评价机构要求对发生在临床研究过程中的严重不良事件做及时地报告(见本章 6.2)。安全性报告的时限、要求及内容与 CRF 填写并不完全相同。而这些安全性数据及其报告一般都在另一个特殊的系统/数据库中完成。在临床研究期间，严重不良事件可能被分别录入临床数据管理系统和药物安全性系统的数据库。

在制药企业，数据管理工作和药物安全性监测工作分别由两个不同的部门，使用不同的数据库进行处理和报告。他们的职责，工作的内容、范围和 SOP 等都不相同。尽管如此，对于某个严重不良事件来说，这个来自同一个受试者的严重不良事件既要按 CRF 的要求录入(见第 4 篇第 4 章：病例报告表填写指南)，又要按严重不良事件的要求及时向申办者的安全监测机构报告。因此，就会出现两者之间的差异。由于临床数据管理的数据库被用于临床研究的结果分析统计报告，这就要求数据管理员在研究结束之前对数据管理数据库的严重不良事件与安全性监测数据库的严重不良事件作一致性的检查(SAE reconciliation)，简称 SAE 一致性检查，其目的是确保两个数据库中的严重不良事件的收集与报告的一致性。严重不良事件一致性检查的过程见于图 7。应当指出的是，严重不良事件的一致性检查适用于临床研究数据库与药物安全性数据库是分别独立存在的。由于 EDC 的广泛使用，这两个数据库越来越趋于统一，期望在今后不太长的时间内，临床数据管理员和药物安全性监测数据管理员可以在一个平台上进行实时的交流。那时严重不良事件的一致性检查就不再是一个令双方困扰的问题。

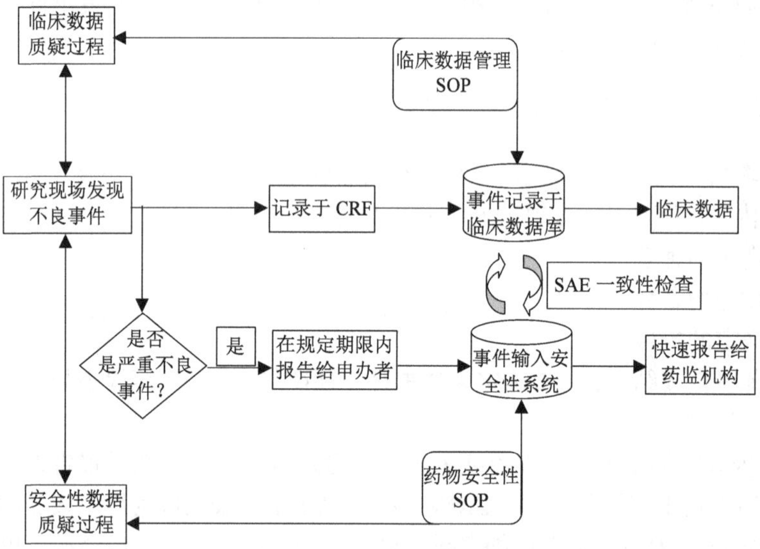

图 7　严重不良事件一致性检查的过程

6.5.1　产生 SAE 不一致的原因

6.5.1.1　报告 SAE 的时限要求

安全性数据，特别是严重不良事件，一般要求在 24 小时内作出初始报告。此时，除了对严重不良事件进行描述外，对于疾病的诊断、伴随用药、相关病史等均不清楚，不良事件可能还没有结束，初始报告的目的是尽快作出报告。但是，对于填入不良事件 CRF 中的数据，由于是在事件发生后，很多相关的信息已经获得，如疾病的诊断已经作出，治疗已经开始/可能已经结束，很可能不良事件也已经结束。这些都会造成安全性数据与数据管理中数据的差别。

6.5.1.2　SAE 报告的格式

安全性数据的报告格式与不良事件 CRF 的格式有很大的差别。临床研究数据管理中的不良事件 CRF 数据的结构相对严谨，除了对不良事件的描述外，大多是选择性问题，要求研究者从中作出选择。受试者的其他信息，如性别、出生日期、病史等都会在相应的 CRF 中找到。但是安全性报告的结构相对松散，很多都是对事件的具体描述(narrative text)。

6.5.1.3　SAE 的来源

严重不良事件记录的来源有时来源于受试者的医院记录或出院总结，中间经过手工转录，每一个环节都有可能有误。

6.5.1.4　SAE 的报告者

有时，SAE 的报告人并不是填写不良事件 CRF 的研究者。

6.5.1.5　SAE 的质疑过程与时间

CRF 数据一般通过数据管理系统的逻辑检验发现其可能存在的数据问题。当不良事件 CRF 数据被发现有问题的时候，数据管理员的质疑有可能发现与安全性初始报告的不同，因而需要对药物安全数据库修改，甚至进行安全性补充报告。同理，由药物安全性部门发起的对于安全性数据的质疑，有可能会影响 CRF 中数据的修改。更重要的是，所有这些质疑的发起、发出、接收，以及数据的修改都是在不同时间和不同的系统中进行的，更不要说在不同的研究基地，研究者对质疑回复的时间也有很大的不同(见图 7)。

6.5.1.6　SAE 在内部不同的操作程序

与临床数据管理一样，在药物安全性管理中，对于数据的修改都有一套严格的要求。通常会要求对整个案例进行全面分析之后，才会实施数据的修改。在数据管理系统与药物安全系统，对 SAE 数据修改的流程与时间也不同。

6.5.1.7　SAE 的编码

CRF 数据和安全性数据分别经不同的方式被录入到各自的数据库，编码的过程也不相同，如可能使用不同的字典，或者相同字典的不同版本；或者即使使用了相同的版本，由于编码使用的方法和要求不同，以及编码者的经验、知识和理解的不同，相同的不良事件也会有不同的编码，这样也会引起两个数据库之间的差别。另一方面，CRF 数据和安全性数据对不良事件的表达方式也可能存在不同，这样也会导致编码的差异。一般来说，不良事件 CRF 的不良事件描述简洁明了、易于编码，但安全性报告的描述性文字需要从这些文字中对关键性部分进行编码，因而需要更专业的知识。

6.5.2　SAE 一致性检查的主要内容

SAE 一致性检查主要是发现两个系统中的 SAE 信息是否有差别，或者是否有重大的差别(如果无法做到完全一致)。检查的内容主要有：

(1) 安全性系统中发现的 SAE 是否也存在于临床数据管理系统。

(2) 临床数据管理系统中的 SAE 是否也存在于安全性系统中。

(3) 死亡病例的报告是否存在于两个系统中。

(4) 对于同一 SAE，其基本信息，如发病日期等，在安全性系统和临床数据管理系统是否存在差异。

检查中发现的不一致，要求数据管理员按照不一致的具体不同，及时与研究者、药物安全部门以及 CRA 等沟通与联系。例如，当发现 SAE 存在于安全性系统而不存在于临床数据管理系统时，如果该访视数据已经被核查确认，且访视数据都已经被录入临床数据管理系统，此时数据管理员应当向研究者发起 SAE 缺失的质疑表。只有当数据管理员收到研究者对质疑的回复，才可以对临床数据管理系统中的缺失数据进行相应修改。当研究者对质疑的回复涉及安全性系统和临床数据管理系统时，该回复还需要同时转交给药物安全性部门，并作为他们进行数据修改的依据。

6.5.3　SAE 一致性检查的方法

安全性系统和临床数据管理系统在数据库设计、结构、变量名称、变量长度等都有很大的不同，使得应用计算机程序进行 SAE 一致性检查就变得十分困难。因此，有的机构依然进行 SAE 的手工检查。

尽管如此，数据管理员也一直致力于 SAE 一致性的计算机程序的开发。其基本过程就是将安全性系统和临床数据管理系统的数据导出后，分别对其关键变量作趋一化的处理，然后分别进行比较，以发现两个系统数据之间的差别。即便如此，对于发现的不一致，依然需要专业人员的审查，同时也需要其他补充材料，如出院记录、死亡证明，或者尸检报告等。

附录 5 是 SAE 一致性检查的常用的信息。

6.5.4　SAE 一致性检查的时间

SAE 一致性检查的时间会明显地影响检查的结果 (见本章 6.5.1)。一般来说，数据管理中心都会有 SOP 来规定 SAE 一致性检查的时间，比如每月一次，或研究结束后的数据库锁定之前等。这一时间还要考虑 CRA 的现场监查的访视时间和计划安排。SAE 一致性检查的时间一般都会在 CRA 完成了对基地的监查访视后进行。

在数据管理系统和安全性系统的 SAE 一致性检查中没有发现明显的差异，这是临床数据管理数据库锁定的必要前提条件之一。

第 7 章　数据库锁定与解锁

数据管理始终围绕的问题是提供一个高质量的数据用于统计分析。在数据管理过程中，数据库锁定是一个重要的里程碑。数据库的锁定表明经过处理后的数据是完整的、可靠的，可以用于统计分析报告。

按照数据库锁定时间的不同，数据库锁定可以分为期中锁定(interim locking)和最终锁定(final locking)。

(1) 期中锁定

期中锁定是在研究过程中，为了完成临床研究的某个报告(如安全性报告、年终报告或试验期中分析报告等)或者某项工作而对数据库的临时锁定。此时，数据库数据的录入被暂时限制，数据只可以被阅读，但不能够再被修改。期中锁定多用于按照研究方案要求的期中分析，其期中锁定的时间和次数应在研究方案中规定。

(2) 最终锁定

最终锁定，顾名思义，是在临床研究完成后，在对数据库中的所有数据做彻底检查之后，对数据库的锁定。锁定之后的数据库可提供用于临床研究最终统计分析报告的数据。

在临床研究过程中，数据管理员始终在关注数据的质量问题，及时发现并解决这些问题。有些数据问题可以自行解决(如一些明显的错误)，有些需要临床监查员现场解决，更多的是需要经过发放质疑表的方式要求研究者加以澄清而获得解决(第 5 篇第 3 章：临床数据的审查与清理)。所有这些工作，贯穿于整个临床研究过程。当最后一个受试者的 CRF 送到数据管理中心(或者是录入 EDC 系统) 后，数据管理员对研究中的所有数据做最后的检查，并锁定数据库。锁定数据库的目的是为临床研究分析报告提供稳定、准确、可靠的和高质量的数据。

从内容上来说，数据库锁定前的工作和数据管理员所进行的日常工作没有大的区别。但对数据库的最终锁定，数据管理员的工作量大(检查研究中的所有数据)、涵盖面广(包括数据管理员工作的所有方面)且时间紧。

从效益上看，数据管理员及早清理，提前锁定数据库并及早提供统计分析和报告的数据，对申办者的意义是非常重要的。所以，数据管理员的工作就是要在尽量短的时间内锁定数据库。事实上，许多数据管理机构将研究完最后一个受试者到数据库锁定这段时间作为衡量数据管理工作效率的指标，这也是申办者选择数据管理 CRO 的最常用指标之一。

锁定数据库阶段的工作是收集所有数据，解决所有质疑，检查数据在不同系统的一致性，以及检查数据质量等。完成这些工作一般是通过检查数据库锁定的工作清单中的每一项指标，以确保锁定的每一项工作都以完成。统计师根据锁定后的数据进行统计分析报告。一般认为，锁定后的数据是准确可靠的，没有错误。但是很多时候，在数据库锁定之后，依然会发现这样那样的问题或错误。如果这些错误严重地影响药物的有效性和安全性分析以及研究结论，这些问题必须得到纠正。这样，数据库需要解锁。在问题被纠正之后，再重新锁定数据库。数据管理中心应当有一套 SOP 来规定数据库的锁定和解锁过程。

数据库的锁定是数据管理的一项重要工作，是数据管理员在临床研究中最为出众的成就之一。但是如果工作做得不好，将导致数据库锁定的延迟，或者是数据库的反复锁定和解锁，这些都会对数据管理工作带来很大的负面影响。所以，数据管理员对数据库的锁定工作一定要重视，遵守数据管理机构的规范，进行数据库的锁定、解锁与再锁定工作。对锁定后的数据质量保证稽查从另一方面也可以衡量数据管理工作的质量。

7.1　数据库锁定的目的

通过数据库锁定的过程，确保所有临床研究数据都得到相应的处理，数据的质量得到评估，同时，研究团队对于数据质量达成一致，并获得主管部门的批准。同时，锁定研究数据库可以为数据分析提供一个稳定的数据，以防止数据在统计分析时受到意外的改变而影响分析结果。

7.2　数据库锁定的基本要求

数据库的锁定对临床数据管理机构的基本要求是：

(1) 要有一个明确的数据库锁定的程序和方法。

(2) 在数据库锁定之前，按照要求或标准，完成数据库锁定清单中规定的所有工作，并作记录。

(3) 数据库锁定请求获得批准后，应通知所有研究组成员，并去除用户录入和修改数据的权限。

(4) 当数据库锁定之后，要有一个明确的解锁标准，以及解锁后再锁定的程序。

目前，建立数据库锁定的数据管理工作清单，并按照清单检查数据库锁定前的所有工作，已成为数据管理机构的共同操作方式。这一工作清单(见附录 6)可以作为 SOP 的一部分，也可以作为数据管理计划的一个内容。

7.3　数据库锁定前的工作

数据库锁定之前，研究小组需要完成一系列的工作，如监查员需要完成对基地的监查。数据管理的主要工作是检查数据是否都已录入(包括外部电子数据，如中心实验室数据等)、质疑表是否全部收回、质疑是否都得到解决、CRF/数据库是否得到纠正、临床数据管理数据库的数据与其他数据库(如安全性数据库、IVRS)的数据是否一致，同时对研究数据库作最后的质量控制检查。数据库锁定前的主要工作描述见表 28。

表 28　数据库锁定前的主要工作及其描述

主要工作	具体描述
CRF 及其数据库中 CRF 状态	每一受试者所属的研究者和研究机构代码正确 受试者都已完成研究计划，没有漏访，或者漏访都已得到处理 受试者处置(subject disposition)报告与 CRF 一致 所有纸质 CRF 都已经接收，没有 CRF 的缺失及延误 CRF 都已录入数据库，数据库中没有数据缺失 所有的 CRF 都按照计划获得研究者批准和监查员核实
外部数据	各实验室的分析项目及正常值范围均已核实，并得到及时更新 外部数据都已批加载入数据库 实验室数据的逻辑检查没有异常发现
差异检查	所有的差异都已解决 所有的质疑表都已接收，并得到解决 临床监查员与医学研究者的疑问也都已解决 所有内部解决的差异，都以文件的形式提交给研究基地，以保存归档
编码	所有的编码都已完成，如不良事件的名称、伴随药物等
SAE 一致性检查	SAE 一致性检查已经完成，临床数据库的 SAE 与安全性数据库的信息一致 临床数据库的 SAE 与安全性数据库信息不一致的部分都得到妥善的处理
IVRS 的一致性检查	IVRS 系统中的受试者的随机数、治疗药物标号以及治疗组的信息与临床数据库的信息一致
总结性检查	完成医学审查，人工检查以及需要通过医学知识才能给出判断的数据审查，核查方案中提及的禁用药；AE/SAE 的事件名称、关联及转归，检查合并用药的名称、剂量、适应证、使用方法是否合理，以及病史，体检、不良事件和伴随用药等 CRF 上的数据间的一致性与合理性等 分析列表/统计图表审查：根据汇总统计结果，检查异常分布的受试者或数据

7.4　数据库的质量检查

7.4.1　数据库的质量控制

就临床研究来说，临床监查员核查研究者填写的 CRF 与源数据间的差别是一次重要的质量控制过程，而数据库锁定前的检查则是对数据管理过程(从 CRF 接收到数据库数据导出)的又一次重要的质量控制过程。

数据库锁定就是为统计分析提供可靠和稳定的数据。因此，要求在锁定之前对研究数据作一次彻底的质量检查，如计算错误率等。数据库锁定的工作清单反映了临床数据的质量控制过程，它是对数据作最后彻底的检查，以确保数据没有错误。此外，只有通过了数据库质量控制检查，并经过适当的审批程序后，研究数据库才可以锁定。所以，就数据质量控制而言，数据库锁定前的两个重要工作分别是完成数据库锁定工作清单上的所有工作和数据库锁定前的质量检查。如果任何一项工作没有达到预期的要求，数据库则无法锁定，相应的数据管理工作必须重新进行，直到达到预期。

7.4.2　数据库的稽查

作为质量保证的一部分，临床研究机构还要稽查锁定后的数据库。数据库的稽查是确保数据库的数据达到 ICH、机构 SOP 和监管法规的要求。依据研究数据的重要性、研究中受试者数量和研究数据的数量，稽查数据样本的大小也不相同。一般来说，凡涉及药物安全性与有效性的重要数据需要 100%的核查。通过核查后的数据库数据可以用于统计分析报告，该报告也要受到质量保证的稽查，但这是统计师工作的范畴。

7.5　数据库锁定与解锁过程

按照数据库锁定前工作清单，数据管理员在完成一系列的数据库锁定前的工作后，研究小组(研究项目经理、统计师和临床监查员等)需要对数据管理员的工作逐一评价，以确认此时临床研究数据的完整性与准确性。在对数据库锁定达成一致后，数据管理员请求锁定数据库，并按照操作程序上报上级部门审核。核准之后，数据管理员或者 IT 人员将研究数据锁定，以防数据的任何变化。锁定后的数据库在发现问题之后，也会作暂时的解锁。

7.5.1　数据库锁定

不同的数据管理机构使用不同的数据管理软件，其数据库锁定的方法也不相同。大多数的机构通过去除用户的权限来达到数据库锁定的目的。也就是说，对于锁定的数据库，用户只有阅读的权限而没有修改或数据录入的权限。依照去除权限的范围，数据库锁定一般分为三种：部分锁定(partial locking)、最终锁定(final locking)和冻结数据库(database frozen)。它们的异同总结于表 29。

数据库锁定之后，数据管理员要按照锁定后的数据产生数据集，提供给统计部门，用于统计分析报告。

7.5.2　数据库解锁

在数据库锁定之后，常常会发现数据库的数据仍不“干净”，一些数据还存在一些问题。因此，数据管理机构需要有一套程序对锁定后的“问题”数据的性质做出评价并采取相应的措施。一般来说，对于涉及影响药物安全性与有效性分析的数据要及时进行纠正。也就是说，要求对锁定后的数据库进行解锁。例如，SAE 一致性检查一般都是在研究结束后进行，但有的数据管理 CRO 并不接触药物安全性数据库。如果在数据库锁定之后发现，药物安全数据库的 SAE 与临床数据库的 SAE 在发生时间与转归上存在明显不同时，此时会要求对临床数据库进行修改(详见第 5 篇第 6 章：不良事件与严重不良事件：收集、报告与一致性检查)，这样就需要对锁定的数据库进行解锁。

表 29　数据库的部分锁定、最终锁定和数据库的冻结

	部分锁定	最终锁定	冻结数据库
特点	按照某一标准对其中的部分数据进行锁定 用户对锁定数据的修改权限已经被去除，但不影响其他数据的输入。 修改权限可以再获得，锁定的数据仍可以被修改	对整个研究数据进行锁定 用户对研究数据的修改权限已经被去除 这种权限可以再获得，数据仍可以被修改	在最终锁定基础上，数据不可被修改
提供的数据	某一特别的数据集，数据集相对稳定	所有研究数据集 数据集相对稳定	所有研究数据集 数据集稳定，不再会有变化
适用的范围	多用于锁定部分数据 某一研究机构的所有数据 某一 CRF 某一访视数据	用于锁定整个研究数据	整个研究数据已经锁定，研究报告都已提交，QA 已通过
优点	通过对部分数据的锁定，保持这些数据的相对稳定，但又不妨碍其他未锁定数据的录入与修改 有问题的数据还可以被修改	通过对整个研究数据的锁定，保持这些数据的稳定，并用于统计分析报告 有问题的数据还可以被修改	提供稳定的数据 保持数据的一致性
缺点	对部分锁定的数据的修改，用户需要重新获得一定的权限，否则无法对其进行修改	对研究数据的修改，用户需要重新获得一定的权限，否则无法对其进行修改	用户无法对已冻结的数据库再作任何的修改

对于数据库锁定后发现的其他问题数据，有时也并不一定需要解锁，而是采取文件记录的方式，如数据管理计划和统计分析计划(SAP)等，详细记录所发现的问题和处理办法。

对于是否需要解锁，各数据管理机构需要按照自己的 SOP 进行。数据管理 CRO 要明确数据库锁定与解锁是按照 CRO 的 SOP 执行，还是按照申办者的 SOP 执行。

7.6　锁定后的数据

数据库锁定之后，数据管理员要按照锁定后的数据产生数据集，并提供给统计部门。统计师利用这些数据，按照研究统计分析计划中规定的方法学，作统计分析，并撰写统计分析报告。

第6篇

临床研究结束后的数据管理工作

第 1 章　临床研究数据的质量控制与质量保证

1.1　前言

临床试验中药物的有效性和安全性评价，取决于对研究数据的分析。因此，临床研究数据的质量不仅直接影响试验结果的客观性和可靠性，更关系到研究报告，以及整个临床研究的结论。临床数据管理机构的任务就是保证临床数据的质量，它是药物临床试验过程中极为重要的工作之一。

不同行业、不同领域，对质量的标准和要求并不相同。1999 年美国临床研究所(the Institute of Medicine)将质量数据定义为“该类数据支持的解释和结论等同于那些没有错误(error-free)的数据”。因此，高质量的数据并不是指没有错误的数据，但是由高质量的数据得出的结论与没有错误的数据得出的结论是一致的。

临床数据的质量贯穿于临床研究的计划、执行与总结报告的各个步骤，临床研究的每一步都应当确保达到规定的质量标准，从而确保整个临床研究的质量。这些都要求在整个研究期间对研究数据做彻底地审查、评估、发现并解决数据的质量问题。

保持整个临床研究的质量与研究数据的准确性是一个动态的连续过程。虽然研究开始前，研究计划已经被多方论证，仔细推敲，并周密安排；研究者也受到相关的培训，但在具体的研究执行过程中，研究方案可能会因各种原因进行修订，如入选标准过于严格而无法在有限时间内招募到预定的数量等。数据管理计划也会因研究计划的修订而作相应的修改。还有，新的计算机系统(如 EDC 等)与软件的应用，将改变临床研究的过程与方法。所有这些变化都会影响临床研究的质量，这也要求研究的申办者密切关注研究过程每一步的质量。

在强调数据质量的时候，数据管理人员要了解临床研究过程中错误的来源，以发现并纠正错误(第 5 篇第 3 章：临床数据的审查与清理)，更重要的是，临床研究机构/数据管理机构要有一套严格的质量保证措施，以预防错误的发生。这不仅是实际工作的需要，也是监管机构的要求。

本章将介绍临床研究过程中，对于临床研究数据的质量控制和质量保证，通过定量的方法(错误率)来评价研究数据的质量，并讨论质量改善的措施。

1.2　临床研究数据质量面临的挑战

临床研究涉及众多的部门和人员(申办者、CRO、研究者、监查员、数据管理员和统计师等)以及研究的多个步骤。每一个岗位，每一个环节，都有可能出现质量问题。临床试验，特别是多中心临床试验是一个复杂的过程，良好的质量控制是获得可靠的试验结果的重要保证。在我国，临床试验难以与国际接轨的重要原因之一是申办者往往忽视临床试验过程中的质量控制和监督。

大量的工作与有限的人力、物力和时间之间的矛盾，要求临床研究管理机构注重容易产生错误的节点，以及影响药物安全性与有效性的数据质量。其中主要的挑战来自以下几个方面：确保在研究过程中收集的数据反映研究方案的要求 (CRF 与研究方案的一致性)，确保 CRF 数据准确地得到源文件的支持 (CRF 数据与源文件的一致性)，确保用于分析数据集的数据都记录在 CRF (CRF 数据与数据库的一致性)。

研究结束后，质量监督将继续发挥重要的作用，以确保用于图表的数据与数据库的数据相同 (图表数据与数据库数据的一致性)，临床研究报告中的数据与图表数据相同(研究报告数据与图表数据的一致性)，以及数据管理工作的流程与操作都符合研究方案、SOP、GCP 和监管的要求。

1.3　质量管理计划

质量管理计划描述如何将质量控制和质量保证过程应用于整个临床试验。它明确规定在研究过程中与质量有关的各项任务。质量计划记录检查质量的方法、资源和与特定项目相关的工作。它包括质量控制(QC)和质量保证(QA)。QC 就是具体负责这项工作的人(如临床监查员、数据管理员)的工作任务，他们负责检查数据的真实性，检查数据的转录、转移、解释和报告的准确性。QA 人员对于数据质量的检查(也称为稽查)则是针对于某一时间点的数据状况。QA 获得的信息可以对数据的质量和完整性作一整体的评估。

QA 和 QC 的关系是相辅相成的，只有临床研究者和临床研究过程的具体执行者才能真正保证试验的质量，QA 能够监督并帮助研究者更好地实施 QC，但没有 QC 的 QA 是没有意义的。

1.4　质量控制

临床试验质量控制所遵循的原则是伦理原则、科学原则(统计学、随机盲法)，以及法律法规(表 1)。

表 1　ICH GCP 关于质量控制的内容

申办者负责按照书面 SOP 执行和维持质量保证和质量控制系统，保证试验的实施和数据的产生、记录和报告试验方案、GCP 及适用的管理要求	ICH GCP 5.1.1
申办者有责任保护各有关方面的协议，保证申办者以监查和稽查为目的的直接访问各有关试验单位、源数据/文件、报告，以及保证国内和国外管理当局的视察	ICH GCP 5.1.2
在数据处理的每一阶段都应当有质量控制，以保证所有的数据是可靠的并已经得到正确处理	ICH GCP 5.1.3

在研究计划阶段中，质量控制计划包括研究方案与 CRF 的对比，以确保研究方案中规定的数据都将被收集。检查 CRF 填写指南也是质量控制的一环。在此阶段，研究者的

选择也是质量控制的过程。研究者的选择主要考虑研究者开展临床试验的经验、擅长的临床研究与疾病治疗领域、是否具有临床研究的资格、研究机构的工作人员和设施是否符合研究方案的要求等。在临床研究进行中对于研究基地的质量控制，是临床监查员的主要工作。

1.4.1　计算机系统的验证

临床研究机构对于临床研究使用的计算机系统的验证，也是质量控制的内容。

> 计算机系统验证是建立一个文件化的证据，以提供一个高水准的保证体系，确保生产出来的产品始终符合预定的标准和质量要求。
>
> FDA 过程验证的一般原则，1987.5

验证过程开始于用户需求，初始软、硬件安装确认(IQ)，运行确认(OQ)及用户培训。用户验收测试结果(性能确认 PQ)与用户需求作比较，以确保用户的需求得以满足。只有处于验证状态的计算机系统才可以用于临床研究。临床使用的计算机系统验证详见本书第 7 篇。

1.4.2　数据管理质量控制

广义上说，数据管理过程就是质量控制的过程。临床数据质量控制适用于数据处理的每一个阶段，具体包括数据的处理、分析、提交，以及数据的传输、保存和归档，以保证数据处理的正确性和可靠性。当数据质量不符合预先定义的验收标准时，则应启动适当的纠正工作。

数据管理员对研究过程中的每一个关键环节/时期都要制定质量控制计划，计划需涉及每一步骤的操作者(如数据录入员)，以及质量控制的过程、方式与标准：

(1) 使用适当的抽样计划。

(2) 明确每个操作阶段用于质量控制的源数据及其比对的数据，如比较源数据与 CRF 数据的一致性。

(3) 建立数据质量的标准，如错误率。

(4) 制定可接受的质量水平。

(5) 质量检查结果的报告方法。

数据管理的质量控制可以是数据管理员工作流程的一部分(如 CRF 设计、数据库的建立等设计类工作)，也可以是为保证数据质量而专门设立的工作(如数据审查与清理)，其中包括：

(1) CRF 数据的二次录入。

(2) 数据有效范围的检查。

(3) 逻辑检验。

(4) 数据质量的定期检查等。

CRF 数据的二次录入是数据管理质量控制的最好例子。CRF 数据中的错别字或难以辨认的字是产生数据录入错误的最常见原因。在数据录入过程中，录入者的疏忽也会导致录入错误。数据的二次录入时，同一份 CRF 分别经两个不同的数据录入者的独立录入后，检查两次录入是否有差异。如有差异，CRF 数据经资深数据管理员检查核实后，最后正确的数据被录入数据库，从而保证数据录入的准确性[见第 5 篇第 2 章：(e)CRF 数据的录入]。

数据的审查与清理是动态的质量控制过程，其目的都是为了提供完整、准确、真实、有效的数据。

当所有的数据都已录入，所有的问题都得以解决时，通过比较 CRF 数据与数据库数据，对数据库进行质量控制检查和评估。数据库质量检查结果从另一个方面能验证数据管理机构的质量控制是否是有效的和全面的。此外，基于数据库数据的图表及统计报告也应当进行严格的质量控制，以确保分析结果的准确性。

1.4.3　数据管理质量控制方式

ICH GCP 要求在数据处理的每一阶段都应当有质量控制，以保证所有的数据是可靠的并已经得到正确处理。在数据管理中，数据管理员的两个不同性质的工作决定了它的质量控制的方法也不相同：过程质控、实时在线质控。

在临床研究计划阶段的数据管理工作(如 CRF 设计、数据库的设计以及逻辑检验的建立等)中，数据管理员的工作是建立与其对应的产品，如 CRF 表、临床研究数据库，以及具体的逻辑检验程序。对于设计工作的质量控制一般多用过程质控(in-process QC)的方法。过程质控提供产品的生产过程中的每一个阶段质量状况，以保证每一阶段的质量都是可靠的。例如，逻辑检验的质量控制就是通过录入不同的测试数据来检查该逻辑检验的计算机程序能否正确地捕捉“问题”数据。如果不能，则该逻辑检验需要修改并再次测试，直到正确为止(见第 4 篇第 6 章：逻辑检验的建立与验证)。当逻辑检验可以捕捉“问题”数据后，该检验就可以进入生产环境。从这个角度来说，过程质控主要是对上游产品进行检查，其意义在于可以决定该产品是否可以进入下一阶段。同理，CRF 是否正确地反映研究方案对于数据收集的要求决定了该 CRF 是否可以进入临床试验；数据库的设计是否正确地反映研究方案和 CRF 的要求也决定了该数据库是否可以用于研究数据的录入。

临床研究进行阶段的数据管理工作的质量控制，一般多采用实时在线质控(on-line QC)的方法。实时在线质控是计算某一时间点数据的错误率来评估数据的质量。例如，实时在线质控报告显示有 3 个受试者已经按计划完成了整个试验，但这些受试者的某一访视的实验室检查数据仍未录入。因此，要求数据管理员及时发现这些实验室数据并适时启动质疑机制。所以，实时在线质控的优点是及时掌握研究的进程(如受试者处置报告)，并对研究数据的质量做到心中有数。也就是说，实时在线质控是对当前数据质量的检查，对于实时在线质控发现的错误应进行及时纠正(见第 5 篇第 3 章：临床数据的审查与清理)，以保证其下游数据的质量。实时在线质控中，对数据管理员的最大挑战是如何避免对已经检查过的数据的重复检查。

1.5　质量保证

临床研究机构(申办者和 CRO 等)都有独立的临床研究质量保证部门，其主要任务是建立质量管理体系，即制定临床研究机构的标准操作规程，评估临床研究过程是否达到规定的要求，是否按规程执行，同时稽查临床研究的质量(包括计算机系统)。对于稽查中发现的问题实施纠正预防措施(corrective action and preventive action, CAPA)。由官方机构或监管部门发起的对申办者临床研究质量的检查称为视察(inspection)。

1.5.1　质量保证部门

1.5.1.1　质量保证部门的目的

质量保证部门提供对于临床研究质量的独立评价，它们建立本机构的可接受的质量标准并对未达到的标准采取纠正预防措施。就制药企业而言，质量保证部门的目的就是避免提交的文件被监管部门拒绝、延缓批准药物上市或者拒绝批准。

1.5.1.2　质量保证部门主要工作

表 2 简单总结质量保证部门在临床研究不同阶段的主要工作。

表 2　质量保证部门在临床研究不同阶段的主要工作

	临床质量保证部门主要工作
临床研究计划期	审查研究方案/CRF 草稿 审查知情同意书 批准试验药物的运送 参加研究团队会议 GCP 培训(监查员、研究者) 评估 CRO、中心实验室等
临床研究进行期	建立/审查/修订 SOP 稽查研究者手册 稽查机构中心文件系统 稽查研究基地 稽查 CRO、中心实验室 稽查临床研究数据库 稽查年度进展报告 稽查药物安全性数据库
临床研究结束后	稽查(数据库←→CRF) 稽查临床研究报告，及其表格 审查计算机验证的文件 稽查提交给监管机构(如 FDA、SFDA)的研究报告及其各项内容

1.5.2　标准操作规程

制定标准操作规程的意义是统一临床研究的标准，使管理制度和试验操作规范化，提高不同单位、部门或人员以及不同时期研究工作的可比性和一致性；明确各临床研究的参与者在临床研究中的职责，做到各尽其责，相互衔接，有序工作；作为培训新人熟悉与掌握临床研究流程的工具；确保完成研究方案所需要的各种保障条件，以保证各项研究或试验的实施，仪器设备，系统，以及后勤保障和技术保障达到 GCP 的要求和试验方案的要求；规范临床试验方案的制订和实施、数据收集和处理，结果分析和总结，资料撰写和归档过程，确保临床研究结果的准确性。最终保证整个临床研究的质量。数据管理中的标准操作规范详见本书第 3 篇第 2 章。

1.5.3　稽查

稽查是指药监管理部门、申办者委托不直接涉及该临床试验的人员进行的一种系统性检查，用以判断某一临床试验的实施、数据的记录和分析是否符合试验方案、药物临床试验规范与法规的要求。稽查是临床试验质量保证中不可缺少的重要部分。

临床试验过程涉及的所有工作都应当包括在稽查计划中。这些活动包括研究基地/研究者的选择和 CRO/运营商(如中心实验室和药品包装商及分发商等)的审核。稽查计划也可以针对试验中的内部工作流程(如起始阶段的研究方案设计、数据管理、统计分析和研究报告)的稽查。

内部稽查可采用跨项目的方式，以确定药物开发过程是否出现系统性问题。这包括检查员工培训是否恰当，是否遵守 SOP 和监管法规，以及是否记录客观证据，以确保内部流程所进行的质量控制都是适当的，并确保最终数据也是恰当的。

质量保证的稽查计划要明确指出被稽查对象需要提供的文件，以及稽查现场、日期和需要的时间。稽查对象的准备工作应包括检查经批准的研究方案及其修订后的版本，正在执行的 SOP、数据管理计划，以及与研究方案、注释 CRF 和统计分析计划(SAP)相关的培训等。

1.5.3.1　临床试验稽查的意义

用稽查得到的信息来评估试验进行的有效性和可靠性，并确定今后试验质量的趋势，以提出纠正预防措施。

1.5.3.2　稽查的时间与稽查对象的选择

稽查的时间与稽查对象的选择应该根据临床研究机构的标准操作规程，或者是研究方案的规定，以及临床研究中的发现来确定。例如，在下列情况时，申办者很可能会启动对研究基地/研究者的稽查：

(1) 该研究基地在某试验中拥有的受试者最多。

(2) 招募受试者速度太快。
(3) 基地研究人员的变动太快。
(4) 报告的不良事件太多或者太少。
(5) 报告的疗效太好。
(6) 研究期间受试者使用其他的药物(伴随用药)太多。
(7) 太多的质疑表。
(8) 太多的受试者退出。
(9) 监查员报告研究基地的问题。
(10) 其他研究发现的该研究基地的问题等。

临床数据的稽查应该定期进行，并涵盖数据管理的每一个阶段。稽查开始越早越有助于早期发现问题，并在大量的受试者进入研究之前，对数据管理的程序进行修订。以前很多数据管理机构在数据库锁定之前，都必须进行稽查，如果稽查发现数据的质量没有达到标准，数据库则不能锁定。其实，稽查应该是对数据质量的检查，而不应该影响数据管理工作的流程。因此，建议对临床数据作定期的稽查。对于稽查中发现的数据问题，数据管理员应当及时予以解决。就数据库锁定的程序而言，数据管理员的质量控制应该在完成数据库锁定清单上的所有工作之后，质量控制报告将决定数据库是否可以锁定。锁定后的数据库可被用于数据质量保证的稽查。

1.5.3.3　稽查的类型

按照稽查对象及场所，稽查分为
(1) 内部稽查。
(2) CRO 稽查。
(3) 中心实验室稽查。
(4) 试验药品制造商稽查。
(5) 研究基地稽查。
(6) 伦理委员会稽查。

按照稽查的内容，稽查又分为：

(1) 系统稽查：对组织机构、部门或项目小组所负责的任务和承担的责任进行的稽查。如临床研究现场稽查、CRO 稽查、数据管理稽查、计算机系统验证稽查。

(2) 过程稽查：对实施临床研究的程序和过程进行的稽查。如临床研究稽查，除了临床研究内部管理的稽查外，还包括研究基地的稽查和临床试验总档案(CTMF)的稽查。

(3) 产品稽查：对临床研究开展之前、研究期间或研究结束后的研究文件的稽查。如研究方案的稽查和病例报告表的稽查。

研究现场稽查还包括对研究者报告的“可疑”数据的检查：
(1) 没有遵守入选标准。
(2) SAE 数据的缺失。
(3) 知情同意的缺失。

(4) 未经伦理委员会批准。

(5) 药物管理的缺陷。

(6) 伴随用药没有记录。

(7) 异常的实验室数据。

(8) 造假等。

1.5.3.4　数据管理的稽查

数据管理的稽查是质量保证人员对数据的录入以及数据管理中关键步骤的质量检查，以文件的形式证明数据的准确性和完整性已经得到核实与评估的独立的检查过程。数据管理稽查要求稽查人员不但要具有稽查的经验，而且要熟悉数据管理的过程以及相应的计算机程序，特别是要熟悉官方的对于临床数据的标准和要求。

数据管理稽查是评价整个数据管理的质量系统，它包括三个层次：

(1) 数据管理机构具有符合官方管理机构要求的(书面形式)数据管理标准操作规范。

(2) 书面文件记录数据管理机构遵守其制定的规范。

(3) 客观的证据支持数据处理过程能够产生可以信赖的高质量数据，并可用于统计分析和申报等。

临床数据管理机构除了需要具有书面的数据管理的标准操作规范，重要的是需要具有实实在在的证据表明数据管理中已经遵守了这些规范，这些实实在在的证据主要包括数据管理的工作清单、数据库的稽查踪迹、研究者签署的数据质疑表等。稽查员在现场稽查时对数据管理人员的面谈也是一项重要的内容。

在临床研究开始之前，数据管理的稽查注重于数据管理的准备阶段工作：

(1) 数据管理人员的培训。

(2) 数据管理人员的分工与职责。

(3) 审查数据管理的质量管理程序。

(4) 计算机系统验证文件。

(5) 临床研究方案及其修订。

(6) CRF 设计及审批文件。

(7) 数据库的设计。

(8) 数据库的安全性。

(9) 数据的保存与存档。

这些内容一般应当包括在数据管理计划中，或者专门的 SOP，以保证所有的数据管理工作都得到落实。

以纸质研究为例，临床研究数据经历以下 4 次数据转录或转换：

(1) 研究基地的源文件填写到 CRF。

(2) CRF 数据录入数据库。

(3) 数据库数据导出后制成数据集。

(4) 数据集数据汇总成研究报告。

对于临床研究数据的稽查，一般关注四个部分：研究文件、数据、统计分析数据、临床研究报告。

(1) 研究文件

核查数据管理文件是稽查必须进行的一项工作，它不仅反映 ICH GCP 的要求，而且也是稽查的一项常规工作。稽查界的共识就是："如果没有记录，这件事情就没有发生"。与数据管理稽查有关的文件主要有：

①数据管理员的简历，培训记录；
②数据管理各岗位的描述与要求；
③数据管理计划；
④接收的 CRF；
⑤数据审查清理的记录和清单；
⑥数据库的变更控制记录；
⑦逻辑检验的变更控制记录等。

这些文件应当安全存放，并易于查找。

(2) 数据

稽查研究数据的准确性也是稽查的一项重要工作。其主要内容包括：① CRF 数据(CRF 以及数据项)的缺失；② CRF 数据与数据库数据的差异。

CRF 数据的稽查要进行必要的统计学抽样来确定需要稽查的 CRF 数量，同时要兼顾所检查的 CRF 来自不同的国家 (如果是多国研究)和不同的研究机构，以反映稽查的全面性。数据管理的稽查还要针对不同 CRF 状态(如已接收、第一次录入完成、第二次录入完成等)，以便于发现 CRF 状态而引起的问题。CRF 中数据项的稽查也可以经过抽样来确定。

在数据管理稽查中，数据管理机构应当提供给稽查员有关该研究的文件，如最新研究方案、数据管理计划、数据录入指南，以便于稽查员熟悉数据的录入过程和处理方法，以减少不必要的说明。医学编码(如不良反应事件的名称)直接影响到临床研究数据的报告，因而也是稽查的重点。数据管理机构应当建立医学编码的原则以及编码质量控制计划，指定有经验的编码员，这样可以对 CRF 信息的内容做正确的编码，并防止误会/误解；编码要定期审查。稽查则进一步保证由研究者填写的 CRF 数据可以得到正确的编码。

(3) 统计分析数据的稽查

列表或汇总图表等统计分析数据严格地说是统计师或程序员的工作。但有些数据管理员也负责研究图表的建立和质量控制。统计分析过程的质量保证主要是确保统计分析程序的准确性。

数据管理机构应当提供给稽查员最新研究方案、统计分析计划、每一列表或汇总图表的程序及其核实文件(用于质量控制)的记录，稽查员则核实 SAP 是否按照 SOP 规定的程序完成并获得批准，通过核实各个表格的数据以确定 ICH GCP、研究方案和统计分析计划是否得到遵守。稽查列表/汇总图表数据的主要内容有：

①图表的标题、注脚及其样式是否符合统计分析计划的要求；
②列表数据与 CRF 中的数据是否一致；
③汇总图表数据与列表数据是否一致等。

(4) 临床研究报告的稽查

临床研究报告的稽查以确保数据的完整性与准确性可以真实地反映临床试验的状况。报告中的所有表格的数据都得到相应的统计分析数据的支持。稽查过程注重报告的书写和统计学结论均遵守研究方案和 SAP 的要求,同时研究报告内容的准确性(所有数据与源文件一致)和报告格式的合理性(符合临床研究报告的要求)。

数据管理的稽查主要从两个方面来评价数据的质量：①错误率的大小以及对研究结论的影响；②数据管理流程的可控制性证据。

1.5.3.5 稽查的程序

所有稽查都应该有稽查计划和报告，其主要发现都应记录在稽查报告中。通常，在稽查开始前，要稽查的内容都以清单的形式一一列出，并在稽查中逐一对照。但是，这种稽查的缺点是过于呆板，使得稽查过程缺乏灵活性，有时可能会漏过本应发现的问题。

(1) 稽查计划

明确稽查的目的、范围、内容和方法。

(2) 稽查过程

① 开始稽查会议；

② 信息收集；

③ 检查文件或其他工作记录；

④ 分析稽查中的发现；

⑤ 稽查结束。

(3) 稽查报告

① 要求立即纠正措施；

② 审查稽查结果和发出稽查报告草稿；

③ 发出正式稽查报告以及稽查随访；

④ 档案稽查文件。

1.5.3.6 纠正和预防措施

稽查的结果有助于发现不合格的数据、改善临床试验流程、明确是否需要培训或采取进一步的措施，稽查还有助于验证新药申请中使用的数据是否符合监管机构的要求。

稽查有助于提供纠正的机会，采取预防性措施的机会和学习的机会。纠正和预防措施的目的是要发现并追踪研究过程中的问题及其性质，分析存在问题的根本原因以及解决的方案。它还提供了一个机制，跟踪尚未解决的问题。纠正和预防措施过程要求明确负责执行纠正措施的人员，以及纠正问题的方法，特别是制定预防此类问题再次发生的措施。

1.5.4 培训

质量保证要求申办者的工作人员在开展临床研究有关工作前必须受到培训。申办者也需要提供研究者有关临床研究的培训，例如，研究者会议、启动访视以及 GCP 课程。研究者则需要培训其研究助理以遵守 GCP 以及临床研究方案。培训记录和简历可以作为培训和资格的证据。

QA 人员也应当积极参加 QA 的培训，以及对临床研究人员的培训。利用多种形式和机会强调遵守 GCP、研究方案、标准操作规程以及监管法规的重要性，说明文件记录在稽查中的重要性，并主动分享稽查中发现的各种数据质量的问题。

临床数据管理中质量保证与质量控制的区别见表 3。

表 3　临床数据管理中质量保证与质量控制的区别

	质量保证(QA)	质量控制(QC)
目的	为保证试验的进行和数据的产生，记录以及报告都符合临床试验管理规范(GCP)和监管要求	为达到临床研究质量的要求所采取的具体操作技术和实施行为，以查证与试验有关的工作符合质量要求
任务	建立临床研究的标准操作规程、从研究方案、CRF 设计、数据收集、数据管理，到数据的统计分析、报告与申报	检查临床研究规程中的每一步的要求是否已经满足：如 CRF 与研究方案的一致性 CRF 数据与源文档的一致性 CRF 与数据库的一致性等
方式	稽查	检查
实施者	质量保证成员，是临床研究机构设立的独立的质量保证部门，不可以是项目组成员	项目负责人全面负责，项目小组成员按具体分工实施和执行各自的工作(如 CRA、数据管理员),都是项目组成员，但并不执行所要检查的任务
重点	质量保证关注的是整个临床研究的质量 注重临床研究的整个流程	质量控制关注的是临床数据在某一阶段或过程的质量，如纸质 CRF 数据的两次录入就是有效的质量控制,或者是某一工作的质量，如研究报告的质量检查，以某个阶段/步骤为重点的
发现问题	质量保证是预防错误的再次发生	质量控制是发现和纠正已发生的错误
问题的纠正	可以发现临床研究过程中存在的弱点或不足，它们可能是跨项目的共性问题(如外部数据的安全性问题)，需要通过修改操作程序加以纠正	可以发现每一阶段或步骤的中存在的弱点或不足，它们可能是具体操作者的疏忽(如数据录入的错误),需要加强培训或者检查
方法	回顾性检查，如临床研究结束后对于研究机构的稽查	回顾性检查：对数据管理的设计性工作，如 CRF 设计，数据库设计 进行性检查：对数据清理工作，如数据的审查与清理
时间	在数据库锁定之前或者根据研究方案或研究计划而进行的工作	质量控制贯穿临床数据管理的始终，是发现问题、寻求解决办法并最终解决问题的连续过程，直至数据库的锁定
范围	质量保证是一个系统的管理工作	质量控制是一项技术工作
关系	质量体系提供框架，开发质量保证政策	质量控制是质量保证程序的一部分
培训	对 GCP 及其适用法规的理解和遵守	专业技能的提高

1.6 衡量数据质量的指标——错误率

质量控制和质量保证中的一项重要工作就是通过发现临床研究数据在转录、转移和处理中的错误，以评价临床研究的质量。

错误的数据是指不能代表数据的真值。例如，在临床研究中，当研究者错误地将受试者的信息填入 CRF 或者填入数据库(EDC 研究)；或者在数据管理过程中，数据录入者将 CRF 中的数据错误地录入数据库。错误的数据也包括没有遵守研究方案时所收集的数据，如计划外访视的数据。

发现数据错误的主要方法有(见第 5 篇第 3 章：临床数据的审查与清理)：源数据核查、逻辑检验、数据核实、汇总统计、CRF-数据库检查。

数据管理中衡量数据质量最常用的方法是计算错误数据的发生率，即错误率。

错误率=查出的错误数/所检查的数据项总和

在计算和应用错误率时应注意以下几个方面：

(1) 查出的错误数是指比较/检查两组数据(如 CRF 数据和数据库数据)时发现的两者不一致的数量。

(2) 数据检查前，检查样本的大小要经过统计学的计算。

(3) 错误率一般以数据项总和为 10 000 来表示，如错误率是 5，表示每 10 000 个数据中有 5 个错误。

(4) 错误率提供了一个共同的定量评价数据质量的方法，可以用作比较临床试验间或数据管理部门之间的数据质量。

(5) 错误率并不反映这些错误对临床研究结果影响的严重性，例如，SAE 错误率是 10，对临床研究的影响可能远大于“身高”的错误率是 100 对临床研究的影响。

(6) 错误率的概念可以帮助数据管理机构发现工作中的系统问题，如数据录入的错误或系统流程的问题，以尽早纠正，从而提高数据质量。

(7) FDA 对错误率没有制定标准。但 SCDM 认为业内可接受的质量水平是，总错误率(不分重要和非重要数据)是每 10 000 个数据中有 50 个以内的错误(<50)。关键变量/重要变量的错误率是每 10 000 个数据有 10 个以内的错误(<10)，而非关键变量/非重要变量的错误率是每 10 000 个数据有 20~100 个的错误。

(8) 在计算错误率时要使用相同的计数数据项的方法，并注明是否包括衍生数据。

(9) 在数据库锁定前的数据库检查中，如果错误率没有达到可接受的水平，该数据库则不能被锁定。

除了数据的错误率，还可以从其他不同角度来评价数据管理中的数据质量：

(1) 绩效，提供高质量数据的时间和效率。

(2) 成本，如获得高质量数据所需投入的人力和物力。

1.6.1　数据管理员在数据质量评估中的工作

发现研究过程中的错误数据，制定可接受的数据质量标准，建立有效的数据收集与处理的流程，评估并检查研究数据的质量，以减少错误数据并保证获得高质量的数据是研究团队(数据管理员、统计师、监查员和项目经理等)必须高度重视的工作。这些工作始终贯穿于整个临床研究过程中。因为检查数据质量的工作是由项目小组内的成员完成的，所以，这个工作属于质量控制的范围。应当注意的是，检查数据质量的人不能检查自己做的工作。

数据管理员在数据质量评估(质量控制)中的主要工作有：

(1) 用统计学方法估算所要检查的数据样本量。

(2) 在数据管理计划中定义数据质量检查的方法与频率。

(3) 至少在数据库锁定前对研究数据质量作一次评估。

(4) 记录评估中发现的问题并提出改正意见。

(5) 定义研究中的重要数据(如安全性数据)及其可接受的错误率标准。

1.6.2　减少错误数据的措施

虽然对数据质量的评估可以了解该研究的数据质量，但从长远上来说，临床研究机构要采取严格的措施，避免、减少或者预防错误数据的产生，从而达到提高数据质量的目的。

(1) 建立符合 ICH GCP 的有关数据处理的标准操作规程。

(2) 加强对研究者的培训，并严格稽查临床研究机构。

(3) 尽可能地使用标准化的数据收集过程。

(4) 简化数据收集与处理的流程，减少数据传输的中间环节。

(5) 尽可能只收集可以解释试验结果的重要数据，减少不必要数据的收集。

(6) 对数据的收集、传输、录入、处理和报告等作全方位的检查，尤其是对源数据的监查。

(7) 严肃处理临床研究中的弄虚作假等不当行为。

监管机构对数据质量的要求不断提高，很多机构利用先进的计算机软件作为工具，对临床研究的整个过程做全方位的监查以跟踪临床试验的质量。特别是 EDC 的广泛使用，使得这种自动和连续性的临床监测活动成为可能并逐渐应用于临床研究的各个方面：

(1) 检查临床试验药品是否及时供应/运送到研究基地。

(2) 临床试验的质量监测。

(3) 数据质疑的数量。

(4) 不良事件报告的及时性。

(5) 研究方案偏差的趋势。

(6) 临床研究机构/研究者的绩效等。

这种实时监测的优点是及早发现问题，通过纠正和预防措施以及有效性检查，对研究质量做连续性的监测，最终改善临床试验的质量和进程。

第 2 章　临床研究数据的传输、保存与存档

从数据管理的角度，临床研究过程就是不断收集、审查与清理数据的过程。在这一过程中，新的数据不断被录入，“问题”数据不断被发现，并不断得到纠正，直至所有的数据被录入、所有的问题被解决，并可进行数据库的锁定。锁定后的数据库为统计分析报告提供稳定可靠的数据集。有的时候，研究方案还要求在临床研究进行期间，提供数据集，以进行期中分析。这些数据集在数据管理机构产生之后，会根据需要向机构内外的统计部门进行传输，如果数据管理部门是 CRO，这些数据集还要传输给申办者。这些用于统计分析的传输数据大都涉及药物的安全性与有效性，它们本身的安全以及传输过程中的安全应当受到高度重视。

在研究期间，如何保证研究数据/资料(如 CRF)以及数据库中已录入数据的安全，并及时传输安全可靠的数据库信息(如数据集等)是数据传输和保存的一项重要工作。就电子数据而言，临床数据管理系统以及 EDC 系统本身就担负着保存数据的任务。此时，系统管理员的工作是对计算机系统的验证并确保其功能的正常。纸质研究中，数据管理员将负责纸质 CRF 的安全。临床研究结束后，按照 ICH GCP 的要求，所有的临床研究文件，包括 CRF 等都必须存档。

本章将讨论临床数据的传输、保存以及归档。数据传输是指数据在产生之后，从一个地点传送到另一个地点的过程；数据保存是指在临床研究期间，临床研究数据的保管过程；存档(archiving)指的是将记录和数据离线(off-line)，即将它们转移到其他地点或系统的过程。存档通常是为了防止数据被进一步更改。

2.1　临床数据的传输过程

临床数据的传输是将复制后的数据送交到另一个地方(如公司机构的不同部门，或者是公司外部，如 CRO 等)以便于对数据作进一步的分析、审查与报告。由于这些数据的分析均涉及药物的安全性和有效性等临床研究的关键信息，所以，数据管理机构要有一套标准操作规范，明确规定数据传递的具体方法和过程，并保证其数据本身的安全。将临床数据从数据库里导出只是数据传输过程的第一步。整个数据传输过程包括：

(1) 数据集的导出与核查。

(2) 建立数据集传输文件清单。

(3) 数据集的传输。

(4) 传送数据集传输文件清单。

(5) 数据集的接收与核查。

2.1.1　数据集的导出与核查

根据使用数据的目的不同，导出数据库的数据集的内容和格式也不相同。有的数据管理系统支持各种导出格式，如 xml、ASCII、excel 和 SAS 等。就导出数据的内容而言，有的系统用户可以根据需要作出选择，有的则没有这样的灵活性，而要求用户根据要求编写程序以获取数据并制成数据集。在数据传输中，无论是一次性传输还是反复多次传输，用户都要对所编写的程序进行验证，以确保所获取的数据的正确性与完整性。验证主要是确定所得到的数据集的变量及其属性符合数据库的定义以及所编写程序的要求。验证可以是手工的核查，也可以是计算机程序的比对。此外，期中分析使用的数据集要确保其数据满足研究方案的要求，并完成用于期中分析的数据库临时锁定的所有工作(见第 5 篇第 7 章：数据库锁定与解锁)。

2.1.2　建立传输文件

根据所获得的数据集以及各数据集的行数(observation)和元数据(如变量属性等信息)建立传输文件。传输文件包括：

(1) 数据集的数量及各数据集名称。

(2) 各数据集的大小。

(3) 各数据集中的各变量的属性(变量名、数据类型、长度、标签、格式等)。

(4) 各数据集中的行数。

(5) 各数据集中的受试者数量。

(6) 各数据集中每一受试者的行数。

传输文件中还可以包括数据库数据集的导出程序、导出时间(日期与时间)以及导出条件等信息。

2.1.3　数据集传输

导出的数据集一般都存在于服务器或者是本地计算机。取决于数据集传输的方法与途径，数据集传输的过程也不相同。下面的例子假设导出的数据集在服务器 XXX 的 unix 系统的/study/source 文件夹中(数据的内容均已核实准确)，该文件夹中的所有数据集都要经文件传输协议 (FTP) 传输到本地计算机的 C:/target 目录下，再经 FTP 转移到另一个服务器 YYY 的 unix 服务器的/receiver 文件夹中。以下是这一数据集传输的具体步骤(仅供参考)：

(1) 在本地计算机，启动 FTP 客户端，登录到服务器 XXX 的 unix 并进入/study/source 文件夹中。

(2) 压缩该目录下的所有数据集并建成 source.zip 文件。

(3) 下载(使用 unix get 指令)source.zip 至本地计算机的 C:/target 文件夹中。

(4) 再打开并登录到服务器 YYY 的 unix 服务器(传输目的地)的/receiver 文件夹。

(5) 上传(使用 unix put 指令)本地计算机的 C:/target 文件夹中的 source.zip 至服务器 YYY 的/receiver 文件夹中。

在 source.zip 成功上传后，传输者将上述的传输文件以电子方式(如电子邮件)再传送给数据集的接收者。接收者在收到传输文件后，再将 unix 服务器的/receiver 子目录中的 source.zip 文件解压并将所有数据集下载到接收者的本地计算机，并根据传输文件的内容逐一检查，以确认所有的信息吻合无损。

特别值得指出的是，有的机构的数据传输工作是由程序员负责的，有的则是由数据管理员负责的。但无论由谁负责，数据管理员都要对数据集及其传输文件做一审查，以确保信息的完整无误。接收者要认真核查以便及早发现问题，并确认数据的准确传输。

2.2 临床研究数据的保存

2.2.1 数据保存的主要目的

在临床研究过程中，无论采用何种收集的方法，临床研究数据都将进入研究数据库，因此，保证数据的安全性、完整性、可接近性(accessibility)是数据保存的主要目的。

保证数据的安全性主要是防止数据可能受到的物理破坏或毁损。对于纸质研究，数据的安全主要是 CRF 纸张的安全(如丢失、火灾或水灾等)。

数据的完整性，主要是指数据的内容及其被录入数据库的时间、录入者和数据在数据库中所有的修改历史，包括修改时间、修改者、修改原因和修改前后的数值等。

当数据进入数据库后，一方面，用户(无论是研究者、CRA、数据管理员，还是统计师)在需要进入时，应当能够自由登录和获取数据；另一方面，数据库中的数据可以按照需要及时传输。在临床研究期间，数据会经历多次传输过程，如在申办者与 CRO 公司之间、申办者与监管机构之间等。因此，数据保存还包括保证其在传输过程中的安全，确保数据免受损坏。

2.2.2 物理保存

原始数据和原始文件(如病例报告表和电子文档等)保存的原则是其安全必须得到保证。纸质文件和电子文档应保存在安全的房间或文件柜中，并设有严格的访问控制权限，以防止无关人员的进出。纸质文件(如 CRF) 在接收后，应尽可能地扫描成电子文件加以保存，最好还要做必要的备份。备份文件要在不同的地方保存。

临床研究的电子数据主要存放于数据库服务器，它的安全(如计算机房的防火等设施等)也应当得到保证。对存放数据库服务器的机房人员的进出要有严格的安全控制机制(如密码等)。这就要求临床研究机构具有相应的标准操作程序，严格限制无关人员进入机房。机房只限于系统管理人员、系统备份人员或系统维护人员的进出。

EDC 研究中，电子数据的收集需要研究基地使用计算机系统，基地计算机系统的安全也应当得到保证。

2.2.3 电子数据保存

2.2.3.1 数据的内部安全维护

密码和访问权限控制是确保获得授权的用户可以访问研究数据最重要的方法。数据管理机构按照规章指定的系统管理员应根据实际需要管理系统访问者的权限。数据管理机构应实施一套有效的机制来发现和防止未经授权人员对系统的访问。一旦发现有无关人员的访问，系统管理员应立即报警，并采取相应的跟踪和防范措施。在标准操作规范上，应建立一种程序规定密码设置和密码更换要求(如密码更换频率和密码长度等)，密码不得共享。这些操作程序，旨在减少由于意外或故意的操作而损坏原始数据的风险。

数据管理系统用户必须获得授权使用，用户名和密码可以作为用户身份的验证，并用于用户的电子签名。当用户在数据库中录入和修改数据时，系统随即生成稽查痕迹(如用户名、 日期和时间等)，稽查痕迹作为电子签名的记录表明该用户具有更改数据库数据的权限。稽查痕迹也应存档于临床试验文档中，以备核查。

临床研究数据及其应用软件应当可以防范和消除计算机病毒，如网络“蠕虫”病毒，或者其他潜在有害软件侵袭的风险。

2.2.3.2 系统验证

相对于纸质研究，电子数据(如 eCRF)被直接录入申办者的数据库，因而它们具有不可再生的特点，即电子数据在损失后无法重新获得。因为对于纸质 CRF 来说，即使系统因某种原因无法录入数据，或者录入后的数据受到毁坏时，纸质 CRF 数据仍可以再次录入。 由于 EDC 系统将数据直接录入数据库，因而减少了数据填入 CRF 的中间环节。所以在研究开始前，必须对系统，特别是研究数据库做验证，以保证数据库的可靠性。此外，在选择 EDC 系统时，应当要求计算机系统在数据的生成、识别、维护、归档、恢复和传输过程中能预防差错的发生，系统的安全性也是一个重要的因素。

EDC 系统在投入生产环境前都必须得到完整的验证。验证除了确认电子数据的录入功能，还要检查系统的安全性。EDC 系统验证的内容包括系统的硬件、软件、人员与操作程序和文件等。只有通过验证的 EDC 系统才能进入生产环境，并进行必要的用户培训，制定 SOP 和操作指南等。用户管理计划、系统的备份与恢复、灾难恢复计划与业务持续计划等也是确保临床数据安全的重要措施。有关临床研究使用的计算机系统的验证详见本书第 7 篇。

2.3 临床研究数据的存档

临床研究过程中需要保存和存档的临床文件很多，本章主要强调的是与数据管理有关临床数据的保存与存档。

临床数据的保存和存档分别针对临床研究的不同时期，但它们的目的都是相同的，即保证数据/文件的安全性、准确性、完整性和可访问性。这不仅是业界的规范，更是监管机构的要求。

国家食品药品监督管理局药品临床试验管理规范第四十九条规定：临床试验中的资料均须按规定保存及管理。研究者应保存临床试验资料至临床试验终止后五年。申办者应保存临床试验资料至试验药品被批准上市后五年。而 ICH GCP 则要求保存至少 2 年时间。要满足这一要求，确保申办者能够在多年后还能回答有关临床试验数据的问题，临床数据及其相关文件的存档就十分重要。

在建立临床数据存档计划之前，应该了解业界特别是药监部门对存档的具体要求，以确保存档工作与监管政策一致。

FDA 的工作指南"计算机系统在临床研究中的应用"对用于保存电子数据/记录的系统环境提出了具体的建议：

> 当源数据是从一个系统转移到另一个(例如，从个人数字助理到申办者的服务器)，或直接输入远程计算机系统(例如，数据通过安装在某一临床研究基地的计算机终端直接输入到远程服务器种)，或将临床基地的心电图传送到申办者的计算机系统，数据的复制件应在另一处保存，通常是在临床研究基地，但也可能在其他指定地点。复制件应在数据输入时同步生成，并以适当的文件格式加以保存，如 XML、PDF 或文件格式。

临床研究数据是临床必需文件的一部分，因此数据的保存和存档是临床研究过程的一个重要方面。长期以来，临床数据存储的最常见的方式是将临床数据管理系统中提取出来的用于临床分析报告的数据制成 SAS 数据集。今天，提取 SAS 数据集仍然是临床数据存档的一个重要方式。但是，近年来电子递交越来越受到重视，对临床数据存档的要求也正在发生改变。在美国，以电子方式提交的临床记录必须遵守 21 CFR Part 11 的要求。

2.3.1　数据存档的内容

当临床研究完成后，数据管理员按照 SOP 规定的程序检查临床数据的质量，并按照要求锁定研究数据库(见第 5 篇第 7 章：数据库锁定与解锁)。数据库锁定的方式主要是去除系统用户继续录入或修改数据的权限，从而保证数据库数据的稳定性与安全性。存档的数据主要包括数据库设计规格、原始数据、稽查痕迹、原始研究文档、数据库锁定文件、研究基地数据的副本，以及以标准文件格式(例如，ASCII、SAS 传输，PDF，CDISC ODM) 保存的研究数据。表 4 列出了美国临床数据管理协会建议的存档数据或文件的内容。

表 4　存档数据或文件的内容

存档的内容	描述
临床数据	在临床研究中收集的所有数据。其中包括 CRF 数据和外部收集的数据(例如，以电子方式提交的实验室数据或受试者日记等)
外部数据文件	外部收集的数据并加载到临床数据管理系统。存档文件应包括所有加载的数据及其文件和用于外部数据质量控制的所有文件
数据库元数据(metadata)信息	有关临床数据结构的信息，如注释 CRF。注释 CRF 显示 CRF 中各项目的表变量名称、表格、访视等内容。它还包括代码信息，以及数据录入的截屏图(在 PDF 中提供)
编码词典	使用编码字典的名称与版本信息，同义词表及自动编码的数据
实验室参考范围	如果在研究过程中，实验室使用的参考范围有多个版本，每个版本都应当存档。记录实验室范围的文档也应存档
稽查痕迹	存档必须包括整项研究的稽查痕迹，并使用防修改的格式
逻辑检验，衍生数据变更控制列表	以工作清单、工作文件、工作报告的形式提供逻辑检验定义和衍生数据的算法，以及它们的变更控制记录
差异管理日志，数据处理指南	未能通过逻辑检验的记录表，以及研究过程中如何对其进行纠正的差异管理信息
质疑	保留所有质疑、质疑表记录和质疑的解决。纸质质疑表，可以扫描并编制索引
程序代码	数据质量检查的程序代码、临床衍生数据的程序代码和临床数据统计分析的程序代码及其程序文件等应当存档。这些文件应当以在线的方式保存，并编制索引或超链接
CRF 及其图像或 PDF 格式	对于纸质研究，其 CRF 通常经扫描后将其转换成 PDF 或图像文件。EDC 研究中，EDC 自身的应用程序可以生成电子 CRF 的 PDF 文件
数据管理计划	包括研究数据管理计划的 MS Word 文档的纸质文本或者 PDF 文本等
研究验证文件	包括与研究有关的所有验证文件。本文档可以是纸质或电子形式
临床文件/记录	文件的副本，如质量控制、数据库锁定/解锁、SAE 一致性检查，以及人员清单等文件

外部数据是由外部系统产生的数据，如实验室检查或受试者电子日记等，这些数据一般由第三方(如中心实验室)提供，然后加载到数据管理系统，其数据将用于统计分析。外部数据只存档实际加载的数据以及数据管理机构对外部数据是如何管理的文件，如用于检查这些数据质量的计算机程序与工作指南、数据传输协议等。外部数据一般都会有第三方供应商，如中心实验室，这些第三方供应商应在他们的计算机系统中负责保存这些数据的原始记录，如它们是如何产生的、如何记录的，以及如何管理的。因此，在与第三方供应商签订委托合同时，申办者应确保签署的合同中有关这些数据存档的内容，这些内容应符合申办者的要求和监管法规的要求。

2.3.2　临床数据存档要求

临床数据存档的基本要求：

(1) 临床数据的存档需要做好周密的计划和安排。

(2) 临床数据存档的内容和格式要符合业界的标准和监管机构的要求。

(3) 在规定的数据保存期内，存档的数据应当安全，以防止损坏。

(4) 存档工作的责任、分工以及存档程序应当明确。

(5) 保存的记录在存档后要做定期的检查，确保其准确性、完整性、可访问性，以及持久性。

(6) 存档的过程要确保数据内容和意义的完整。

(7) 存档的临床数据应有一个中心目录。

(8) 在临床数据管理系统的重要升级之后，应当测试已存档的电子数据的可访问性。

(9) 纸质研究,其原始数据(带有研究者签名及签署日期的 CRF，以及原始的 CRF 更正文件等)应当存档于申办者的研究文件或者异地存档保存。

(10) 存档后的临床数据应在合理时间内获取，并提供人可以阅读文本。

(11) 研究文档的存档应注明所使用的硬件、软件及其版本等。

此外，临床研究存档要确保存档满足部门、机构以及监管法规的要求。临床数据存档的基本原则是基于标准和开放的系统。

由于存档的临床研究文件的内容不同，存档文件所使用的格式也不相同，如 CSV、XML、SAS 传输文件以及 Adobe PDF 等格式。这些格式均有其各自的特点(见表 5)。应当指出，没有任何一种格式能满足所有文件/数据存档的要求，格式的选择应根据存档文件日后的用途。

表 5　临床数据/文件存档格式的比较

格式	简要描述	优缺点
CSV 格式	纯 ASCII 文本，逗号作为字段分隔符 CSV 文件可以使用文本编辑器、文字处理器，以及表格程序(如 Microsoft®Excel)对其进行编辑	优点：从理论上讲，CSV 文件可简单容易地导入到几乎任何数据库 缺点：需要分别处理元数据、管理型数据和稽查痕迹
XML	可扩展标记语言 不依赖开发商的 基于 ASCII 码的技术，可用于结构化信息在不同系统之间的转换 作为 CDISC 操作数据模型(ODM)的基础	优点：开放标准，适用于临床试验数据 XML 可以包括结构型元数据，管理型数据和在单个文件中的临床数据 缺点：很多数据管理人员和 IT 人员仍然陌生
SAS®传输文件	SAS®公司提供 常用于提交到 FDA 的临床数据 SAS 网站可免费获取 SAS 阅读器	优点：广为临床数据管理机构和药物评审机构所熟悉 与 SAS 数据分析工具来自同一公司 缺点：专用的格式 变量命名的限制 需要分别处理元数据，稽查痕迹和管理型数据
Adobe® PDF	由 Adobe 系统公司提供的产品 广泛用作文字类文档的传输标准 传输到 FDA 信息的默认格式 可在 Acrobat 网站免费获取 Acrobat 读取器阅读	优点：许多应用程序将 PDF 作为输出格式 PDF 阅读器免费使用 缺点：EDC 应用程序产生的预设 PDF 输出可能不符合申办者的标准化格式，或者没有生成申办者标准化格式的灵活性

第 3 章　临床数据管理中的数据报告

临床数据报告指的是在临床研究过程中，数据管理员撰写的或提供的有关临床研究数据质量、进展和数据趋势的报告。这里要介绍的临床数据报告，与临床研究结束后按照监管机构的要求或者临床试验论文写作和发表规范而写作和发表的临床试验报告是不同的。临床试验报告是临床试验完成后将试验的整个过程和试验的结果报告给读者的文件。临床试验报告规范的实质就是要报告临床研究设计、试验实施过程以及结果的测量标准、方法及过程。

临床研究的重点是受试者的数据。在纸质研究中，数据存在于每一位受试者的 CRF 中，这些数据随后被录入数据库。而在 EDC 研究中，受试者的数据在研究基地被直接录入数据库。数据库中的数据是按照研究方案的要求，以及数据库的特定结构而储存的。数据管理系统和 EDC 系统的主要功能分别是执行数据管理功能和数据的远程采集功能。这些系统的开发商们重视的往往是这些系统的主要功能，而忽视了系统数据报告的功能。主要表现在，与这些系统的主要功能相比，数据报告的功能明显不足。其中可能有几个原因：

(1) 系统开发商往往重视其系统的主要功能，以保证主营业务。

(2) 系统开发商偏重于系统的开发，往往对于数据管理的内部流程以及用户对报告的需求了解不多。

(3) 各数据管理机构对于报告的格式、内容，与要求也很不一致，很难开发适合所有用户的报告。

(4) 各数据管理机构对于研究数据库的定义，各数据项的属性可能会有不同的定义，这也限制了系统标准数据报告的开发。

但另一方面，在临床研究的进程中，研究项目中的各个团队对于数据报告的要求却越来越多，使用报告的目的也不完全相同。这样，建立研究数据报告就理所当然地落到了数据管理员的身上，这主要是因为数据管理员了解研究数据的结构与内容，有的数据管理员具有很好的计算机编程的技能。而有些数据管理机构，则有专门的程序员负责数据报告的撰写。

3.1　临床研究数据报告的分类

临床试验中的安全性数据的总结与评价，在 ICH E2/E3/E6/E9 等中都有明确的技术要求和规范。SFDA 在 2005 年也相继发布了《化学药物临床试验报告的结构与内容技术指导原则》和《化学药物和生物制品临床试验的生物统计学技术指导原则》，对安全性数据的总结报告也做了明确的要求。与这些总结报告不同，这里所要讨论的是在临床研究进行中，为了了解、检查研究中受试者的安全性，以及安全性数据的质量，数据管理员建立的一系列数据总结报告表和数据管理报告表。

使用报告的用户可分为内部用户与外部用户：

(1) 内部用户是指本机构内的用户，包括数据管理员、CRA、医学部门、医学法务部门和 QA 等。

(2) 外部用户是指本机构外的用户，如 CRO、监管部门等。

报告的用途可以分为：

(1) 临床数据管理工作报告：主要是数据管理人员日常使用的用于跟踪数据质量的报告，以及用于医学审查的报告，如 CRF 追踪报告、CRF 的缺失报告、聚集分析以及追踪矩阵等。

(2) 临床研究的安全性报告：主要是了解试验中受试者的安全状况，及时发现可能的安全性信号，如不良事件总结表、不良事件频数表、严重不良事件频数表、因不良反应导致受试者脱落的总结表等。

(3) 临床研究管理/进程报告：主要是提供给研究项目组成员、检查研究项目的进程检查，以及特定数据的查询，为项目的管理提供技术/数据支持。

(4) 临床数据管理质量报告：主要用于研究项目质量检查和稽查。

按照数据报告使用的频率，报告可分为：

(1) 偶尔的或一次性的(ad hoc)报告，这种报告并不经常使用，仅仅需要立即查看某些受试者数据，或者是临床研究中的某个信息。

(2) 常规报告，是需要经常使用的标准报告，用户可能经常需要，并反复使用。

临床研究中，数据管理员涉及的数据报告举例于表 6。

3.2　临床研究数据报告的要求

数据管理中的数据报告多用于提供项目管理和查看项目数据的信息，所以，对报告的格式没有太严格的要求。报告的内容是报告的重点。一般来说，对于这样的报告，都不会有严格的用户需求，除非这个报告已成为数据管理机构的标准报告。所以，在创作报告前，数据管理员一定要明确使用报告的目的，特别是报告所要求提供的具体内容：

(1) 报告中的数据来自哪里，哪个研究，哪些受试者，有什么样的特殊要求等？

(2) 报告中需要包括哪些内容，除了研究项目、受试者代码和访视之外，还要包括什么信息？

(3) 报告中的数据截止时间点，临床研究，特别是 EDC 研究，其数据在任何一个时候都有可能改变，所以在创作数据报告时，要明确报告所要求的时间点或时间范围。

3.3　对数据报告的验证要求

数据报告都是经运行计算机程序而获得的，因此，程序的验证便是对报告质量的保证。尽管与正式提交给药监机构的临床研究报告相比，对产生数据报告的计算机程序的验证的要求一般不高，但也要取决于报告的目的。

表 6 在临床研究中数据管理员涉及的数据报告

数据报告的用户			需要生成的数据报告(举例)
内部	数据管理员		数据管理质量检查报告 CRF 追踪报告、CRF 的缺失报告 数据管理的进程报告 数据管理追踪矩阵表(tracking matrix)
	研究项目成员	CRA	监查前各基地受试者 CRF 基本情况 需要监查的关键指标 各基地的数据质量、数据的录入、质疑表的状况
		项目管理	受试者入选状况 项目进程报告 项目质量报告
		药物安全部门	不良事件总结报告 SAE 分析报告 SAE 受试者的所有数据，如既往病史、用药历史、实验室检查等 SAE 一致性检查报告 异常实验室发现报告 不良事件总结表
		统计师	随机化状态的报告 违反方案报告 疑似不当行为跟踪表
		医学研究人员	聚集统计报告 不良事件总结表 不良事件频数表 严重不良事件频数表 因不良反应导致受试者脱落的总结表 受试者处置表 具有临床意义的实验室数据表 实验室数据变化表
		质量控制	数据质量控制中使用的报告
		质量保证	QA 稽查中一些关键数据核查的报告
		医学法务事务人员	特定受试者的数据查询报告
		医学写作	试验进展报告 试验质量报告 其他与试验数据有关报告
		IT	用户权限报告 用户管理报告
外部		药监局的稽查	特定用户的权限
		CRO	检查 CRO 的工作进程 数据质量检查

对于报告的风险评估是确定该计算机程序是否需要验证，以及决定验证程度的依据。图 1 表示用于数据报告的计算机程序风险评估以及验证要求。

应当指出，决定验证程度的是报告本身的重要性，如涉及数据的安全性与有效性，对 SOP 以及 GCP 的遵守等，这些报告的程序都需要验证。

一旦确定报告的程序需要全面验证，即可按计算机系统验证的一套程序操作(见第 7 篇)。一般来说，验证数据报告的工作量理论上不应当超过创作这个报告的工作量。

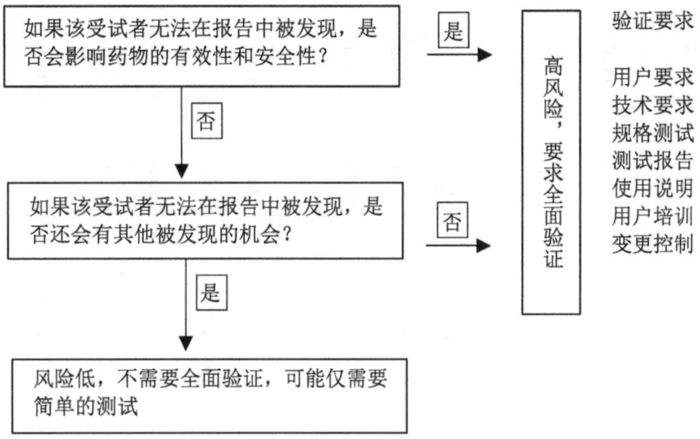

图 1　用于数据报告的计算机程序风险评估与验证要求

一次性查询报告的验证一般要求都比较低，因为这种报告可能只用一次。因此，测试时可以使用生产环境的数据，并以手工方式检查报告结果是否正确。一般来说，数据管理机构对这类报告也没有严格的技术要求。有的机构规定，当有 3 个以上的不同试验的人员使用同一个计算机程序时，该程序需要经过验证。

3.4　临床数据报告对数据管理员的挑战

数据管理员创作数据报告可能面临不少困难。因此，要求数据管理人员扩大技术面，除了学习数据管理的知识外，还要学习计算机语言，如 SQL 和 SAS，以有效地创作临床数据报告。正如前面指出的那样，有的数据管理机构并不要求数据管理员具有程序写作的能力。而实际上有的报告，如病患特征分析，一般都由专门的软件来完成。尽管如此，拥有计算机程序写作技能无疑也会为数据管理工作带来极大的帮助，这也是数据管理员职业发展的要求。

3.5　常见的临床研究数据报告的样式

3.5.1　CRF 数据列表

这是一种简单的列表(listing)，将研究数据库中的数据按一定的顺序排列。这种列表有人口统计学资料、体格检查、伴随用药，以及不良反应事件列表等。表 7 为伴随用药的列表。

表 7 伴随用药的列表

基地	受访者	访视日期	首次给药日期	药物名称	药物首先术语	药物开始日期	药物停止日期	每日总剂量	给药途径	适应证
AB CD	1234	16APR09	15MAY2009	HERZ ASS 100	ACRTYLSALICYLIC ACID	C	C	50MG	Oral	CORONARY HEART FAILURE
		16APR09	15MAY2009	L-THYROXYN 75MG	LEVOTHYROXINR SODIUM	C	C	150MG	Oral	HYPERCHOLESTERINAMIE
		16APR09	15MAY2009	SOTAOL 80MG	SOTALDL	C	C	240MG	Oral	HYPTERTENSION
		16APR09	15MAY2009	OMBPRAZOL 20MG	OMEPRAZOLB	C	C	20MG	Oral	STRUMEKTOMIA
		16APR09	15MAY2009	SIMVASTATIN 40MG	SIMVASTATIN	C	C	40MG	Oral	OESOPHAGITIS
		16APR09	15MAY2009	LISINOPRIL 10MG	LISINOPRIL	C	C	20MG	Oral	HYPERTENSION
		16APR09	15MAY2009	AMLODIPIN 5MG	AMLODIPINB	C	C	10MG	Oral	HYPERTENSION
		16APR09	15MAY2009	TAMSULOSIN 0.4MG	TAMSULOSIN	C	C	0.4MG	Oral	PROSTATAHYPERPLASIE
	2345	17APR09	13MAY2009	DECROTIN H 5MG	PREDNISOLONE	C	C	2.5MG	Oral	MORBUS HORTON
		17APR09	13MAY2009	SALBUTAMOL	SALBUTAMOL	17FEB2006	14APR2008	PRN	Inhalation	COPD
		17APR09	13MAY2009	NOVOPULMON 200	BUDESONIDE	C	C	400μG	Inhalation	COPD
		17APR09	13MAY2009	OMEPRAZOL 40MG	OMRPRAZOLB	C	C	40MG	Oral	OESOPHAGITIS
		17APR09	13MAY2009	FORMATRIS 12μG	FORMOTEROL FUMARATE	17FEB2006	14APR2009	24μG	Inhalation	COPD
		17APR09	13MAY2009	ALFUZOSIN 10MG	ALFUZOSIN	C	27AUG2009	10MG	Oral	PROSTATA HYPERPLASIA
		17APR09	13MAY2009	LISOPLUS 20/125	PRINZIDE	C	C	10/62.5	Oral	HYPERTENSION

这种简单列表一般用于：死亡病例列表、SAE 病例列表、中止试验病例列表和实验室异常数据列表等。

3.5.2　汇总统计分析

临床研究中收集到的各受试者的数据是分散的、不系统的，只反映个体的特征，但不能反映试验总体的综合数量特征和规律性。只有通过统计整理，将分散零碎的个体资料进行归纳和总结，才能得到系统的、反映总体数量特征和规律性的信息，才能更好地认识总体。汇总统计分析就是对总体的认识。这些报告与临床研究报告不同，一般不提交给监管机构，而是作为日常数据管理工作的工具。使用汇总统计分析报告的用户，主要是数据管理人员，也有研究团队的其他人员，如医学研究者、CRA 等。临床研究数据的医学质量审查(见第 5 篇第 4 章)主要也是使用汇总分析的方法。常用的汇总统计分析的报告样式及图表形式简列如下，仅供参考。

(1) 不良事件总结表(表 8)。

(2) 按器官系统/首选术语分类的不良事件总结表(表 9)。

(3) 受试者处置表(表 10)。

(4) 受试者追踪矩阵表(tracking matrix)(表 11)。

(5) 病患特征分析(图 2)。

表 8　不良事件总结表

	研究药物		对照	
	例数	%	例数	%
受试者数				
发生不良事件的受试者数				
发生与试验药物有关的不良事件受试者数				
因不良事件而退出的受试者数				
严重不良事件的受试者数				
导致死亡				
危及生命				
需住院或延长住院时间				
导致持久的或严重的残疾或机能不全				
先天异常或出生缺陷				

表 9　按器官系统分类/首选语分类的不良事件总结表

器官系统/首选术语	研究药物		对照	
	例数	%	例数	%
受试者数				
发生不良事件的受试者数				
感染和感染性疾病				
上呼吸道感染				
尿道感染				
……				
血液和淋巴系统疾病				
贫血				
……				
免疫系统疾病				
食物过敏				
……				

表 10　受试者处置表

处理组/受试者的 (%)	A 组	B 组	总数
筛选/入组	--	--	xxxx
治疗	--	--	xxxx
没有随机化	--	--	xxx
随机化总数	xxx (100.0)	xxx (100.0)	xxx (100.0)
完成	xx(yy.y)	xx(yy.y)	xx　(yy.y)
中止	xx(yy.y)	xx(yy.y)	xx　(yy.y)
不良反应	xx(yy.y)	xx(yy.y)	xx　(yy.y)
违反方案	xx(yy.y)	xx(yy.y)	xx　(yy.y)
未归	xx(yy.y)	xx(yy.y)	xx　(yy.y)
患者要求	xx(yy.y)	xx(yy.y)	xx　(yy.y)
其他	xx(yy.y)	xx(yy.y)	xx　(yy.y)

表 11　受试者追踪矩阵

研究方案代码	国家	基地代码	研究者	受试者	出生日期	性别	SAE病人？	随机化状态	研究终止状	知情同意签署日期	随机化日期	终止日期
SCRC_0012	中国	A1001	白	7676	1/22/1971	男	否	没有随机化	没有随机化	22May09		11Sep09
SCRC_0012	中国	A1001	白	7677	5/21/1978	男	否	没有随机化	没有随机化	22May09		11Sep09
SCRC_0012	中国	A1001	白	7683	9/20/1966	男	否	没有随机化	没有随机化	02Jun09		06Jun09
SCRC_0012	中国	A1001	白	7685	8/25/1969	男	否	没有随机化	没有随机化	16Jun09		16Jun09
SCRC_0012	中国	A1001	白	7856	5/22/1979	男	否	没有随机化	没有随机化	28Jul09		29Jul09
SCRC_0012	中国	A1001	白	7857	8/2/1972	男	否	没有随机化	没有随机化	28Jul09		29Jul09
SCRC_0012	中国	A1001	白	7858	4/22/1977	女	否	没有随机化	没有随机化	28Jul09		29Jul09
SCRC_0012	中国	A1001	白	7875	7/13/1976	女	否	没有随机化	没有随机化	11May09		16May09
SCRC_0012	中国	A1002	张	8014	9/12/1978	女	否	没有随机化	没有随机化	02Jul09		07Jul09
SCRC_0012	中国	A1002	张	8015	12/14/1973	男	否	没有随机化	没有随机化	02Jul09		07Jul09
SCRC_0012	中国	A1003	李	7999	4/5/1966	男	否	没有随机化	没有随机化	25Jun09		09Jul09
SCRC_0012	中国	A1003	李	8020	5/21/1978	男	否	没有随机化	没有随机化	16Apr09		27Apr09
SCRC_0012	中国	A1003	李	8035	12/27/1978	男	否	随机化	中止病人	24Jun09	10Jul09	21Aug09
SCRC_0012	中国	A1012	吴	7860	5/5/1970	女	否	没有随机化	没有随机化	23Jun09		10Nov09
SCRC_0012	中国	A1012	吴	7887	9/20/1966	男	否	没有随机化	没有随机化	25May09		04Jun09
SCRC_0012	中国	A1012	吴	7888	12/14/1973	男	否	没有随机化	没有随机化	26May09		30Jul09
SCRC_0012	中国	A1012	吴	7899	4/22/1977	男	否	没有随机化	没有随机化	19Jun09		10Nov09
SCRC_0012	中国	A1013	周	7936	8/25/1969	男	否	没有随机化	没有随机化	07Jul09		24Jul09
SCRC_0012	中国	A1015	钱	7954	5/21/1978	男	否	随机化	中止病人	05Jun09	22Jun09	04Jul09
SCRC_0012	中国	A1015	钱	7957	11/22/1979	男	否	没有随机化	没有随机化	14Jun09		01Jul09
SCRC_0012	中国	A1029	钟	7840	5/21/1978	男	否	没有随机化	没有随机化	01Jul09		17Jul09
SCRC_0012	中国	A1029	钟	7841	8/25/1969	男	否	没有随机化	没有随机化	01Jul09		03Jul09
SCRC_0012	中国	A1029	钟	7902	5/21/1978	女	否	没有随机化	没有随机化	06May09		07May09
SCRC_0012	中国	A1029	钟	7907	1/22/1971	男	否	没有随机化	没有随机化	11May09		12May09
SCRC_0012	中国	A1029	钟	7910	5/21/1978	男	否	没有随机化	没有随机化	26Jun09		29Jun09
SCRC_0012	中国	A1029	钟	7914	8/25/1969	女	否	没有随机化	没有随机化	29Jun09		01Jul09
SCRC_0012	中国	A1303	林	7826	4/22/1977	男	否	没有随机化	没有随机化	26Jun09		08Jul09

CRF状况	CRF缺失页数	主要CRF缺失	缺失CRF已经解决	研究者已批准	监查员已核实	尚未解决的质疑	共发出的质疑	编码是否完成	实验室数据检查发现	SAE协同检查	数据管理检查完成
完成	0			是							
完成	0			是		3					
完成	0			是		2					
完成	0			是							
完成	0			是							
完成	0			是							
完成	0			是							
完成	0			是							
完成	0			是							
完成	0			是							
完成	0			是							
完成	0			是		1					
完成	0			是	是	4		In完成		是	
完成	0			是							
完成	0			是							
完成	0			是		5					
完成	0			是							
完成	0			是		1					
完成	0			是		1					
完成	0			是							
完成	0			是							
完成	0			是		3					
完成	0			是							
完成	0			是							
完成	0			是							
完成	0			是		4					
完成	0			是							

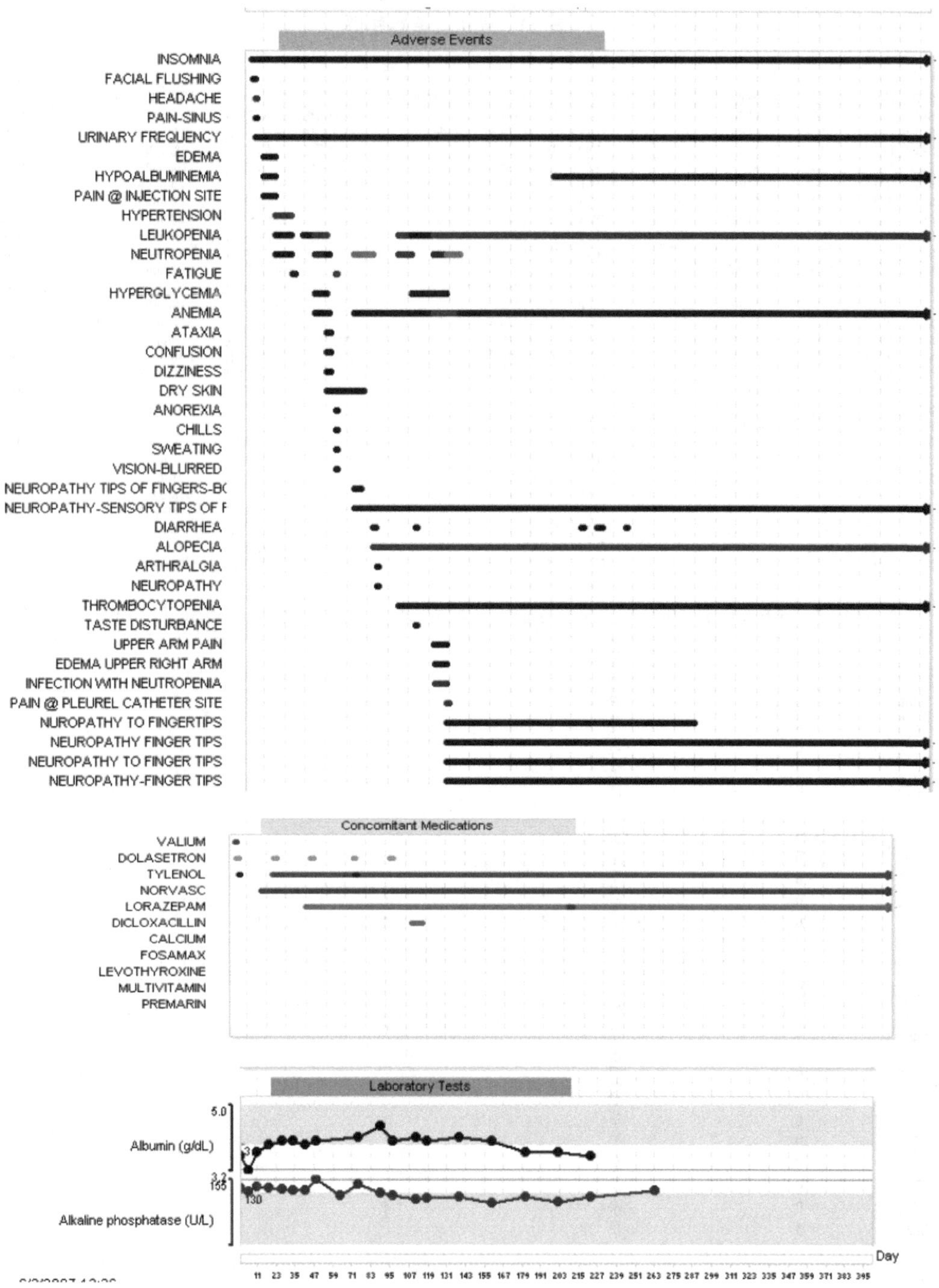
Adverse Events
INSOMNIA
FACIAL FLUSHING
HEADACHE
PAIN-SINUS
URINARY FREQUENCY
EDEMA
HYPOALBUMINEMIA
PAIN @ INJECTION SITE
HYPERTENSION
LEUKOPENIA
NEUTROPENIA
FATIGUE
HYPERGLYCEMIA
ANEMIA
ATAXIA
CONFUSION
DIZZINESS
DRY SKIN
ANOREXIA
CHILLS
SWEATING
VISION-BLURRED
NEUROPATHY TIPS OF FINGERS-B(
NEUROPATHY-SENSORY TIPS OF F
DIARRHEA
ALOPECIA
ARTHRALGIA
NEUROPATHY
THROMBOCYTOPENIA
TASTE DISTURBANCE
UPPER ARM PAIN
EDEMA UPPER RIGHT ARM
INFECTION WITH NEUTROPENIA
PAIN @ PLEUREL CATHETER SITE
NUROPATHY TO FINGERTIPS
NEUROPATHY FINGER TIPS
NEUROPATHY TO FINGER TIPS
NEUROPATHY-FINGER TIPS
Concomitant Medications
VALIUM
DOLASETRON
TYLENOL
NORVASC
LORAZEPAM
DICLOXACILLIN
CALCIUM
FOSAMAX
LEVOTHYROXINE
MULTIVITAMIN
PREMARIN
Laboratory Tests
5.0
Albumin (g/dL)
3.2
155
130
Alkaline phosphatase (U/L)
Day
11 23 35 47 59 71 83 95 107 119 131 143 155 167 179 191 203 215 227 239 251 263 275 287 299 311 323 335 347 359 371 383 395

图 2　病患特征分析

第 7 篇

临床研究使用的计算机系统验证

第 1 章　计算机系统验证概论

ICH GCP 对用于临床研究的计算机系统验证有明确的要求。FDA 也曾多次在不同的工作指南中对计算机系统的验证做出明确要求：例如“软件验证的总的原则”(FDA，2002)和“过程验证：总的原则与实践”(FDA，2008)。

但是，在监管机构的要求或指导文件中并没有说明如何验证，例如，决定计算机系统是否需要验证，以及验证的时间、验证的程度和验证的范围等都没有明确说明。这样就给各个机构留下了很大的空间去实施各自的系统验证。在制药行业，基于风险评估的验证方法已经成为行业的最佳操作规范。事实上，GAMP 4 和 GAMP 5 也都是使用这种基于风险评估的计算机验证方法。这也是我们本篇将要介绍的方法。

本书是《医药临床研究中的数据管理》，其主要内容是有关临床研究中数据的收集、清理、导出与报告等一系列的工作。在这个过程中，数据管理离不开数据管理系统。这样，为保证数据管理系统正常、准确和一致的工作，就要对计算机系统进行验证。因此，作为本书的最后一篇，将介绍计算机系统验证。一方面，国内的临床研究部门(包括数据管理机构)对计算机系统验证的概念缺乏明确的认识，常将系统验证简单地认为是系统的安装或测试；另一方面，在数据管理过程中，有很多地方都需要执行系统验证的工作(如数据管理系统、EDC 和研究数据库的建立和验证等)或者是使用系统验证的概念(如逻辑检验的建立与验证和临床研究数据报告等)。在实施计算机验证过程中，数据管理人员扮演各种各样的角色，在验证中发挥关键的作用。计算机系统的验证涉及 IT 部门、业务部门、QA 等众多部门和人员，验证可提交的文件也达十几种之多，但本书介绍的内容主要涉及的是数据管理员在系统验证中的角色与责任，所以，一部分有关 IT 的系统验证内容，如业务持续计划、灾难恢复计划、备份等，则没有在此作深入介绍。开发商的稽查是验证必须进行的一项重要工作，但因在数据管理系统一章中对此已有讨论(第 3 篇第 6 章：临床数据管理系统)，因而也不在此介绍。

本章不是从计算机专业角度来介绍计算机系统验证的理论，而是从计算机系统用户(如数据管理员)的角度，对计算机系统验证的工作做一介绍，试图在概念上和实践上对实施计算机系统验证有所帮助。从质量角度上看，计算机系统的验证应当成为临床研究机构的自觉行为，同时监管机构也应发挥指导作用。

1.1　临床研究计算机系统

临床研究计算机系统指的在临床研究项目中使用的一套由硬件、软件、操作程序和操作人员组成的系统，执行临床研究中的各项工作，其中包括临床研究数据的收集、整理、分析和报告等。

1.2 计算机系统验证

计算机系统验证是建立一个文件化的证据，以提供一个高水准的保证体系，确保生产出的产品始终达到预定的标准和质量要求。

计算机系统的验证应当包含以下几层含义：

(1) 需要定义计算机系统的工作范围。

(2) 需要提供证据证明计算机系统是按照一定的标准和要求执行这些工作。

(3) 需要提供必要证据支持该计算机系统将来依然执行这些功能，也就是说，计算机系统的运行将是一致的和可重复的。

由此可见，软件测试并不等同于验证。事实上，FDA 认为软件测试是一项重要的工作，但是，在大多数情况下，软件测试本身不足以达到软件符合其使用目的的要求。

1.3 验证的目的

验证的目的是对计算机系统的用户需求及其设计规格、安装、运行性能的正确性以及对生产的适用性进行测试和确认，以证实该计算机系统达到设计要求和技术指标的规定。通过对计算机系统的验证，可以证明在计算机的整个生命周期中，如系统的开发、实施、操作、维护以至于下线，其质量保证体系已经建立，并处于可控制状态下。临床研究中，任何系统的缺陷或者不正确运行将直接影响研究的质量、药物的安全性与有效性，甚至受试者的安全。记录临床研究信息的系统需要采取适当的措施，如操作人员培训、系统验证、变更控制、备份，以及系统环境维护等以保证系统的安全性、数据的完整性以及业务的可持续性。反之，如果系统不验证将面临的风险有：

(1) 临床研究数据无法信赖。

(2) 数据面临损坏。

(3) 对系统的控制丧失。

(4) 变更以后的后果无法预料。

(5) 对过程中的风险无法控制。

(6) 所获得的结果不可靠，不可信。

(7) 对于受试者的风险。

(8) 系统将无法通过官方稽查。

系统的数据不再符合验证的状态，其直接的后果将是临床试验的失败或者是产品召回等导致的名誉上和经济上的损失。

1.3.1 监管机构的质量要求

计算机系统验证是风险管理的要求，也是监管机构的要求。一方面，医药行业对于质量的要求，使得基于风险的管理方法应运而生。质量管理注重于对产品和流程的理解，将“质量源于设计”的理念逐步发展成为药品生产和管理的基本原则。

另一方面，FDA 的指导文件，ICH Q8、Q9 和 Q10 对基于风险的管理方法也作了规定和要求，系统验证还是 ISO 9001 的质量要求的一部分。在遵守法规要求的过程中，主要应当考虑以下几点：

(1) 证明系统满足特定的使用目的。

(2) 系统的访问控制，以及用户管理。

(3) 确保数据的完整性，包括防止数据的删除或丢失。

(4) 防止数据和文档未经授权的更改。

(5) 稽查痕迹。

(6) 灾难恢复计划/备份。

(7) 系统维护和变更控制。

(8) 用户培训。

验证过程使用系统的生命周期(SLC)的方法，验证文件中对于这些要求的实现要有充分的证据，明确满足用户的需求，满足官方对于计算机系统的期待，并确保系统符合特定的目的，确保系统的数据是安全可控的。

1.3.2　行业的标准规范

计算机系统的验证是保证数据的完整性，并减少因系统或过程的问题而产生错误的可能性。国际制药工程协会(ISPE)是全球制药行业者的交流平台，它提供涵盖制药领域如药品、医疗器械的生产等与健康管理有关的实用信息。从系统验证的角度来看，ISPE 的重要文件“遵从 GxP 计算机化系统监管的风险管理方法(GAMP 5)”是制药行业中的自动化生产的标准规范(good auto manufacturing practice, GAMP)，对于行业的计算机系统验证起指导作用。

1.3.3　验证是标准业务规范

强有力的验证项目管理将从源头上保证计算机系统的功能，一方面可减低系统重新设计和重新测试的成本。另一方面，参与计算机验证的项目团队，通过对计算机性能的深入了解，使得相关业务的开展更为合理有效。

对于系统生命周期的全面了解，验证团队可以集中精力致力于重要的系统、重要阶段或步骤的验证工作。良好的用户需求明确提出了用户对于系统的要求，这将为系统的开发与验证打下良好的基础。

没有一个系统使用完全相同的验证方法，即使同一个软件，不同的机构也会有不同的用户群、不同的使用方法，以及不同的操作流程。为了保持系统始终处于已验证状态，需要对系统作定期审查与变更控制。这样，验证是一个持续的过程。但是，验证又不是一个简单的重复过程，有其标准业务规范。从业务上来说，良好的验证可以节省机构的业务开支。一方面，计算机风险所造成的业务损失的可能性已被验证所降低；另一方面，系统验证的如期实施，使得验证费用保持在预算的水平。此外，计算机的使用大大地节约了劳动成本，使得劳动生产率明显上升。最重要的一点是，验证作为产品质量风险管理中的一项重要内容，是监管机构的要求。缺少了这一点，整个业务都将无法开展。

1.4　验证策略

今天，用于临床研究的计算机系统越来越多，对这些系统的验证就变得越来越重要，因为验证不仅是核实系统在功能上满足用户的需要，更是遵守法规。但是，计算机系统的验证工作又是各个机构自己的事，以至于一个系统是否需要验证，以及如何验证，验证的程度和范围等又完全取决于系统的使用者。一般来说，决定计算机验证的策略与方法取决于如下几方面的考虑。

1.4.1　计算机系统用途

一般说来，任何系统，如果涉及的数据与 GxP(GLP、GCP 和 GMP 的统称)有关(如临床研究数据等)，那么，这个系统就必须得到验证。基于这个原则，所有临床研究的数据管理系统，如 EDC 系统等，在使用前都必须得到验证。而机构中用于记录每一个员工上下班时间的考勤系统则不需要进行验证。

1.4.2　风险分析

基于风险的验证方法是通过对系统功能的确认，将风险分析(也叫风险评估)与系统架构评估(软件/硬件的分类)相结合，对系统功能上的重要性进行评估。验证工作开始前首先是通过分析该系统的信息(如验证状态、软件类别和系统类型等)来确定其重要性，同时还会考虑到与系统有关的所有其他因素，如安全性、环境、产品质量和财务收支等。系统的重要性评估取决于系统对产品质量的影响，及其验证状态对业务的影响。评估的结果应体现在验证计划中，以明确验证的深度和范围。

风险分析是基于风险的分析方法。风险对计算机系统功能的损害取决于风险的严重程度，发生的可能性等。风险分析的目的是为了避险，实施标准操作规范有时也是为了降低风险发生的可能性与严重性，使得风险的损害在可接受的范围。风险评估是验证中的非常重要的工作(见第 7 篇第 7 章：风险评估)。

风险分析还包括对现有系统中与生命周期模型不适用地方进行差距分析，以确定风险的大小与监测方法。系统一旦获得了验证，就必须根据系统的生命周期方法，保持其验证状态，如实施定期审查与变更控制等(见第 7 篇第 9 章：验证状态的维护)。

1.4.3　计算机系统的组成与架构

1.4.3.1　系统的库存信息

通过编制系统库存表，对每个系统的重要性作出评估。此清单中有对产品质量的潜在影响的分类，以便于发现重要的系统。清单列表可以是电子化格式，也可以是数据库的表单，但通常都包括以下内容：

(1) 系统名称和版本号。

(2) 系统类型。

(3) 系统所有者。

(4) 系统使用，例如，数据管理软件等。

(5) 重要性，例如，影响产品质量、遵守法规与开展业务等。

(6) 验证状态。

(7) 验证执行日期(实际日期或计划日期)。

(8) 开发类别(例如，现成的软件、套装软件、或用户自主开发)。

(9) 软件类别、电子表格、PLC、程序控制。

(10) GAMP 软件分类。

(11) 21 CFR Part 11 要求，如符合电子记录和签名。

(12) 下次验证状态审查时间。

1.4.3.2　GAMP 软件分类

应用软件的开发方法或验证状态可以确定用户验证工作的程度。GAMP 指南作为工业标准，将软件系统进行分类，并在 GAMP 5 中定义四个软件类型(注：GAMP 4 则将软件分为 5 类，其中没有 3 类)并建议各自验证的要求，其中 4 类和 5 类软件是验证工作的重点类型。GAMP 5 的软件分类分别是：

(1) 1 类——基础设施软件：层次化软件和用于管理操作系统的软件。

(2) 2 类——用户不可设置软件：可以输入和储存运行参数，但软件不能按照业务流程进行系统设置。

(3) 4 类——用户可设置软件：软件通常较为复杂，但用户可以根据业务流程进行设置，软件的编码不变。

(4) 5 类——用户开发软件：用户为适应其业务流程而设计和编码的软件。

1.4.4　开发商的评估

系统开发商的工作近年来已受到高度的重视，这是“质量源于设计”理念的具体体现。对开发商的评估源于对质量的要求。由于系统的使用者对系统的验证担负完全的责任，所以，对开发商的评价是业务的需要，也是监管机构的期望与要求。对系统开发商的评估，从很大程度上也可以影响用户对系统的看法(见第 3 篇第 6 章：临床数据管理系统)，并影响验证的程度和范围。对开发商的评估不是风险评估的内容，但是它是项目管理中的风险管理的一项重要内容。

1.5　验证方法与过程

1.5.1　验证政策与计划

验证过程始于验证计划，而验证计划则是对机构的验证政策或验证 SOP 的遵守，并按监管规章的要求进行的针对某一系统的具体活动(见图 1)。

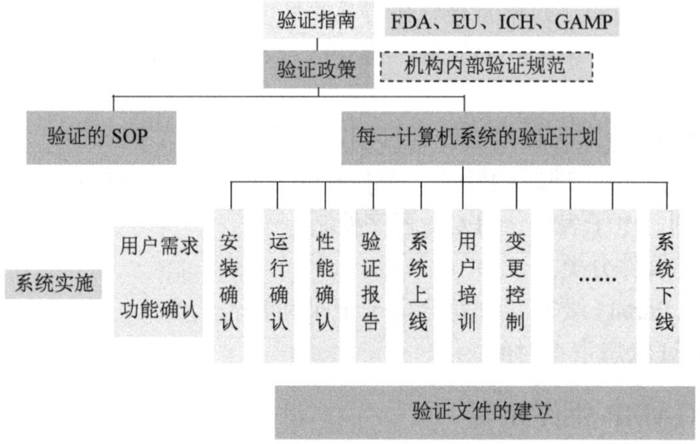

图 1　验证政策、计划与文件

临床研究机构应当有验证工作的指导纲要和验证政策，验证政策要遵守以下原则：

(1) 系统验证的责任人是用户，而不是开发商。

(2) 验证应当切实可行，且有利于业务开展。

(3) 新的系统在使用之前，要进行前瞻性的验证，在获得批准后使用。

(4) 系统开发要按照软件开发的方法，如传统的软件开发生命周期等。

(5) 验证过程并不止于新系统进入生产环境，它要持续到系统的整个生命周期，直到该系统下线。

(6) 验证政策要规范验证工作中的可提交的验证文件、人员的分工和责任。

1.5.2　验证方法(V 模型)

计算机系统的验证方法应基于行业的标准。FDA 和 GAMP 等都使用以基于风险的计算机系统评估方法，并以此作为制定验证的指导原则或标准规范，指导机构的验证工作。验证的 V 模型以用户需求作为系统开发的出发点，也是系统验证的起点。

V 模型中的过程从左到右，描述了软件开发的基本过程和测试行为。V 模型的价值在于它非常明确地表明不同类型的软件在测试过程中的不同要求，并且清楚地描述了测试阶段和开发过程各阶段的对应关系。

需要指出的是，由于种种原因，GAMP 5 中计算机验证的步骤使用了不同的名称，但它们工作的内容则没有改变。本书还是沿用传统的名称，如安装确认、运行确认和性能确认等。验证 V 模型中的传统名称与 GAMP 5 名称见图 2。

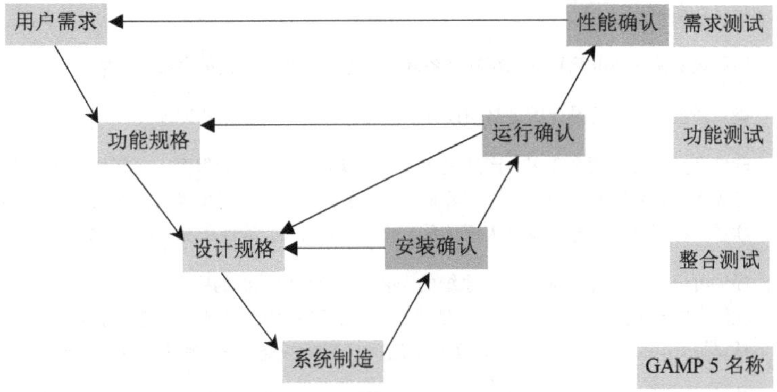

图 2　计算机系统开发的 V 模型及其在 GAMP 5 中的名称

1.5.3　验证的文件

验证是遵循官方或行业的要求(如 FDA、欧共体、ICH、GAMP)并在机构的验证政策/SOP 指导下，对每一个系统，依照其在临床研究中的作用与范围而制定的验证计划基础上完成的。验证政策和 SOP 明确规定了验证所要采用的方法、人员的分工与责任、验证步骤，以及每一个步骤所要提供的文件。

表 1 列出了验证中可交付的文件名称、各文件的主要要求。

1.6　人员责任与分工

任何项目都要有人员的参与，人员的角色与责任在验证计划中要有明确的规定。系统验证人员可以来自机构内部，也可以来自外部的专门机构。

(1) 内部人员：是机构内受过良好教育和系统培训的人员，如数据管理员和 IT 人员等。

(2) 外部人员：如技术顾问，负责指导、组织验证工作，多见于小机构。但也需要有内部人员懂得验证的过程，并维护验证状态。

无论验证的工作由谁来做，实施系统的机构对于验证的结果承担完全的责任。

系统验证项目的人员分工主要有：系统所有人、项目经理、验证经理、IT 经理、QA 主管等。

表 1　验证的主要工作与可交付的文件

验证工作	描述
验证计划*	按照验证政策，制定验证计划 验证计划书的准备
用户需求*	提供用户的需求文件
功能规格*	提供功能规范
风险评估*	对系统支持的业务流程和系统功能各环节所存在的风险及其危害做出评估
设计确认	确认系统、设备的设计满足最初设计的意图，并提供文件化的记录
跟踪矩阵*	软件开发过程的两个或多个产品之间关系可以被建立起来的程度，尤其是产品彼此之间有一个前后处理关系。在系统验证中，跟踪矩阵是将系统的设计要求与安装确认相联系，将功能需求与运行确认相联系，将用户需求与性能确认相联系。通过这种联系，确保所有的用户需求都得到满足
安装确认*	提供可记录的核查，表明设备/系统的安装已经符合制造商的要求 软件可能会安装于不同的环境，如测试环境，验证环境和生产环境。它们均用于不同的目的。安装确认包括安装要求的核实、设备的技术指标的核查和安装的核查。安装确认应验证系统符合系统设计的要求
运行确认*	将提供证据证明在系统的运行范围内，系统按照预先批准的规格要求运行，是将功能要求的每一个功能做具体的测试。测试包括单元测试和集成测试
性能确认*	提供可记录的核查，确认系统在规定的运行环境中运行时，全部生产工艺活动所发挥的执行和控制等性能，满足事先批准的用户要求
验证总结*	对验证过程作最终的总结，特别要有对于验证结果的结论，并说明系统是否处于验证状态
验证状态的维护*	定期审查与变更控制
用户培训计划*	基于系统用户的角色而制定的人员培训，包括培训的材料、方式等
账户管理计划*	制定有关用户账户管理的方法、要求与流程
业务持续计划	制定在非正常环境下，业务的可持续开展
灾难恢复计划	灾难后，如何尽快恢复业务以及研究数据的恢复
系统维护计划	系统的日常维护、紧急状况的处理等
系统下线*	系统下线的过程，数据的保存、迁移与归档等

*为本书中介绍的内容。

验证人员的分工与责任由本机构的 SOP 规定，他们的主要分工举例见表 2。

此外，涉及系统验证的人员还有：

(1) 用户

在项目开始之前，每个系统必须要确定关键用户并书写用户需求，如果项目中涉及不同的用户群，(如 EDC 涉及 CRA)，每个用户群都应当指定相关的关键用户。用户还参与系统的测试。系统的用户应当对系统功能有足够的了解，并参与系统的设计(如果是自主开发的系统)。用户是系统的最终使用者，其流程与功能的结合是系统能否成功开发与验证的关键。对于新的系统，用户可能没有经验，此时，应当对他们提供足够的培训，以便用户可以提供富有见地的意见。

表 2　验证人员的角色与责任(举例)

验证人员的分工	主要负责的工作
系统所有者	负责业务的开展，是机构中系统使用的最高责任人 承担系统使用与业务的风险 负责机构进行系统验证，以及相关法规的遵守 负责计算机的验证以及验证状态的维护 指定验证人员 提供验证项目必要的资金和资源的支持
项目经理	总管验证项目的开展/进展 代表系统所有者负责验证的所有工作，包括期限、预算，并提交验证文档 负责系统满足用户需求的目标，同时注重质量、时间和成本
验证经理	在系统进入生产线前，协调验证的所有工作，包括相关的验证文件 在系统进入生产线后，维护系统的验证状态
IT 经理	总管项目内信息系统和信息技术的工作，确保技术上符合要求 负责系统生命周期中相关的验证文件 从系统生命周期角度，负责项目内的验证可交付文件
项目 QA 主管	建立机构内部的系统验证有关的 SOP 按照 SOP 核查计算机系统验证的执行情况 内部和(或)外部或供应商的稽查

(2) 开发人员或供应商

必须明确开发人员或系统供应商的角色，以及他们所负责的交付文档、授权的文件、时间和变更控制等，并达到规定的质量标准。

开发商/供应商的工作可以帮助验证团队确定验证的范围和程度，所以，要加强对他们的稽查，并要求他们提供的设计规格和功能规格必须满足用户的需求。用户与供应商之间各自应承担的责任要在合同中有明确的规定。

1.7　验证工作的典型步骤

GAMP 5 对用户可设置的计算机系统的验证工作作了描述，其中典型的步骤有：

(1) 识别计算机验证所要遵守的标准与规范。

(2) 识别所要验证的系统(由库存表中获得)。

(3) 指定验证的关键人员(项目经理、验证经理等)。

(4) 建立用户需求。

(5) 制定验证策略：①风险分析；②系统组成、分类；③开发商评估。

(6) 制定验证计划。

(7) 系统规格的审查与批准。

(8) 建立测试策略。

(9) 测试。

(10) 验证报告和系统发布。

(11) 运行期间的系统维护。

(12) 系统下线。

1.8　计算机验证面临的挑战

计算机系统的验证是一项非常繁琐但又是一项非常重要的工作。尽管业界和监管机构对于临床研究的计算机系统的验证有明确的要求，但又给验证的范围和程度等方面留下了很大的空间，这些都要求机构根据系统的特性来分别决定。有的机构内部或者缺乏验证的人员，或者对验证的标准和验证的概念缺乏了解，有时不知道验证所要交付的文件。计算机验证所面临的其他挑战还有：

(1) 在项目开始前，很难确定用户需求的标准。

(2) 风险分析中的风险评估标准难以一致。

(3) 系统分类有时很难明确。

(4) 文件种类繁多且工作繁重等。

第2章 验证计划

2.1 验证总计划与验证计划

验证总计划(validation master plan, VMP)是机构层面的文件，用以说明机构对计算机验证的总的方针、要求和组织关系，它指导机构开展计算机验证工作，并制订验证方法，同时定义系统可以进入生产环境的可接受的标准和范围；它强调的是在临床研究中受试者的安全性、产品的质量以及研究数据的完整性。验证政策，验证总计划与验证计划主要是依据机构的大小、地理位置、系统涉及的部门以及各部门人员的分工等而定(见表3)。

表3 验证政策、验证总计划与验证计划的关系

范围	验证政策、验证总计划与验证计划
多个场所	验证政策
单一场所	验证总计划 1
部门	验证总计划 2
系统	验证计划

简单地说来，验证政策是机构管理者对于系统验证的要求与态度，验证总计划是针对机构不同部门或不同系统的验证总要求，而验证计划主要是针对特定系统验证活动的具体要求。因为它们的主要内容相近，所以，本书不再对验证总计划和验证计划分别描述。

计算机系统的验证计划是一个书面文件，说明如何对某一特定的系统(如数据管理系统)进行验证，其中包括测试参数、产品特点、生产设备以决定测试结果可接受的标准。验证计划还提供了一个整体的规划，指导计算机系统的验证，同时也提供文件化的证据，确认验证过程中的工作均已完成。验证计划定义验证项目的范围，包括验证的具体任务，以及验证可交付的结果。验证计划中需要规定验证使用的方法和重新验证的标准、规定验证过程中出现偏差时的处理程序和方法，同时规定验证后系统的变更类型以及处理程序。

2.2 验证计划的目的

验证计划是监管机构对于计算机系统的要求，正如FDA的21 CFR Part 11：电子记录和电子签名中指出：验证计划是一份战略性的文件，应说明将要做什么，验证的范围、工作的计划，以及具体的验证工作。验证计划还要说明每一个验证工作的具体负责人。

计划要得到指定的管理人员的审查与批准。

验证计划也是保证产品质量的需要。验证计划对所要验证的系统建立结构上的要求，使得很多问题在产生危险或发生损害之前就可以得到预防或解决。验证项目越复杂，验证计划的意义就越大。

反面的教训也说明，系统验证失败的主要原因是由于没有充分的验证计划。业界常用的说法是“没有计划，就输定了！”良好的验证计划，是验证成功的基础与保证。

2.3 验证计划的要求

验证计划是在对系统作全面的分析后，根据系统验证 SOP 的要求而制定的。此时，项目团队要知道在什么时候解决什么问题，以及解决问题的顺序。验证计划的要求有：

(1) 提供设施验证的路线图。

(2) 验证计划要遵循系统的自然次序，如安装、调试等。

(3) 确定验证中的关键过程或关键点。

(4) 确认验证方法。

(5) 建立基于风险的验证，对不验证项目与内容做文件化的记录。

(6) 提供有记录的验证证据。

(7) 建立一个易于追踪，易于检索的验证文件和测试数据。

(8) 建立变更的程序要求。

2.4 验证计划的制定

验证计划是按照系统的生命周期以及用户的责任而制订的，验证计划的制定一般经历以下的步骤：

(1) 系统确认。

(2) 用户需求的制订。

(3) 验证策略的决定：风险评估、系统构件评估、供应商评估。

(4) 验证计划书的制订。

(5) 系统规格的审核与批准。

(6) 系统开发的监控。

(7) 源代码的审核。

(8) 安装、运行以及性能测试的计划与审核。

(9) 测试的实施。

(10) 安装、运行以及性能测试报告书的审核与批准。

(11) 验证报告书的制订。

(12) 系统的维护。

(13) 系统的报废或下线。

2.5 验证计划写作要点

验证计划是根据机构的 SOP、验证总计划，并针对特定的系统而制定的。此时，验证项目已经建立，人员已经任命，验证经理便开始着手验证计划的起草，但项目团队的其他成员都应当对验证计划提出自己的观点，使得验证计划中的所有工作都得以完整地说明，验证计划的内容需要充分的讨论。表 4 分别是 GAMP 5 列出的验证总计划和验证计划的主要内容。

表 4　GAMP 5 的验证总计划(左)与验证计划(右)内容

GAMP 5 中的验证总计划内容	GAMP5 中的验证计划内容
范围	序文与适用范围
引用相关的政策、规章	系统概要
组织结构	组织结构
总结设施、系统、仪器和程序	质量风险管理
文档格式：用于计划与报告的格式	验证策略
计划与安排	可交付的结果
变更控制	可接受的指标
现有参考文件	变更控制
	标准操作规范
	支持程序
	术语集

2.5.1 序文与适用范围

序文是用非常简洁的语言说明验证计划的目的，如“本计划是指导 XXX 机构在进行系统验证时所要进行的工作以及需要交付的结果”。同时要描述验证工作的范围，列出所有组件、子系统、接口和验证工作中将包含的系统基础设施等。对于不包括在本次验证工作的系统、子系统或组件，则应给出排除的理由。

2.5.2 系统概要

简明扼要地说明系统使用的目的，对机构业务的影响以及系统的架构图等并对系统中的每个组件或模块分别作简短概述。如果是系统的升级，则可以引用以前的文档，并对以前的文档作必要的更新或说明。

2.5.3　组织结构

定义在本次验证中各项目成员的角色与分工。

角色	责任
系统所有人	
项目负责人	
验证负责人	
测试者	

2.5.4　执行系统验证地点

例如，中国上海，田林路 140 号。

如果测试在几个基地进行，各个测试的基地名称、地址也一并列出。

2.5.5　质量风险管理

业务项目经理要从业务流程和系统的监管要求来分析考虑系统的重要性，重要性的评定应遵守预先制定的评估程序与评估标准。

例如，EDC 系统是高风险的系统，因为它用于生产环境后对临床试验数据的收集、清理、分析和报告有重要的影响。

2.5.6　验证策略

验证策略主要从三个方面评估系统对于监管法规的遵守：

(1) 风险评估。

(2) 系统架构评估。

(3) 供应商评估。

评估后，要给出评估结论。验证策略还要描述以下内容：

(1) 系统的生命周期。

(2) 系统软件和硬件的分类。

(3) 项目各阶段所需要的输入和输出。

(4) 各阶段可接受的指标。

(5) 追踪的方法。

(6) 设计审查的方法等。

2.5.7 验证可交付的结果

验证可交付的结果应当来自验证策略或者验证 SOP 规定的内容，同时，根据本次验证的系统特性、验证范围而定。因此，验证计划仅定义该系统所需的可交付结果。在验证交付结果中，明确规定各交付结果的任务、所要交付的内容、可能适用的 SOP，以及作者、评审者和批准者。一些常见的验证可交付的结果见第 7 篇第 1 章：计算机系统验证概论。

2.5.8 可接受的指标

描述系统可以接受的总的指标以及每一阶段的分期指标，并对验证中如何处理明显的偏差加以描述。

2.5.9 变更控制

明确项目的变更控制的定义与要求，如变更控制的相关程序，以及变更控制的阶段等。

2.5.10 生产环境使用的 SOP

验证计划中应当包括系统的使用对现有的 SOP 的影响。如果在生产环境中，系统需要特殊的 SOP，或者需要对现有的 SOP 加以修改，那么，这些 SOP 的创建或修订要在 OQ/PQ 期间加以核实。此时，验证计划要明确具体的执行人，同时按照 SOP 的要求，完成 SOP 的起草、审查、审批和发布等程序。修改的或新增加的 SOP 应当在系统上线时一并给予培训。

2.5.11 用户支持程序

验证计划应当明确软件系统所影响的业务范围，例如，有几个部门(如 EDC)使用这个软件，还是仅一个小组在使用(如 CRF 扫描)这个软件。作为数据管理系统，受影响的是数据管理团队以及 IT 部门，可能还有 DBA。如果是文件管理系统，可能涉及机构中所有的团队，如临床研究、IT、QA 以及其他多个部门。

验证项目需要任命项目团队的人员，他们来自机构中与系统有关的团队。他们的角色有时会随着项目的进程而有所调整。验证计划同时还要描述对用户的支持程序，如用户培训、文件管理和系统设置管理等。

2.5.12 时间表

验证计划要制定实现每一个重要里程碑的时间表和责任人，例如，项目何时开始，何时完成等。在指定时间内，应当尽可能地将可能的影响因素考虑进去，并加以整合。例如，在验证工作中，开发商开始了版本的升级，此时，验证计划应当考虑到版本升级对验证的影响，并做出可以调整的计划，以阐述这种可能发生的意外事件。一个好的验证计划有其一定的次序和时间安排，但又具有灵活性，使得每一个单元或组件尽可能地成为一个单位而单独验证。

2.5.13　批准

在验证计划批准之前，项目团队要做认真的评审。验证计划将作为本次验证项目中的项目计划，并指导验证的所有工作。图 3 是验证计划的主要内容与范围。

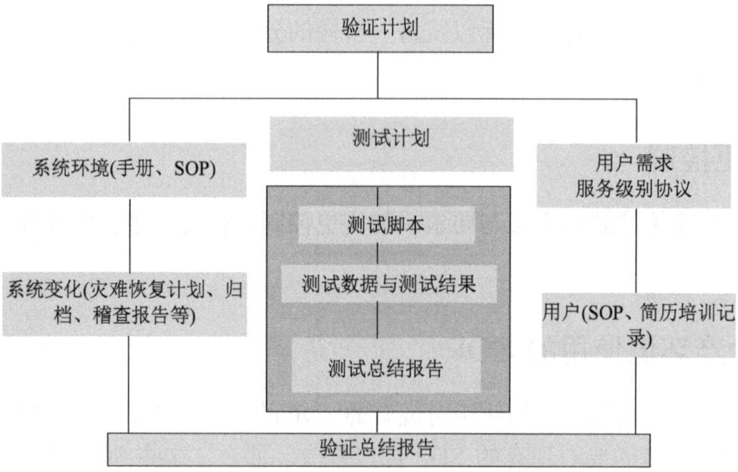

图 3　验证计划的内容与范围

第3章　用户需求

在验证工作开始之前，或者说在机构决定使用计算机系统之前，机构/验证团队必须明确系统的用户对该系统的期望与要求，也就是用户需求。根据这些要求，验证团队可以决定是自主开发，还是市场购买。用户需求的建立有一个不断补充、修改和完善的过程。当机构决定购买或使用市场现有的系统时，用户需求可能需要进行适当的修改，因为没有一个系统可以“完全”满足先前机构制订的用户要求。这样，如果继续使用先前的用户需求，也会给验证带来一些不利的影响，如系统的功能无法按照用户需求得以实现。此外，调整用户需求也会因为以下的几种原因。

(1) 用户需求的写作，也可能只是初稿。在初稿创作时，对于系统的要求并不完全了解，一旦购买了新的系统之后，随着对系统功能的不断认识，对系统的要求逐渐明确。

(2) 购买的系统所含有的功能可能会比机构先前所要求的功能(用户需求中的需求)更多，这样需要对先前的用户需求进行调整。验证团队也要对系统的功能做一个认真的检查，看哪一个是机构需要的功能，并对之加以验证。

例如，数据管理系统都会有一个数据导出的功能，但在新的数据管理系统中，带有导出格式的控制，如系统可以导出 CDISC SDTM 的格式，这时，虽然最初的用户需求并没有要求带有导出 SDTM 格式的需求，但今后数据管理机构可能会用到这一功能，所以，这一数据导出功能便被加到新的用户需求中。

用户需求还要考虑到系统今后的用户数。在计算系统用户的数量时，要将今后 5 年的数量也预测在内。如果仅以目前的用户来计算，可能会在将来发生问题，因为当业务不断扩大时，机构也会随之扩大，用户数量也将增多。例如，目前数据管理机构是 50 人，在今后 5 年内如果是 100%的增长，5 年后就是 100 人，如果有 10%的用户同时登录到系统，这样，今天我们只有 5 个用户，但是今后 5 年内会有 10 个用户同时登录。

3.1　什么是用户需求

用户需求是用户对于软件系统的功能要求，以及为了达到这些功能标准而对系统性能的约束。通俗地说，用户需求是用户对计算机系统的要求，即想要的是什么样的系统，系统有什么样的行为、特性和属性，它可以帮助完成什么样的工作，并对开展业务提供怎样的便利，用户需求也是在系统开发和运行过程中对系统的约束。

3.2　为什么需要用户需求

用户需求是系统设计的基础，也是用户与系统开发商的桥梁。当用户需求发生变化时，系统的设计开发等一系列过程将发生变化，所以，用户需求是系统开发成败的关键之一。

就数据管理系统而言，系统开发人员的专长在于建立数据管理系统。 但是与数据管理员相比，系统开发人员缺乏对数据管理工作以及业务流程的良好理解。它们建立的数据管理系统可能不完全符合数据管理工作的要求。而数据管理员又不知道如何建立计算机系统以有效完成数据管理的工作。这样，用户需求便充当一个平台，将用户(数据管理员)对系统的期待(要求)清楚地展示给系统开发人员。

用户需求是软件使用、购买、验证和实施的最重要的文件之一。机构应当明确用户需求的作者，该作者是用户需求的所有人，并且熟悉机构的业务流程。没有这样的责任人，业务需求便无法获取。同时，文件化的用户需求将是今后验证中用户可接受的标准。

3.3 用户需求的标准

用户需求的写作没有固定的格式，但好的用户需求有助于系统的有效开发。一般说来，好的用户需求需要满足以下几点：

(1) 明确记录该计算机软件是用来完成什么样的工作。

(2) 符合业务的流程要求，以及系统程序的功能。

(3) 建立可重复使用的组件。

(4) 系统开发项目可以如期完成。

(5) 易于实施，易于测试。

(6) 没有添加“额外”与业务功能无关的内容或需求。

(7) 减少系统开发时间，加快系统的上市与用户的使用。

3.4 用户需求的类型

用户需求分为功能需求和非功能需求。但有时两者又很难区分。概括地说，用户需求包括以下内容：操作需求、功能需求、数据需求、技术需求、界面需求、环境需求、运行需求、可用性需求、安全性需求、维护需求、监管机构需求、电子数据的迁移需求、系统生命周期需求。

3.4.1 功能需求

功能需求是用户对系统的功能和服务的要求，即期望系统能为用户做什么样的工作，包括对输入的响应，以及在特定条件下的系统行为。例如，系统应存储客户订单的所有详细信息，如客户名、地址、电话等信息。

用户需求中的功能需求必须做到全面与一致，特别要避免前后功能间的冲突与矛盾。

3.4.2 非功能需求

非功能需求是对功能要求的补充，它虽然不直接与系统的功能相关，但与系统的总体特性有关。非功能需求是对功能需求得以满足的特殊限制，如时间约束、空间约束、开发过程的约束以及标准的遵循等。系统非功能需求也包括很多种类(见表5)。例如，系统应该在每周(星期一至星期五)的上午8时至下午6时保持运行状态；系统最初应该能够储存100 000个客户的信息，并能够每年添加10 000个记录，连续添加10年。客户的信息记录应在系统内保存至少10年。

表5 系统非功能需求的类别

产品需求	可用性需求 效率需求，如性能需求和空间需求 可靠性需求 可移植性需求
机构需求	交付需求 实现需求 标准需求
外部需求	互操作性即兼容性需求 道德需求 法律需求，如隐私需求和安全性需求

3.5 用户需求的主要内容

各个机构对用户需求的写法和样式的要求并不相同，GAMP 5中的用户需求的主要内容见表6。这里简单介绍用户需求中的一些主要内容。

表6 GAMP 5用户需求的主要内容

(1) 引言
(2) 概述
(3) 操作要求
　①功能要求
　②数据
　③技术需求
　④界面要求
　⑤环境需求
(4) 约束与限制
(5) 生命周期需求
(6) 术语表
(7) 批准

3.5.1 目的

简要地说明系统/软件的用户需求文档的写作目的，由谁负责撰写以及与其他文档的关系。

3.5.2 软件的使用目的

简要地说明用户对于软件的要求。如果用户需求的目的是为了购买目前市场现成的软件，则应该说明软件的主要功能，该软件在业界的使用状况(用户群等信息)、开发商的资质，以及该软件的功能与用户需求的接近程度，以便得出这样的结论，即决定购买该软件，且在购买后需要对软件实施验证。

3.5.3 预期的用户

说明机构中谁将是该系统的使用者。此外，还要预测将来(如 5 年后)的用户群/用户总人数，以便准确地推算系统在将来用户增加的情况下的运行状况要求。

例如，数据管理系统的用户是数据管理员、数据录入员、QA 人员，以及程序员和统计师等。EDC 系统的用户是数据管理员、研究者与研究基地的研究助理、监查员、QA 人员等。目前用户总数为 50 人，5 年后的用户总数预计为 100 人。

3.5.4 系统工作流程概述

简要地描述系统是如何工作的。内容力求简洁，最好用流程图的形式简述系统的主要业务流程。

3.5.5 监管机构要求与机构的 SOP 文件

需具体地列出使用该软件必需遵守的官方要求，如 ICH GCP、21 CFR Part 11 的要求等。如果机构内部的 SOP 对此也有相应的要求，在此一并列出。所有这些文件都是设施系统验证的坚实基础。

3.5.6 操作环境

描述系统所运行的环境。它是一个独立的系统，还是安装在个人电脑上的一段运行程序？其作用是关于数据的收集，还是数据的清理或报告等。同时，描述系统操作所需要的基础结构应包括基础技术设施(笔记本电脑，办公室的 LAN、WAN 等)，物理条件和环境条件(如灰尘或无菌环境的要求等)。描述软件的操作系统，服务器以及数据库等。对于服务器或工作站的硬件要求和操作系统的要求也可在此描述，其中包括驱动器、电子装置以及所需要的其他组件。

3.5.7 接口

软件的接口是该软件与其他软件交流的通道，其中包括数据间的传送与转化。数据管理中最常用的接口是数据导出后的 SAS 接口。数据管理系统还常常和其他系统，如药物安全性系统、实验室系统(LIMS)等，进行系统间的对接与数据的交流。

3.5.8 功能需求

功能需求是用户需求的核心。它主要说明该系统的主要性能如何满足机构的业务需要，即系统如何在业务流程中支持用户的工作。对数据管理软件来说，这里的功能需求应包括数据管理的基本功能要求，如对数据管理 (录入、清理和导出等)的要求、数据安全性和完整性的要求和 GxP 以及 21 CFR Part 11 的要求等(见第 3 篇第 6 章：临床数据管理系统)。

所有的功能需求都应该具有可测试性。测试可以使用测试用例，也可进行过程测试(见本篇第 6 章：运行确认与性能确认)。

在用户需求中，建议将各个需求用独立的标识号来区别。见表 7。

表 7 用户需求编号与需求的具体内容

需求组编号	需求编号	需求的具体内容
UR001		系统应当支持数据的二次录入
	UR001-1	系统应允许首次录入者执行录入的操作
	UR001-2	在进行第二次录入时，系统应当阻止相同的用户执行二次录入
	UR001-3	当二次录入出现差异时，系统应当提示第二次录入者，两次录入不同
	UR001-4	当二次录入不同时，系统须同时显示两次录入的数据，并以红色标注二者间的不同
UR002		……

3.5.9 安全性需求

用户需求中需要制订诸如用户的访问控制、计算机硬件、计算机房的物理安全性，以及对环境因素(例如，室温条件、空间距离等)的要求。

系统对用户设置密码的要求，以及要求系统具有识别用户名和用户密码的机制。例如，在三次登录失败后，系统将锁定用户账号，以阻止再次尝试。用户密码每三个月更换一次，且不可重复使用 10 次以内的密码。密码长度必须在 6 位数以上(包含 6 位数)，且必须同时含有大小写和数字。

3.5.10　系统的约束属性

这里的约束主要指的是满足系统的主要功能所附加的条件，如系统期望使用的寿命、长期的支持、用户的技能以及工作方法等(见本章 3.4.2)。

3.5.10.1　兼容性

描述系统与现有的系统的兼容性，它的硬件的兼容性，以及与机构标准的差别。

3.5.10.2　可利用性

描述包括系统的可靠性、正常运行时间、允许计划外停机维护的时间、允许系统维护所需时间等。

3.5.11　批准

用户需求要有明确的作者和批准人。用户需求的签署应该包括系统的所有者和 QA 人员。需求一经批准，以后所有的需求变化都应当遵循变更控制的原则。

3.6　用户需求写作时的注意事项

用户需求涵盖用户对系统和过程的所有方面的要求。它是用非技术性语言阐述用户的需要是什么。用户需求并不强调如何在技术上实现这些要求。

具体地说，用户需求是用户从使用者的角度描述对系统的功能需求和非功能需求，它描述的是系统的外部行为，使用的是自然语言(非专业语言)、图表或者图形。这样可能会出现一些描述不清，前后混乱，以及需求混合等问题。因此，用户需求必须明确、具体和准确，用句简单，使用的语法清楚。同样的事情,总是用相同的单词或表达方式。有时为了更好地说明需求，可以既使用文字描述，同时也有一般过程描述、流程图、需求的评论和定义等。

每个需求最好都有一个唯一的标识号，便于组织，并使引用更加容易，维护也更方便。项目越大，系统越复杂，要求用户需求的写作越规范。一般建议，机构中建立用户需求的模板，作者需要遵守这些标准规则，编写好用户需求。用户需求完成后，需要进行评审。评审时要注重文件的质量，因为好的用户需求可以提高软件产品的质量，这也为验证的成功奠定基础。验证过程很大程度上会受到用户需求的影响。

写作用户需求时的注意事项有：

(1) 唯一性：每一个需求在用户需求中只出现一次(一个需求只有一个标识号)，不可反复多次出现。唯一性也表现为不要将几个需求合并成一个需求。

(2) 必须性：所有的需求都是必需的，也就是说，不要将哪些并不需要的需求写进用户需求。

(3) 准确性：用户需求中所使用的名称要定义清楚，各需求可以被准确的理解而不会产生异议，特别是要求来自不同背景的读者。

(4) 完整性：用户需求要力求完整，不要缺少某种需求，特别是业务中的功能需求。

(5) 一致性

①需求的一致性：用户需求中的不同需求之间不可相互矛盾，个别需求与整体系统需求之间也不可存在矛盾。一致性也包括需求中的同一个术语/名词所表达的概念一致；

②文档结构的一致性：用户需求的所有需求都是以一个统一的结构来组织。需求中，内容相似的一组需求可以按照一定的方式，进行分组集中描述；

③使用语言一致性：区别对待强制性需求与希望性需求。

(6) 可追踪性：如果需求来自第三方(如与其他系统的对接或执行数据间的交换)，用户需求应可追溯到第三方的基本要求。

(7) 可测试性：用户需求应当具有可测试性(如操作中的可运行性、测试结果的可观察性、性能的可控制性和稳定性等)。在写作用户需求时，要考虑如何测试这一需求。

对用户需求的写作要求还有：

(1) 语句段落尽可能简短。

(2) 避免使用被动语态。

(3) 语句完整，语法、标点正确。

(4) 避免主观的描述，如“容易操作”等。

在用户需求的写作中，要统一使用关键字，例如，对强制性的要求，使用“必须”，而对可以有，也可以没有，但是最好能有(nice to have)的需求使用“应该”。用“将有”来说明对系统将来需要的性能。

例如，当用户启动应用程序时，系统必须要求用户输入用户名和密码。这一简单的用户要求说明在什么时候？由谁？要做什么？需求简单明了，且具有可测试性。

此外，在写作用户需求时，要明确区分需求与系统约束属性的不同：

需求是用于追踪和 IQ/OQ/PQ 测试的，如对系统功能和性能的要求，而系统约束属性则是用于追踪系统的设计规格，它一般不用于测试，例如，技术环境、系统性能和可使用的时间范围等。

用户需求中的定义和评论以及用于对术语/事件的进一步解释等，都不需测试。

在审查用户需求时，要经常检查以下几个问题：

(1) 该需求由谁来执行？用户，系统管理员还是系统？

(2) 需要做什么？此时，需要对需求做一个特异性的描述。

(3) 怎样做？是系统自动执行，还是用户手工执行？

(4) 何时执行，该需求的执行是否有一个前提，这一需求是否是它的上一个需求/事件的结果？

(5) 如何测试？考虑几种可能的测试方法。

第4章 功 能 规 格

功能规格是提供所要建立的系统要求的记录清单。它是IT人员和用户之间的桥梁，将用户需求在此文件中作一技术上的表达。打个比方，在去餐厅点菜时，客人看着菜单点了个“龙凤呈祥”，服务员送给厨房的点菜单上写了“鱼鸡双拼”，此时，厨师就知道要做什么菜了。这里点菜单上的“鱼鸡双拼”，就是功能规格的要求。

功能规格文件的作者，需要横跨IT领域和业务领域，即既要懂得IT的技术术语和计算机的系统开发，又要了解业务流程。

4.1 定义

功能规格(functional specification)是一个正式文档,它用来为软件开发者详细描述一个产品(系统/软件)的潜在功能、表现以及与用户的交互。

简单说来，功能规格是系统开发前勾勒的蓝图，如要建的系统是做什么的，有哪些功能，如何建造的，从而从设计的角度保证系统用户的要求得以满足。功能规格也详尽地描述系统如何与用户交互，以及将来系统的性能。

4.2 功能规格的目的

功能规格最重要的目的是规范软件开发的执行过程。开发人员将根据功能规格的内容开始编写代码。因为这是一份按照用户需求书写，并经用户审核的文件，所以，所有的用户需求不会被漏掉。

功能规格对于开发者也非常重要。最理想的状态是，开发中可能遇到所有问题，在功能规格中都有答案，这样可以节省人员、时间与成本。

一方面，在系统的生命周期中，项目内部成员通过在功能规格达成的共识，明确项目要获得什么样的结果：系统将如何实施，各项功能又将如何实现；另一方面，在软件的开发和测试中，软件开发团队所编写的源代码和测试团队所建立的测试用例，都以功能规格作为参照。而在执行测试时，程序/软件的行为和表现也与功能规范中的定义进行比较。通过功能规格，开发商还可以对用户需求作统一管理。

4.3 功能规格的写作

功能规格的作者应该是既懂得计算机程序的编写，又懂得系统所执行的业务及其流程。作者的签名说明作者对该文档所要担负的责任。批准人的签名表示对该文件的认可。

在设计产品时，面对同一个用户需求，作者应该准备几个现实中真实的使用该产品的场景，描述用户怎么样使用这个产品。这个描述越形象、越真实越好。但是，对于一个产品，它应该有哪些特性又是个仁者见仁，智者见智的事情。要想实现用户的所有需求，几乎是不现实的。不考虑时间和成本的产品是不存在的。因此，在功能规格中，应当列出该产品(或者该版本)暂时不能支持的功能，以便于验证时进行风险评估。

在编写功能规格时，作者要花大量的时间去对照用户需求，以确保用户需求的功能满足业务流程的要求。所以，功能规格需要写的内容，不仅有用户需求中所能看到的那部分功能，同时也有看不见的，但在业务流程中非常重要的内容。当业务需求和技术限制之间产生冲突的时候，需要寻求一种折中的方案加以解决。

4.4 功能规格的内容

在描述每一功能需求时，要尽可能地详细，要涵盖几乎所有可能的情况，因为每个情况都对应着实现它们的不同代码，同时也对应着各种各样的选择和决定，其中包括设计上的决定、功能实现上的决定等。此时，应该把每个决定都记录下来。对于无法决定的问题(即开放性问题)，则要求功能需求的作者深入了解这些问题背后的含义，并在定稿前解决。也就是说，在程序员开始编码前，所有的开放性问题都应该得到解决。如果这些问题在程序员开始工作之后还未得到解决，这一功能可能将无法实现。

在产品的开发过程中，功能规格也会经历不断更新、修改与完善。因此，应当注意文档的版本控制，并始终保持功能规格与产品功能的一致性。

功能规格要注重用户体验。用户体验是人们对于已使用或期望使用的产品、系统或者服务的认知印象及其回应。因此，用户体验是主观的，且注重实际应用。也就是说，用户体验是用户在使用一个产品或系统之前、使用期间和使用之后的全部感受，包括喜好、认知印象、生理和心理反应、行为和成就等各个方面的综合。其中，影响用户体验的三个因素是：系统、用户和使用环境。

好的用户体验要做到用户使用时协调一致、直观明了、一气呵成，且没有不便。要达到成功的用户体验，首先要知道用户的期望。

功能规格是对用户需求的进一步细化，但它又不完全代表系统中要使用的所有功能，因为不同的机构可能会用不同的配置，也有不同的流程。这就要求机构根据自己的需要，配置系统设置。从这个角度上说，系统要能满足不同机构的要求，即系统要有不同的系统设置，以满足不同机构的需求。这些系统设置，如同各种开关，控制着系统各种功能的活动。在系统完成安装后，只能说明系统已经安装，但它的系统功能是否符合机构的要求，此时并不清楚。

在生产环境中，所有的功能规格要与用户需求相吻合。但这是一个循序渐进的过程，因为软件的开发有个周期，而用户的需求也会有不断地变化。当功能规格无法满足用户需求时，必须进行风险评估，以确定各种风险的大小，以及采取的避险措施。风险评估说明计算机的功能或服务受到损害时，对于业务所造成的影响。风险评估是验证中非常重要的工作，它保证系统工作正常进行以及系统处于可控状态(见第7章风险评估)。

在工作实践中，与用户需求相同，每一个功能规格也要使用独立的编号，以示与其他功能规格的区别。使用这一编号的好处是在做可追踪矩阵时，保证所有的功能规格都对应其用户需求。

每一个机构对功能规格的要求以及要求的表述可能并不相同。表 8 是功能规格的样式，以供参考。

表 8　功能规格及其描述

编号	功能规格	主要描述
FS001	系统设置	该系统是否具有用户自行建立系统设置的功能?
FS002	创建用户/用户群	系统是否有创建用户或者用户群的权限，这些工作由谁来做？系统管理员还是特定的用户？执行什么样的流程，用户便可以建成?
FS003	用户的识别	如何识别具体用户、用户名?
FS004	密码与密码设置	密码的设置有什么具体的要求？重新设定密码的期限?
FS005	稽查痕迹	是否具有稽查痕迹的功能？功能是否完整?
FS006	权限	购买的权限是否包括所有的用户？是否对于数据审查的用户也需要分别的权限？同时在线用户的数量能否满足机构的要求?
……	……	……

4.4.1　目的

简单说明系统的功能规格是对应于该系统的用户需求的，此时需要提到用户需求及其版本信息等。

4.4.2　系统概述

提供系统的一般信息，如软件名称、开发商、版本信息、操作系统、外围环境、操作环境等。例如，数据管理系统使用 window NT 服务器、oracle 11g 数据库等。系统概述中可以给出一个流程图，对整个产品的用途、流程和要求等作基本介绍，以便更好地了解产品的内容。

系统概述应该包括以下内容：

(1) 系统及其子系统的主要功能。

(2) 系统与其他系统或环境的主要接口。

(3) 设计或执行过程中的假设或限制(例如，使用的标准、操作系统、硬件和信息交流的通道)。

(4) 需要遵守的 GxP 规范和(或)其他管理法规的要求，如为 21 CFR Part 11。

(5) 用户需求与功能规格存在的不一致。

如果系统是自行开发，还要对系统开发的工作作一概述。

4.4.3 功能规格

功能规格将用户需求分解至各个具体的功能/性能，描述系统所提供的具体功能和工作模式。功能规格应说明以下几个方面：

(1) 每个功能的目的、具体使用的方法，包括与系统其他部分的接口。

(2) 每个可配置的功能，及其各配置对系统功能的限制。

(3) 关键的计算和算法。

(4) 实现系统性能的能力，如响应、精确性和负载等。

(5) 安全和保障功能，例如，一旦发生软件或硬件故障、系统的自我排查功能、输入值检查、冗余、访问限制、延时和数据恢复的功能。

(6) 对于特殊的用户需求的可追踪性，如使用追踪矩阵。

(7) 强制性的功能需求与理想的功能需求之间的区别与选择。

(8) 错误的记录、诊断和处理。

对于已有的软件，需要列出哪些用户需求已经得到满足，哪些功能尚未满足，还需要开发商进一步开发。

4.4.4 数据

系统运行的数据需要说明以下几个方面的内容。

(1) 数据的定义以及数据间的层次结构关系，特别要突出关键数据。

(2) 描述对数据的访问需求和设置(例如，对每个数据项的读写访问，包括访问的方法、访问速度要求、每个数据项更新时间、读/写连锁装置等)。

(3) 定义数据类型、可接受的范围、数据间的逻辑关系。

(4) 数据量、保留时间、更新频率和数据归档的细节。

(5) 数据的完整性与安全性。

4.4.5 接口

描述系统或其子系统的接口，如它们分别提供的信息(输出)和需要的信息(入口)。对于 GxP 系统，接口的安全性至关重要。

系统接口主要包括以下各项。

(1) 用户接口：定义用户的角色和权限，包括用户的外周设备(如键盘、鼠标等)，报告的格式等。

(2) 和其他应用系统的接口：这些接口是否已经存在或需要开发，它们之间的互动、数据传输、执行和控制的方式和规则。

(3) 与基础设施、系统或设备的接口：如设备接口，包括传感器、机器设备、实验室设备、条形码读取器，或程序控制系统 I/O 列表，以及与外部资源的接口等。

这一部分主要关注的是数据的输入与输出，数据类型、格式、范围，数据交换的时间、速度、方式、启动与停止的控制，内部数据的获取，出错的处理，恢复和报告，以及数据的安全性等。

4.4.6 操作环境

本部分定义系统工作的环境与信息交流的基础设施，物理和环境条件等。

4.4.7 非功能性要求

应包括以下几个方面。

(1) 兼容性：对现有的系统或硬件，以及公司标准。

(2) 可用性：对系统的可靠性要求，并定义维修或停机的最大允许时间。

(3) 合法性：要考虑对当前工作量的影响，以及当前用户技能的要求。

(4) 可维护性：软件的扩展和性能加强的可能性。

4.4.8 跟踪矩阵

跟踪矩阵是功能规格中的一项重要内容，用文件的形式表明所有的用户需求都有相应的功能规格来支持。

一般说来，每一个用户需求至少会对应一个功能规格，但是因为用户需求的实现有时需要几个程序或者步骤，这样用户需求与功能规格并不是完全的一对一关系。

GAMP 5 功能规格中的主要内容见表 9。

表 9 GAMP 5 功能规格的主要内容

引言
系统概述
功能规格
数据
接口
非功能性属性
环境
术语表

第5章 安装确认

在 GAMP 5 中，安装确认被称为软件/硬件的安装测试。安装确认的目的是核实并记录系统各组件之间的连接和安装符合系统要求、供应商的要求以及本地/全球各地的要求。安装确认是保证系统的安装符合设计标准，并保证系统所需的技术资料齐全。

软件系统的安装是验证工作的重要一步，一般由具有 IT 经验的人员负责，安装主要是确保系统所提供的功能可以满足用户的需求。安装确认主要包括安装计划与安装报告。

安装计划说明系统是怎样安装的，由谁负责，会有什么样的影响，会得到什么样的结果，以及如何进行安装测试等。而安装报告是对安装计划的总结。

软件的安装涉及以下几个问题：一共要安装多少软件，多少现场需要安装，需要几个服务器，分别安装在什么场所。这些信息将有助于安排系统安装的工作计划，并对相关技术信息做出评估，如系统需要的服务器的具体指标、操作系统的性能需求、硬件的要求、内存的大小、中心处理器的速度与数量、内存空间的要求、系统所使用的数据库及其版本的信息，以及网络的架构与系统备份等。

正确的安装要求对于系统软件与硬件的各项条件指标，以及各组件之间的相互兼容等有良好的理解。一般来说，开发商提供的硬件需求都是一些最基本的要求，有时并不是系统最佳状态运行的技术要求。所以，不适当的硬件处理能力可能会影响系统功能的完全和有效的发挥。良好的硬件设备还可为今后系统的发展提供强有力的保障。

系统安装是由机构内部的IT人员负责？还是由开发商负责？有的软件开发商既提供软件，也提供软件的安装服务，而有的开发商则提供软件，但不提供安装服务。尽管如此，开发商一般都会提供安装的咨询服务，帮助解答用户安装过程中存在的问题。同时开发商也会在安装之前，为用户对系统的要求做前期的评估。在确定系统由谁安装时，一定要在合同中有明确地规定，其中包括费用安排等。验证项目成员了解安装计划将有助于工作的安排与项目的进展。

如果安装是由开发商负责，机构内部的 IT 人员也应该对安装有全面的了解。一般建议，机构内部的 IT 人员负责系统的安装，这样可以锻炼队伍。一方面，通过安装的过程，一步一步了解系统的安装要求，并建立机构所需要的不同环境。系统的运行常常会有好几个环境，分别用于不同的目的和任务，如测试、验证、培训和生产环境。这样，机构内部 IT 成员的安装过程，或者说是在开发商的帮助之下的系统安装过程，是个学习锻炼的机会，可以保证机构具有独立安装系统的能力。当然，软件的安装一定要在相应的合同保护之下进行。另一方面，系统运行后还会涉及许多系统维护的工作，如系统运行的监测，以及执行变更等，有时在系统的主要版本升级时，也会伴有硬件的全面升级，这些都可能要求对系统实施再验证，其中也包括系统安装。

一份好的安装计划可以对安装起良好的指导作用，并尽可能地保证安装正确。对于安装过程的详细描述则有助于防止安装步骤的遗漏。

安装计划需要项目团队的共同努力，其中项目经理与 IT 人员将起主要作用。

5.1　安装计划

5.1.1　目的

安装目的中要说明此次安装是首次安装还是升级安装。安装确认的目的是检查安装的工作，以证明所有的系统硬件、网络组件、系统软件、应用软件、客户端的桌面和相关外围设备的安装工作及其工作的性能符合制造商或软件供应商系统设计的规格要求。

5.1.2　人员与责任

列出安装确认参与者及其签名，并描述它们在安装确认中的作用和责任，如建立测试用例、安装计划的执行、结果的审查，以及报告的评审和批准等。

安装人员主要说明系统的安装主要由谁来负责。一般来说，作为项目工作中的一部分，系统的安装是在项目主管的领导下，由 IT 人员具体负责的工作。如果开发商主要负责软件的安装，机构内部的 IT 人员则作为桥梁，此时，IT 人员应负责确保开发商的安装步骤符合机构的标准操作规范。

5.1.3　系统架构图

系统架构图不仅提供系统的技术构架，同时也提供在安装完成后，系统如何工作，以及各个步骤的流程。图 4 是典型的三层结构(3-tier structure)的架构图。

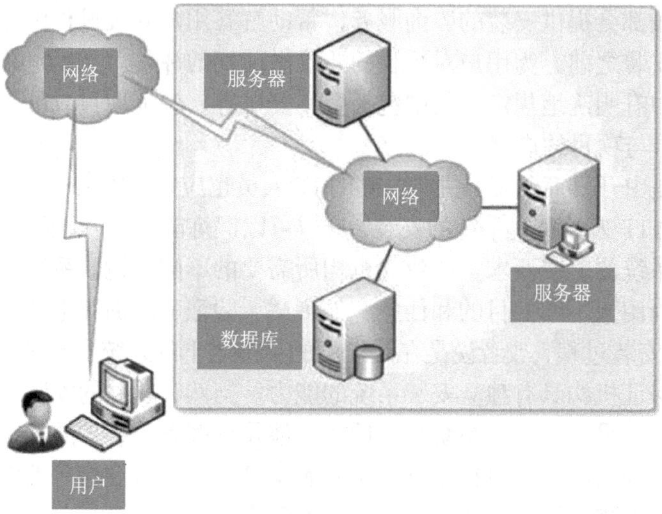

图 4　三层结构的架构图

5.1.4 影响分析

影响分析是要说明计算机系统的安装是否会影响目前现有系统的工作。例如，实验室信息管理系统(LIMS)的安装将影响实验室现有数据的收集，特别是新系统取代旧系统时，对数据库中的数据、数据库中的驱动程序以及与数据库的连接等的影响。

5.1.5 硬件组成

安装计划中要规定硬件的组成、安装、操作以及维护手册。

硬盘配置清单，包括已安装系统的所有组成部分、芯片、微处理器、记录器编号。安装计划要明确规定系统对服务器和用户端的硬件要求、实际使用的硬件、是否超过开发商规定的设计规格，每一硬件的名称、型号、序列号，以及处理器的类型、速度、内存的大小和存储空间等。

如果系统涉及系统组建及其各分支系统组建，例如，硬件、操作系统软件、数据库管理系统软件等，安装计划应对其分别描述，并分别提供相应的安装报告。

验证中的系统安装计划和安装报告应按照 SOP 的要求进行。安装报告则提供证据表明安装的过程已经完成(见表 10)：

(1) 接收到的硬件及软件符合系统设计所规定的要求。

(2) 根据系统设计规格和安装计划的要求，系统硬件和软件的安装正确。

(3) 在安装步骤中，制定系统恢复计划，以防在安装过程中出现故障时，安装步骤可以回退。这一点对实施系统升级尤为重要。

表 10 系统硬件安装报告

硬件	安装计划/报告	核实		差异	
HP 9000		□ 是	□ 否	□ 是	□ 否
HP-UX 11i		□ 是	□ 否	□ 是	□ 否
Windows NT		□ 是	□ 否	□ 是	□ 否
Oracle 10g		□ 是	□ 否	□ 是	□ 否

5.1.6 软件组成

计算机系统的安装计划须列出系统使用的所有软件组件及其分支系统或组件。它们是系统设计中规定的对系统功能的正常发挥所必需。在安装计划中，要核实所有发布的软件组件均已存在。

安装计划中要包括记录软件的版本(名称、系列号等)，并检查软件的组成，保证所有的软件都以复制件存档，安全存放(见表 11)。

核查软件的组成还应该包括服务器及其接口，以及终端用户的操作系统等。如果涉及数据库的用户，则应明确可以同时登录多少用户，将来是否有扩展的计划等。

表 11　系统软件安装报告

系统组件	组件 IQ 计划/报告安装计划/报告	核实过		差异	
		□ 是	□ 否	□ 是	□ 否
		□ 是	□ 否	□ 是	□ 否
		□ 是	□ 否	□ 是	□ 否
		□ 是	□ 否	□ 是	□ 否

5.1.7　环境因素

环境因素可能会影响系统的功能发挥。所以，要逐一检查计算机房的物理条件。安装确认要记录系统安装的环境，包括清洁度、射频/电子干扰、震动、物理安全性、噪声、照明、温度、湿度和高度等。同时也要记录重要的公用工程系统的情况，并确认公用工程系统的关键特性与功能说明书相一致，例如，火警通告、冷却系统、电力调节、不间断电源、广域网连接、局域网连接等，以确保计算机房中的电源和环境条件达到设计的要求。

5.1.8　备份

备份包括安装过程中的备份和系统的备份计划。备份有时也包括系统所使用新的硬件或软件的组成。系统是否有自身备份的能力，如果没有，机构应当建立关于备份的 SOP，并实施使用。

5.1.9　安装文件

本部分要描述具体由谁来安装，需要遵循什么样的安装指南。所有安装过程中的可能选择以及安装设置，如数据库的大小、安全性设置等。安装过程是确保机构需要的功能都得到安装。

在系统安装过程中，安装程序有时也要做适当的调整。如安装生产环境的数据库名称时，对应的数据库名称就应当作出调整。此外，一些系统功能设置，在系统安装的同时即被启动，此时，需要根据机构系统设置的要求对配置进行调整。

安装指南文件应清楚地说明安装过程的每个步骤。安装指南可以是安装确认的一部分，也可以是一份独立的文件。如果安装指南是一份单独的文件，在安装计划中应当加以引用，并注明具体的版本号、页数和所引用的条款等。

安装文件也应当包括系统的工作文件、工作指南、SOP，以及操作文件等。

安装计划还要核实验证计划中规定的，与系统有关的 SOP、工作说明和(或)操作文件等都已存在，而系统在生产环境使用的文件(例如，备份和恢复规划、监测和维护计划、安全管理计划、灾难恢复计划等)都已编写完成并获得批准(见表 12)。

表 12　系统文件核实报告

文件名称	文件代号	版本号
灾难恢复计划		
系统错误管理计划		
培训计划		
安全管理计划		
系统设置管理计划		

5.1.10　安装测试

安装计划中需要包括系统/软件安装过程中的相关测试结果，并说明测试结果是否可以接受。测试用例也应该包括软件与硬件及其相互影响。

安装测试应该遵循机构标准的测试规范，有测试数据、测试方法、测试步骤，以及可接受的测试结果。

安装测试是为了发现安装中的错误。用户在安装软件系统时，有时会有多种选择，如要分配与布置适当的硬件配置，进行程序的联结等。安装测试就是试图发现这些过程中的错误。

测试的结果需要有人专门审查，并对测试中存在的与预期结果不一致的地方做出评估，并评价安装过程与安装结果对系统功能的影响。

有的时候，开发商会提供一套系统测试的文件，具体指导安装测试，此时，验证小组应当决定是否使用开发商的安装测试文件。

如果测试也是一份单独的文档，安装计划中要单独列出，并在此加以引用。

以数据管理系统为例，安装测试应该核实以下几个内容：

(1) 用户可以进行系统登录。

(2) 可以创建一项研究。

(3) 可以创建受试者代码。

(4) 可以安排访视计划。

(5) 可以创建病例报告表。

(6) 可以进行数据录入。

(7) 可以建立逻辑检验，并执行逻辑检验。

(8) 可以导出数据。

5.2　安装报告

安装计划批准后，便可以进行实际的安装。系统安装过程就是遵循安装计划，按部就班地执行。当安装遇到不同的选择时，安装者应当根据安装计划中规定的步骤执行相应的程序。当安装中遇到意想不到的问题时，出现的情况可能会影响系统的功能，此时需要进行故障探查，以发现产生故障的原因。小的偏差在安装时时有发生，可能是因为安装指南的变化，使用了新的版本，或者是系统设置的改变等。

当系统升级时，由于新功能的应用，可能会要求对安装计划进行修订。安装中的任何修订，都必须遵守机构的变更控制的规范，也就是说，任何变更都应当清楚地定义、记录，并获得相应的审批。

安装完成之后，开始着手写作安装报告。安装报告主要是说明安装后的测试结果，核实安装的所有要求都已完成，并得出安装是否成功的结论。安装报告总结安装中的所有工作，并作为验证文件的一项可交付的文档加以保存。

5.2.1　目的

安装报告描述安装过程中的所有工作，并说明安装是按照安装计划进行的。安装报告的目的是说明安装符合系统设计的要求，以及软件开发商对于系统安装的技术要求。

安装报告中还要说明在执行安装计划中所获得的主要结果/发现，此时可以引用安装计划 (如文件名及版本号等)。

安装报告中要强调安装中的差异、环境条件、安装结果，以及对安装结论。

5.2.2　安装工作总结

在安装确认的过程中，对以下的工作进行确认：

(1) 技术性架构的核实。

(2) 系统组件核实：硬件组件、软件组件。

(3) 软件/硬件的技术安装计划/报告的核实。

(4) 计算机房条件核实。

(5) 支持文档核实。

(6) 核实 SOP，作业指导书和培训的操作文件。

(7) 培训。

每一个核实过程都会有一个安装执行报告。而安装差异报告对所有的差异以及差异的处理都有明确的记录。

5.2.3　结论

基于以上的结果和对安装差异报告中记录的差异进行的评估，确定系统中所有组件的安装，达到系统设计的规格和制造商或软件供应商的技术指标。

安装计划与安装报告的主要内容见表 13。

表13 安装计划与安装报告

(1) 安装计划

①目的

②人员与责任

③系统设计概论

④影响分析

⑤硬件组成

⑥软件组成

a. 服务器

b. 用户端

c. 软件许可

⑦环境因素

⑧备份

⑨安装文件

⑩测试

(2) 安装报告

①安装报告

②目的

③安装差异

④环境条件

⑤安装结果

⑥安装结论

第 6 章　运行确认与性能确认

6.1　定义

确认(qualification)是保证软件或系统正确地实现某一特定的功能的一系列活动，以证明系统或设备工作正常，并可获得预期的结果。验证(validation)的含义也有包含有“确认”的内容，但验证是按照 GxP 的原则，核实所有的与系统有关的过程、流程、设备、材料、活动等均工作正常，且实际上可获得预期的结果。GAMP 5 已经将传统的“确认”改为对所对应的需求和规格的测试(见图 5)。但本章仍然使用传统的名称。

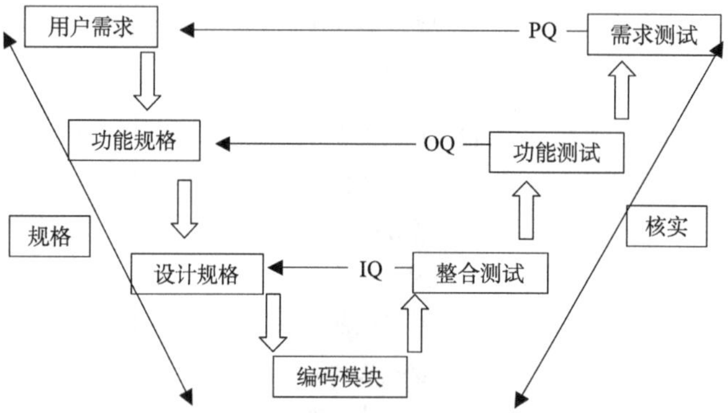

图 5　确认与 GAMP5 测试的关系*

*这种对应关系随软件分类而有所差异

所以，确认是验证的一个不可或缺的组成部分。

运行确认(operational qualification，OQ)是执行系统的单个组件或者整个系统的功能测试，比较它们的功能是否与功能规格中的要求相一致。这种测试一般是空载测试或者是单纯的功能测试，用以考察系统设施的基本运行功能，及其可重复性、耐用性和可靠性(如故障以后的系统恢复，断电后再次启动的性能测试)。运行确认通常需要一定的通过次数来证明，以及验证计划中规定的检测方法和可接受水平。计算机软件的运行确认主要是核实其功能符合设计时的功能规格。

性能确认(performance qualification，PQ)是系统验证测试的最后一步。它是系统在规定的运行条件下运行时，按照事先编写并被批准的书面说明，对其执行的工作能够实现进行确认，即根据产品工艺进行的生产活动，证明系统设施对工艺、操作条件、人员和作业环境的耐用性和可靠性。计算机软件的性能确认是对系统功能的总体测试，是对其在实际生产条件下运行时的性能表现进行确认，以核实系统对于用户需求的满足程度。运行确认与性能确认的比较见表 14。

表 14　运行确认与性能确认的比较

	运行确认	性能确认
目的	执行可操作性测试（也称为功能性测试），以确保系统中每个组件的功能均发挥正常；核实系统运行所需要的 SOP、用户手册、系统维护文件，以及相关的培训文档均已到位	确认系统在指定的操作环境中的运行或者程序控制工作能够满足用户的需求，且具有可重复性和有效性(也叫需求测试)。计算机系统包括所有硬件和软件、相关的设备、业务流程、用户，以及系统的程序。同时确保与操作流程有关的 SOP 均已到位。
主要工作及主要工作文件	进行系统/组件的功能测试 核实用户的技术支持文件，系统维护所需要的 SOP	在业务流程中，对系统的性能进行测试 核实系统在特定的操作环境中和规定的业务流程中的性能符合设计用户的需求 核实与业务流程有关的操作文件的存在，如 SOP 等
程序	核实操作文件，以确保系统的妥善维护与操作 核实培训文件 开展功能测试工作	核实性能确认测试的参与者均得到培训 核实与业务流程有关的 SOP 已经到位 核实在特定的操作环境下，系统的程序与性能符合用户的需求

运行确认/性能确认计划分别是验证计划中的一项重要工作，包括测试和确认两项工作。运行确认/性能确认计划可以是一个文件(即将运行确认/性能确认计划作为一个文件)，也可以是分开的两个文件(即运行确认计划和性能确认计划)。但要指出的是，运行确认/性能确认计划的写作方式应该按照验证计划的要求。运行确认/性能确认计划的基本要求是：

(1) 运行确认/性能确认计划由验证负责人负责起草。

(2) 验证负责人起草测试用例。

(3) 在测试开始前，测试用例必须获得项目主管的批准。

(4) 运行确认/性能确认计划必须在开始测试前定稿并获得批准。

(5) 参与运行确认/性能确认的所有人员必须签署签名表(signature resource log)。

如果运行确认/性能确认计划分别写作，其次序是，在运行确认计划完成后，需要有运行确认的报告，随后是性能确认的计划，计划完成后需要有一个完整的验证报告。验证报告是一份评估系统能否通过验证，并决定能否进入生产环境的重要文件。这将在验证总结报告与系统发布报告中作专门的介绍(见第 7 篇 8 章：验证总结报告与系统发布报告)。

6.2　OQ/PQ 文档

在执行 OQ /PQ 的过程中，将根据机构的验证计划(见第 7 篇第 2 章：验证计划)，建立下列一些文件：

(1) OQ/PQ 计划。

(2) 可追踪性矩阵。

(3) 所有可执行的 OQ/PQ 测试用例。

(4) OQ/PQ 差异表。
(5) 测试人员的签名表。
(6) 与系统有关的 SOP 核查表。
(7) 与系统有关的用户文件表。
(8) OQ/PQ 报告/总结 (作为验证报告的一部分)。

6.3 OQ/PQ 计划

6.3.1 目的

说明本文档的内容是包含运行确认和性能确认计划。该计划的主要目的是为系统提供运行确认和性能确认等活动的详细信息。

6.3.2 范围

描述系统进行运行确认和性能确认的过程和范围。测试工作的深度与广度要基于对系统的风险分析所获得的风险级别。对不需进行运行确认和性能确认的需求，要给出足够的理由。

6.3.3 角色与责任

除了在验证计划中对每一个验证人员的角色和责任作出定义外，还要明确参加运行确认和性能确认测试人员的角色，以明确他们在测试用例的建立、执行、结果审查中的角色和责任。他们可能并不是来自验证项目团队，但他们执行测试的具体任务等。

6.3.4 人员培训

所有 OQ/PQ 的参与者，在执行 OQ/PQ 工作之前必须接受培训。例如，在 OQ/PQ 开始前，参与者需要了解：
(1) 测试的过程。
(2) 测试的系统名称。
(3) 所测试系统的功能。
(4) 系统工作的流程(只适用于 PQ)。

6.3.5 运行测试

在运行测试中，需要说明所要测试的主要功能，即功能测试。功能测试主要是核实系统能否达到预先设定的可运行的功能要求，及其功能是否持续可靠。

在功能测试中，要规定所使用的测试方法 (如黑箱测试等，详见本章 6.3.7 业务流程测试)。测试用例按照系统的功能规格逐一建立。测试用例中应含有测试数据、预期的结果，以及测试后系统实际产生的结果。测试者在完成测试后，比较预期结果和实际结果的差异，以表示系统的功能是否满足设计的功能规格。测试结果还应记录预期结果与实际观测结果之间是否有差异，以及产生这些差异的原因和解决办法。

运行测试也包括系统配置与安装测试、兼容性与互操作性测试、帮助文档测试、错误恢复测试、可靠性测试、保密性测试、压力测试、易用性测试，容量测试和语言测试等。

实际观测的结果除了记录测试是否通过或失败外，还应提供确凿的证据，如截屏打印等。任何测试用例的失败，应当得到处理，并记录在差异表中，以便进一步解决。

6.3.6　系统性能

除了系统的功能要满足用户的要求，用户也要求系统的性能满足用户的要求，如系统具有足够快的响应时间等。

以 EDC 系统的数据录入为例，用户对 EDC 系统的功能需求之一是可以进行数据的远程录入，但对数据远程录入的性能，用户可能会有一定的标准，如系统应保证数据录入的速度(系统对录入数据的响应时间)，也就是系统的性能要满足数据录入的要求。所以，性能确认涉及系统性能满足用户需求的程度。

6.3.7　业务流程测试

业务流程测试是性能确认的一项重要内容，它确保在所规定的业务流程中，以及所处的生产环境中，系统可以正常使用，或者说系统可以按照用户的需求，发挥正常的功能。因此，业务流程测试要求测试者是系统的用户，并懂得系统的业务流程。

业务流程测试的方法一般也采用黑箱测试。测试者并不知道系统如何进行内部的操作，但测试者可以观察数据录入系统后的反应。这是运行确认与性能确认中经常使用的方法之一。

黑箱测试，又称为性能测试或数据驱动测试，是把测试对象看作一个黑箱子。利用黑箱测试法进行动态测试时，需要测试软件产品的功能，不需测试软件产品的内部结构和工作过程。

黑箱测试注重于测试软件的功能性需求可以发现以下类型的错误：

(1) 功能错误或遗漏。

(2) 界面错误。

(3) 数据结构或外部数据库访问错误。

(4) 性能错误。

(5) 初始化和终止错误。

黑箱测试的优点是在数据录入后，只需要比对系统实际输出结果与预期输出结果，而不需要知道系统内部是如何运行的。黑箱测试的缺点是测试的结果在很大程度上取决于测试用例的设计。就性能测试而言，测试用例的设计在很大程度上又取决于设计者对系统性能和业务流程的了解。

6.3.8　测试用例的撰写与要求

测试用例的建立主要基于用户需求、功能规格和业务流程对系统的要求。测试用例应当包括测试条件、测试数据和预期结果。测试中实际获得的观测结果可以与预期结果进行比较，以判断系统的性能是否满足用户的需求。

测试用例可以根据系统的特定功能的或者系统性能的类别进行分组，建立测试用例组。各组之间在一定程度上相互独立，但它们都是组成系统的基本单位，必须按照特定的顺序(如业务的流程)分别进行测试。

测试的级别(如测试的范围与测试的程度)将基于风险分析中确定的风险优先等级(见第 7 篇第 7 章：风险评估)，即依据风险评估的结果来确定测试的范围和程度(见图 6)。风险等级与测试水平的关系见表 15。

表 15　风险等级与测试水平的关系(仅供参考)

风险等级	测试水平
1	无需测试
2	基本功能的测试，如检查打印功能，但不检查打印的具体内容
3	功能的综合测试，如打印报告的功能，同时检查报告的内容与布局
4	要求对功能的完整测试，如无效值、临界值、缺失值等极端情况的检查

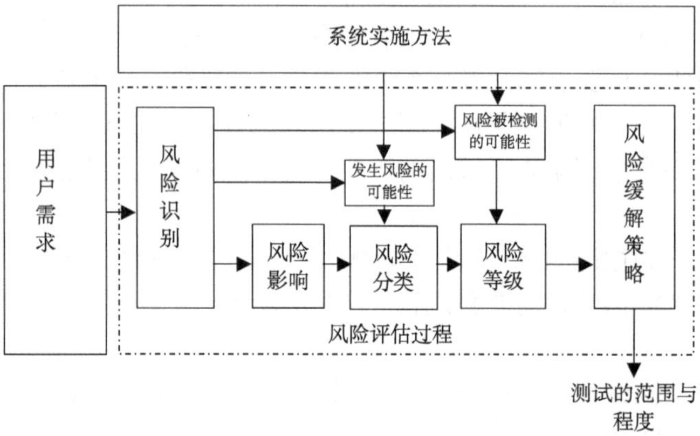

图 6　应用风险评估确定测试的范围和程度

根据用户需求对 GxP 和业务的影响，识别需求中的各种风险，依据风险的大小与风险发生的可能性确定风险的类别，再依据风险被检测的可能性划分风险等级。针对各种风险制定避险措施或风险化解策略，并按风险的等级制定测试的范围和程度(见图 6)。

取决于计算机系统的类型以及风险的等级(如市场购买定制开发)，对系统运行与性能测试的要求可能有些不同。此外，应当充分重视对开发商的稽查。开发商测试的质量和程度在很大程度上影响用户测试的范围。但是，对高风险的项目/系统(如涉及 GCP 项目的计算机系统)，用户必须做更广泛、更深入的测试。

在测试用例中，要明确规定测试所需的前提条件，例如，测试数据的设置，或所使用的账户的权限，并提供一份详细的测试指南(也叫测试说明)。测试指南的目的是帮助测试员正确完成测试任务。测试用例中要明确测试数据输入后的预期结果。对预期结果的描述要具体、详细，避免一般性的陈述，如"系统提供正确的报告"。

对测试的过程与结果的记录要求提供确凿的证据。这不但表明测试是否成功，而且提供客观的证据(如截屏抓图、系统输出打印，或对观察到的结果的描述等)，以支持测试的结果。测试用例可以作为运行确认/性能确认计划的一部分，也可以作为单独的一份文件在计划中加以引用。

6.3.9　可追踪矩阵

可追踪矩阵是将用户需求、功能规范、设计要求、风险评估以及测试用例联系起来一个验证文件。它一般是计算机系统稽查的必需文件之一。可追踪矩阵包括设计阶段和试验阶段的验证。可追踪矩阵可以证明在验证过程中所实施的解决方法都已得到满足。可追踪矩阵的样式见表 16。编写可追踪矩阵时应该注意以下几点：

表 16　可追踪矩阵

需求编号	需求的具体描述	对 GxP 的影响	对业务的影响	功能规格编号	设计规格编号	测试用例或验证参考	评语
UR001	系统应当支持数据的二次录入						
UR001-1	系统应允许首次录入者执行录入的操作	有	有	FS_001.1 FS_001.2	DS001.1 DS001.2	TC1.1	
UR001-2	在进行第二次录入时，系统应当阻止相同的用户执行二次录入	有	有	FS_001.3 FS_001.4	DS001.3 DS001.4	TC1.2-TC1.5	
UR001-3	当二次录入出现差异时，系统应当提示第二次录入者，两次录入不同	有	有	FS_001.5	DS001.5	TC1.6	
UR001-4	当二次录入不同时，系统须同时显示两次录入的数据，并以红色标注二者间的不同	有	无	FS_001.6 FS_001.7	DS001.6 DS001.7	TC1.20-TC1.25	
UR002	……						

(1) 可追踪矩阵的起点是用户需求，所以，用户需求的准确性决定验证的工作量，用户需求要避免重复、相互矛盾等。

(2) 对用户需求进行编号，并在可追踪矩阵中填写用户需求的编号以及简单的描述。

(3) 可追踪矩阵中的其他各栏也以各自的编号填入，可追踪矩阵表要简洁、清晰。

(4) 对 GxP 的影响和对业务的影响这两栏，可以根据系统的实际情况取舍。

(5) 验证过程中，可追踪矩阵也会不停地更新，如当功能规格等发布和测试时，相应的内容要填写进可追踪矩阵。

(6) 可追踪矩阵完成之后，各种相关文件会有更新，或者是文件的编号(如测试用例的编号)的改变，所以，建议编写关于对象文件名、文件编号以及修订编号的一览表。

6.3.10 验证环境

OQ/PQ 计划中，需要对验证环境作详细的描述。验证环境必须模拟系统的生产环境。如果验证环境与生产环境有相当大的差别，必须对这种差别作风险评估，以确定系统进入生产环境后对于业务流程的影响。

6.3.11 测试中遇到问题的解决

在测试用例中(测试用例的格式见附录 7)，任何一步的预期结果与测试中观察到的实际结果不同时，该测试步骤即可判为失败。如果测试用例的任何一步含有“失败”，而又不能得到合理的解释或解决，则整个测试用例可判为失败。此时，需要添加屏幕截图、打印输出或其他可以清楚说明的文字以进一步描述测试失败的细节。

OQ/PQ 测试差异表中(见表 17)，记录失败的测试用例以及其他系统的问题(如系统缺陷等)。在验证总结报告中，验证团队将对这些差异作风险分析，以确定系统下一步的命运，是等到问题解决后重新验证，还是采取避险措施，系统进入生产环境。

表 17 OQ/PQ 测试差异表

测试号	测试问题描述	问题分类	后果	采取的措施	结果

测试失败的可能原因有：

(1) 系统缺陷。

(2) 与系统运行/操作环境有关的障碍。

(3) 测试数据或测试步骤的错误。

(4) 测试者的错误。

6.4 执行测试

6.4.1 测试者的责任

(1) 严格按照测试要求，执行测试用例。

(2) 选择通过/跳过/失败。

(3) 对所有失败的测试用例提供证据和评论。

(4) 每一测试执行后，立即签名，并签署日期。

(5) 记录测试结果，如截屏打印，并注明测试用例的编号和步骤。

(6) 如果测试中遇到偏差，要寻求帮助和解决。

6.4.2 OQ/PQ 测试负责人的责任

(1) 审查测试用例并签名批准。

(2) 对于失败或跳过测试用例做出解释，签名并注明日期。

(3) 启动测试之前，测试团队的成员须完成签名表并完成培训。

6.4.3 测试步骤

6.4.3.1 测试准备期

作为 OQ/PQ 文档的一部分，建立并更新签名表。此表应包含每一个将从事 OQ/PQ 测试工作人员的签名，他们的工作涉及测试用例的执行和审批等，因而要求手写签名，这样可以保证签名表中的签名与测试用例上签名的一致性。验证负责人应确保测试人员得到相应的培训，并记录在案。测试开始前，OQ/PQ 计划和测试用例必须完成，且获得批准。

6.4.3.2 测试执行期

(1) 执行测试用例的证据

执行测试用例的目的是核实测试用例中的预期结果与测试中实际获得的结果是否相同，以评估系统的运行与性能是否达到设计/用户的要求。执行测试用例是由一系列步骤连续完成后的结果，所以，在执行测试时，应提供相应的支持性的证据，如截屏图、打印输出等，同时对于测试中观察到的现象做完整的描述。

当需要截屏图或打印输出时，应在打印纸上注明该输出出自哪一个测试用例，以及测试步骤中的哪一步(如测试用例 1 第 9 步)并签署日期和测试者的签名。此时，在测试结果中应注明“附加截屏快照”以及页数等。测试者在完成所有的测试用例后，需要签名并签署日期。

(2) 执行测试用例的审查

测试用例可按一定方式分类，分别执行测试(如测试数据录入的功能等)，验证负责人应当全面审查所有的测试结果。当预期的结果与实际获得的结果不同时，应当将这种差异记录于差异表中(见表 17)，以便进一步分析并解决这些差异。

(3) 测试用例的纠正

如果测试用例存在问题，需要纠正，必须注明纠正的人员，纠正的原因，并签署日期，纠正后的信息不能覆盖先前的信息，不能使用涂改液或涂改胶带。正确做法是在需要修改的原始数据上划一条线，在靠近的地点，写上正确的数据，同时注明修改人，修改日期和修改原因：

正确数据 345.78，CY 纠正于 2011 年 2 月 13 日(因数据次序错误)
~~错误数据 987.65~~

(4) 未执行的测试用例的处理

所有的测试用例都应当得到测试。也就是说，测试用例一般不应当跳过不测试。如果真的需要跳过，最好的方式是修订新的测试用例，将不需要测试的用例删除，以确保每一个测试用例都必须得到测试

(5) 测试中验证负责人的任务

除了撰写测试用例，测试中，验证负责人的主要任务是指导测试的具体执行，审查测试用例及其测试文件，培训测试人员，审查未通过的测试用例，或跳过未测试的用例，并做出评论，以提出解决方案。对测试过程中遇到的问题(如未通过的测试)，则按其重要性分级，以便于验证团队加以解决，同时确定这些未通过的测试所面临的风险。

(6) 执行测试时的注意事项

①如果测试用例尚未定稿，或尚未获得批准，不能开始测试；

②测试时，应严格遵守测试用例的步骤和要求；

③不要修改测试用例，但如果真的需要修改，需签署日期并签名，同时给出修改的理由；

④在预期结果中添加具体的说明，以支持测试结论等；

⑤不要跳过测试步骤或整个测试用例。跳过时，要说明跳过的原因。

6.4.3.3 测试结束后

测试结束后，要对测试结果作全面分析，特别是那些失败的测试用例，并提供处理意见。

如果测试用例中有一个或多个步骤失败，则应给出明确的原因说明发生失败的可能原因，明确说明是否需要再次测试，以及为什么要进行再次测试。如果决定需要对测试用例进行重新测试，应当使用新的测试用例，并升级测试用例的版本。

6.5 运行确认与性能确认报告

测试报告一般在每个测试完成后，测试报告主要包括以下内容

引言
测试范围
测试环境
人员(测试者、验证负责人)
测试总结列表
测试差异总结表
测试结论

测试报告要对测试的结果作出总结，并决定是否需要进入下一个阶段/测试等。

测试报告是对各个测试计划的总结，而运行确认与性能确认报告则是对系统的运行与性能作全面的总结。对测试中的发现问题作风险评估，以决定系统下一步的方向。一旦系统通过 OQ/PQ 测试，系统在完成验证报告后，即可发布并进入生产环境。

下图表示系统测试的步骤与各阶段的测试报告以及测试总结报告的关系(图 7)。

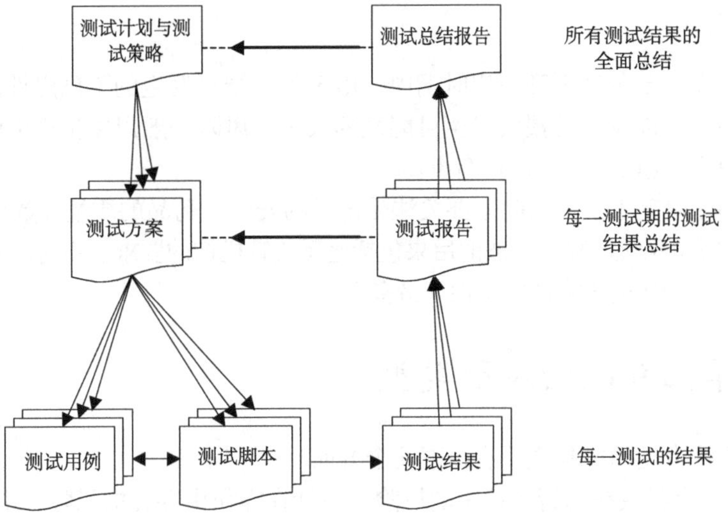

图 7　系统测试的步骤与各阶段的测试报告、测试总结报告的关系

第7章 风 险 评 估

7.1 风险

风险是指在一定条件下和一定时期内，由于各种结果发生的不确定性而导致行为主体遭受损失的大小以及这种损失发生可能性的大小。风险一般以发生损失的可能性和损失的大小(严重性)这两个指标进行衡量。

就药物临床研究来说，风险主要关注受试者的安全、药品的质量和数据的完整性。而临床研究计算机系统风险所造成的后果包括违反监管机构的要求、损害产品(药品、制剂等)的质量，以及损害受试者的安全性等诸多方面。

7.2 计算机系统的风险类型

计算机系统常见的风险主要有以下几个方面。

(1) 计算机自身或在运行环境中的风险，包括在操作中存在的风险，主要有：

①计算机技术使用不当；

②级联错误(cascading of error)；

③运行不合理；

④无法把用户需要转换成功能规格；

⑤输入不正确数据；

⑥系统反应缓慢；

⑦被授权的终端用户的滥用；

⑧对系统访问没有控制；

⑨安全性应用程序无效；

⑩程序错误；

⑪操作系统缺陷；

⑫系统各组件间交流故障。

(2) 系统测试中的风险。计算机系统在测试中可能存在的风险，主要有：

①测试费用；

②合格的测试人员；

③测试的环境；

④测试使用的方法、工具和程序；

⑤由多个开发商开发的多个系统的集成；

⑥多个开发商环境；

⑦开发商使用不同的开发工具。

(3) 软件的风险。

严格的测试是发现计算机系统风险的有效方法。测试的目的就是发现风险并控制风险。发现风险后，实施控制措施可以有效地避免风险的发生或减小风险所造成的损失。在测试前，需要确定风险可接受的水平，然后再建立测试计划，以检查风险是否在可接受的范围。与计算机系统的开发、安装与功能有关的风险主要有：

①系统无法执行应当执行的工作，产生不正确的结果，或结果不可靠；

②系统没有安全性设置，接受来自未经授权批准的非法数据；

③计算机数据/文件完整性的丧失，如数据被修改，但没有记录；

④计算机的运行处理能力无法恢复或重建，程序难以维护；

⑤计算机的运行处理能力丧失连续性；

⑥为用户提供的服务范围与服务能力降到不可接受的水平；

⑦系统的安全性受到破坏；

⑧计算机性能不符合用户设置的机构政策或法规的要求；

⑨计算机系统中的数据或程序无法向其他硬件和软件转移；

⑩计算机系统无法与其他计算机系统对接或数据交换；

⑪对计算机的性能要求难以达到；

⑫计算机系统无法操作。

7.3 风险评估

在计算机系统验证中，风险评估是识别计算机系统的风险，确定风险发生的可能性、产生的影响，以减少风险造成的损害。风险评估也称为风险分析，它是质量风险管理的一部分。

计算机系统风险评估主要包括两个方面，即评价该系统在进入生产环境后是否遵守法规或规范(如 GxP)以及对业务的影响。

风险评估的目的就是以系统中最需要进行验证的领域和功能为目标对象，对其风险进行评价，以达到降低和规避风险。具体说来，风险评估是分析系统中的潜在问题，以及与这些问题相关的风险，并建立适当的测试水平；并对它们可能造成的损害做出评估。在系统验证中，测试用例的建立是基于系统功能对临床数据的完整性、药品的质量，以及受试者的安全性的影响。风险评估中对风险可接受水平以及降低风险的措施也要有具体的定义。

7.3.1 基于 GAMP 5 的项目质量风险管理

目前 GAMP 5 已经作为最佳规范和验证指南，帮助软件开发商设施质量管理并指导实施系统的验证。GAMP 5 的主要概念有：

(1) 产品和流程的理解；

(2) 质量管理体系内(QMS)的生命周期方法；

(3) 可增减的生命周期活动；

(4) 基于科学的质量风险管理；

(5) 充分利用供应商的活动。

质量风险管理是对风险进行评估、控制、沟通与审查的系统化过程，这一过程始终贯穿于系统的整个生命周期。控制风险主要是通过设计消除风险，将风险降低到可接受的水平，并核实该风险是否已被控制到可接受的水平。

7.3.2　质量风险管理的步骤

(1) 基于用户需求的初步风险评估，并确定系统影响；

(2) 识别系统对患者安全、生产质量、数据完整性有影响的功能；

(3) 实施功能性风险评估并识别控制措施；

(4) 实施并核实适当的控制措施；

(5)审查风险与监控控制措施。

质量风险管理按流程定期审查，周期及频率应根据系统对 GxP 的影响，系统的复杂性，以及以前的审查结果和运行记录来决定。系统的事件管理和变更控制管理应该和项目风险评估相结合(图 8)。

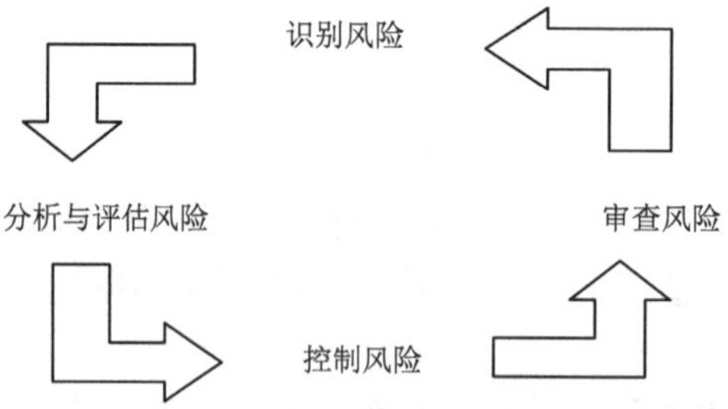

图 8　质量风险管理过程

7.4　验证过程中的风险评估

计算机系统验证中包含多步风险评估过程(图 9)。

风险评估与系统验证间的重要性在于风险评估可以支持确定系统是否需要验证，风险评估的结果使得验证注重系统中最重要的问题。作为系统生命周期中质量管理的重要内容，风险评估使得验证更能体现成本效益，因为它关注系统中的最大风险。因此，在验证过程中，始终关注并评估这些高风险的威胁。

临床研究使用的计算机系统，因为涉及数据的完整性、准确性以及受试者的安全性，必须遵守 GCP 的要求，所以这些系统必须经过验证。对于用户需求中的不同需要，风险评估则需要对系统可能遭受到的风险等逐一进行分析。

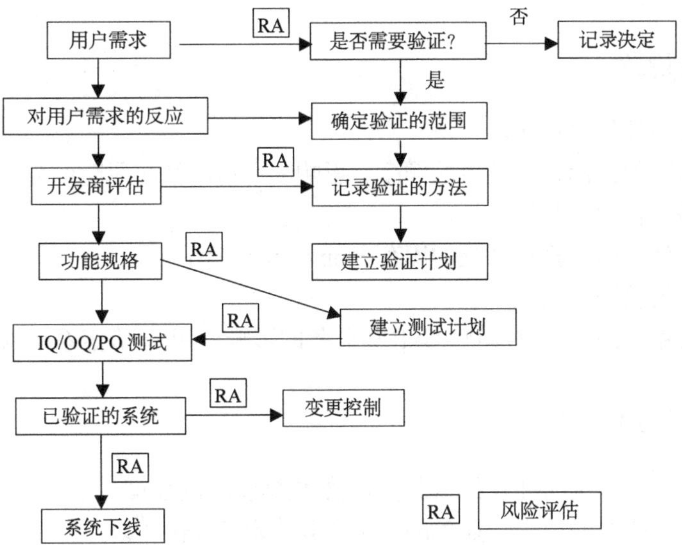

图 9　系统验证过程中的风险评估

做好对系统开发商(或供应商)的评估，可以很好地了解开发商的资质以及系统开发的质量，同时也可以帮助验证团队确定系统验证的广度和深度。

对功能规格与设计规格的风险评估，决定着测试计划的制定。对风险评估中发现的发生频繁而又难以发现的高风险，要求进行全面的测试，并提出防范风险的措施。

测试完成后的系统验证报告中，要对测试中发现的问题(如没有通过的测试用例或系统的缺陷等)再做一次风险评估，以决定系统是否需要再次测试。如果决定系统可以上线，机构应当建立一套具体的避险计划和措施，如工作流程和 SOP 等，以避免系统可能出现的风险。

系统进入生产环境后的任何改变，都应当严格按照变更控制的要求。其中会有一套对于变更的风险评估，以评价变更对于系统已验证状态的影响，同时提出变更过程中对系统验证的具体要求。

在系统下线之前，应对下线的风险作出评估，其中着重于评估数据保存的方法与迁移等。

7.5　风险评估的步骤与方法

计算机系统验证过程中的风险评估，是通过评价风险影响的大小、发生的可能性来确定风险的类别，同时根据检测风险的可能性确定风险级别。风险评估的过程主要包括识别风险、分析和评估风险。所有参与项目验证的成员都应该参与风险评估，此外，系统的开发商，以及用户也可以参与风险评估。

风险评估的文件主要有计算机验证的 SOP、验证(主)计划、用户需求、功能规格、设计要求、测试计划、测试用例与测试数据等。

7.5.1 计划阶段

(1) 建立风险评估的程序。

(2) 定义风险的指标，如发生的频率、影响、可检测性与风险的分类。

(3) 将风险评估纳入验证计划。

(4) 建立所使用的计算机系统的库存表(inventory list)。

(5) 确定需要验证的系统。

(6) 通过对系统的重要性(如对 GxP 和业务的影响)分析，确定系统验证的优先等级。

7.5.2 实施阶段

(1) 了解计算机系统所涉及的业务流程(如数据管理过程)。

(2) 识别监管机构的要求，业务的要求，并确定危险因子。

(3) 确定威胁风险发生的可能性(高、中、低)(即可能性分析)以及风险发生后对监管法规和业务所产生的影响(高、中、低)(即影响性分析)，将可能性与影响的大小比较，以获得风险的类别(1、2、3)(图 10 左部)。

(4) 确定检测风险的可能性(高、中、低)(即可检测性分析)，比较检测风险的可能性与风险的类别(见上一步)，即可确定风险的级别(高风险、中等风险、低风险、图 10 右部)(即风险级别测定)，并分别采取避险措施。

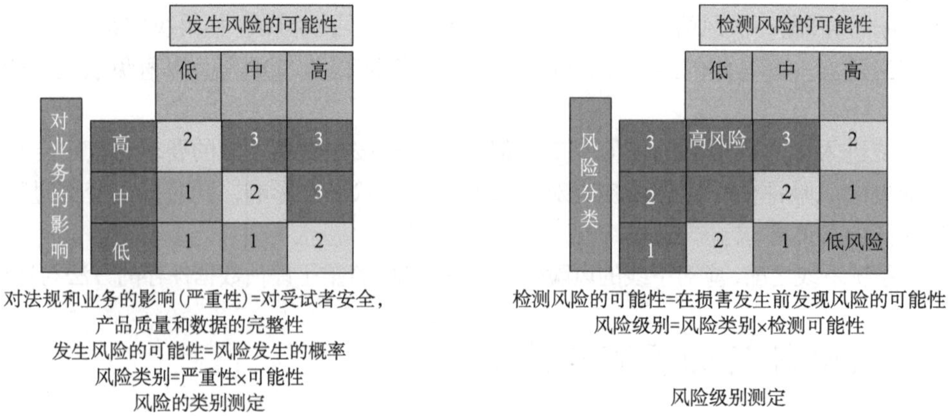

图 10 风险评估、风险分类与风险级别

风险发生的可能性分析、发生后对业务的影响性分析，以及检测风险的可能性，是最后确定风险级别的重要指标，也是风险评估的一项重要内容。值得指出的是，各个机构对风险评估的方法与风险的可能性分析、影响性分析、可检测性分析，以及风险级别的划分等都有一套自己的方法(如定性的或定量的方法)和定义。在进行风险评估时，机构内部要保持所用方法、标准和定义的一致性。

7.5.3　审查阶段

风险评估完成后要有相应的审查、修改和批准程序。

7.5.4　随访阶段

在这一阶段，就是要根据实施计划，了解风险评估中所发现的风险以及采取避险措施后的效果。在写作验证总结报告前，要再次审查风险评估报告，以确保所有高风险都采取了相应的避险措施。

7.6　避险的方法与措施

风险评估的目的是要尽可能地发现并降低风险。下面是几种常用的降低风险的方法：

(1) 通过对系统的重新设计以去除风险。

(2) 通过降低系统出错的可能性以减少风险。

(3) 通过增加工作流程中对系统出错的监测以减少风险。

(4) 建立下游检查和错误捕捉机制以减少风险。

表18列举了简单的规避风险的措施。

表18　风险与规避风险的措施

风险举例	规避风险的措施
系统无法保存稽查痕迹的信息	在涉及临床数据修改时，手工创建稽查痕迹的表格，并制定相应的SOP。就系统来说，开发稽查痕迹的功能，并经验证后实施。
用户登录未经严格的受权控制	修订用户需求，建立功能规格要求，明确系统的安全性要求，开发系统功能，经验证后实施。

第 8 章　验证总结报告与系统发布报告

性能确认和运行确认工作完成之后的重要工作便是撰写验证总结报告，以及建立在该报告基础上的系统发布报告。系统发布报告标志着系统已进入验证状态，但这并不意味着验证工作的结束，相反，这仅仅是系统进入验证状态的开始，继续维护与保持系统一直处于验证的状态，是项目团队的一项长期而又繁重的任务。

在系统发布报告之前，还有一些技术性的工作。如果生产环境与验证环境不同，生产环境还要重新安装；如果原来系统中存在数据，那么，数据还要迁移到新的系统。

在这一章里，将对验证工作作一总结，其中包括验证总结阶段的主要工作，如生产环境的安装、数据的迁移、验证总结报告和系统发布报告。系统发布报告标志着系统正式上线，并可进入生产环境。

8.1　验证总结阶段的主要工作

验证总结阶段的主要工作以及可交付的报告：

(1) 验证总结报告。

(2) 故障和问题的解决。

(3) 生产环境的 IQ。

(4) 数据迁移。

(5) 准备生产环境的使用。

8.1.1　验证总结报告

验证总结阶段的主要工作是对验证工作做一总结，如性能与运行确认的结果、验证中产生的偏差，以及已经完成的验证工作等。

验证报告中要对所有可能影响计算机系统的运行、功能与可靠性的问题都进行风险评估。对验证总结报告的核准必须非常严格。

验证总结报告中有总结性的结论，一般包括以下的内容：

(1) 系统满足了用户的需求；

(2) 按照验证计划执行验证的工作；

(3) 发现的问题已经进行风险评估或者是采取适当的避险和控制措施；

(4) 系统已通过验证，现已处于验证状态；

(5) 系统可以进入生产环境。

验证总结报告的主要内容有：

目的
角色和责任
系统说明
验证工作和可交付结果
验证决定
验证计划
供应商评估
用户要求
风险分析
功能规格
设计规格
安装确认
运行确认/性能确认
21 CFR Part 11 差距分析
数据迁移
其他验证可交付结果
定期审查
风险评估
结论声明
发布日期

8.1.2　解决故障和问题

对于验证阶段发现的任何问题，如测试用例的失败，一些操作文件的缺失或者暂时不到位等都在验证总结报告中讨论，对它们进行风险评估，并寻找避险措施或降低风险的办法和途径。风险评估也是验证总结报告的一部分。

8.1.3　安装系统生产环境

如果验证环境和生产环境不同，需要根据验证环境的 IQ 计划，再安装生产环境(重复验证中的 IQ 过程)。安装结束后，需要撰写生产环境的 IQ 报告，具体描述安装过程中遇到的任何问题或变化，说明安装是成功的。

8.1.4　准备生产环境的使用

除了提供生产环境，使用生产环境的人员、技术文件以及支持等也要准备就绪。在验证计划中核实过的所有 SOP 可以在生产环境中使用。

(1) 用户手册也应当定稿，并发布。

(2) 完成用户的培训和培训材料。

(3) 系统实施后，系统的用户获得相应的访问权限。

8.1.5 数据迁移

数据迁移是数据从一个应用系统转移到另一个应用系统的过程。不过，不是每个验证项目都会涉及数据迁移。因为在数据管理机构，尽管“老的”数据管理系统即将被新的系统所取代，但这并不意味着所有数据都必须转移到新的系统。很可能，在新的系统的实施过程中，老的系统依然发挥数据管理和数据存储的功能，而新数据则不再录入。另一种情形是，在数据管理 CRO，可能安装好几个不同的数据管理系统，便于不同客户的使用，此时，新的系统一般也不涉及数据的迁移。

数据迁移过程及其具体工作应当在数据迁移计划中加以定义：

①数据从旧的系统导出；
②导出过程中的数据错误及其处理程序；
③导入新系统前的数据转换或数据格式转换；
④导入前的一致性检查；
⑤数据导入到新的系统；
⑥导入后的数据转换和格式转换；
⑦导入后数据的一致性检查(自动检查)；
⑧导入后数据的一致性检查(手工检查)；
⑨解决导入中不一致数据的方法与程序。

数据迁移是一个非常关键的步骤，必须仔细计划、执行和记录；数据迁移报告是对数据迁移过程的总结，数据迁移中的相关内容还可参阅第 7 篇第 11 章：系统下线。

8.2 系统发布报告

系统发布报告是一份正式的文件、宣布系统已经过验证，将进入生产线。进入生产线的日期与验证总结报告的日期要一致。项目团队的所有成员必须批准这一报告，其中也要有 QA 的代表。机构管理人员(一般是系统的所有人)也要批准这一报告。系统发布报告的主要内容有：

系统发布报告
目的
发布时间
完整的文件
发布的系统
用户培训
变更控制
定期审查
结论

第9章 验证状态的维护

计算机系统在经历复杂的验证过程后，最终上线，并进入生产环境。就整个系统的生命周期来说，这仅仅是系统处于验证状态的开始。在今后的生产过程中，如何继续维护系统的验证状态，是验证项目团队的一项连续性工作。本章将介绍维护计算机系统处于验证状态下的两个重要的工作：定期审查与变更控制。

9.1 定期审查

定期审查是指在规定时间内，对已验证系统的性能、表现和变更历史等作全面的审查，其目的是了解系统是否仍处于已验证状态。

系统在生产环境的运行期间，可能会发生很多影响系统验证状态的事件，其中主要有以下几种：

(1) 系统本身发生了变化。

(2) 用户使用中发生了错误。

(3) 系统功能的偏差。

(4) 可能发生的系统安全事件，如网络病毒等。

当这些情形发生的时候，便会启动变更控制(见本章 9.2)的程序，以及时处理并解决系统面临的各种问题。而定期审查则是对审查期间的这些工作做回顾。定期审查的时间间隔在验证总结报告中应有明确的规定。一般是一年一次。

定期审查是维护系统的已验证状态的关键步骤,其中涉及验证管理人员和 QA 人员。定期审查由验证管理人员根据验证总结报告的定义而发起，主要工作由验证经理和 QA 人员负责。定期审查工作的结果是生成定期审查报告。在这份报告中，主要是对系统及其验证信息作基本的确认：

(1) 系统识别号。

(2) 系统所有人。

(3) 项目经理。

(4) 验证经理。

确认这些信息的主要目的就是利用这个机会，核实所有验证相关人员依然在位。当涉及验证人员变动时，定期审查便提供了补充或更换相关人员的机会。此外，定期审查也要对系统进入生产环境后的系统变化与系统表现逐一进行评估。其中主要包括：

(1) 系统硬件有无变化或更新。

(2) 系统软件有无变化，升级或更新。

(3) 系统的程序有无变化。

(4) 系统的安全性有无缺陷。

(5) 系统有无“被动”关机，系统的恢复或备份是否正常。

(6) 是否实施系统修正程序。

(7) 归档程序是否正常。

(8) 系统有无重大的事件：

①重大的缺陷；

②在正常使用期间的系统瘫痪；

③其他重要的问题，使得系统的工作无法完成。

此外，在审查期间还对变更控制的历史等作一总结，其中包括：

(1) 一共进行了多少次的变更控制。

(2) 有多少次是主要的，多少次是紧急的。

(3) 这些变更控制是否都需要进行系统的再验证，以及重设再验证的日期。

最重要的是，依据本次定期审查的结果，以定期审查报告的形式，对系统是否依然处于验证状态作一次确认。

9.2 变更控制

与定期审查一样，变更控制也是维持系统处于已验证状态的另一个重要步骤。

变更控制是管理所有产品或系统变更的系统化方法，目的是确保不进行不必要的变更、所有的变更都得到核实、系统提供的服务不受到不必要的干扰以及资源的有效利用。在 IT 领域中，变更控制是变更管理的一部分。

变更控制通常从提交变更请求开始按照规定的步骤进行。一般的变更请求包括添加新的功能、安装程序补丁和网络、设备升级等。

FDA 对系统的变更控制有明确的要求：

> 变更控制：
>
> 当计算机系统有变更时，诸如软件升级，包括安全性或性能补丁、设备或部件更换，或使用新设备，数据的完整性以及试验方案的完整应当得到维护。任一变更对系统的影响都要按照风险，做好评估，有的应当验证。任何超出原设计建立的操作条件或设计标准，均需进行验证。最后，系统的所有变更均需记录在案。
>
> FDA：临床试验中应用计算机系统的技术指导原则 2007 年 5 月

9.2.1 变更的原因

从系统验证的角度来说，变更指的是计算机系统例行操作或维护以外的系统的软件、硬件和配置的变化。也就是说系统例行操作或维护变化本身并不属于变更控制的范畴。

系统是否遭遇到变更，不能只看验证是何时进行的。也就是说，不能因为系统是去年完成了验证就想当然地认为系统仍处于已验证状态。因为验证包括两个因素：系统功能和业务过程。即使系统没有变化，但是业务流程的变化，很可能使得曾经拥有的系统功能满足不了现在的需求，因而，需要系统添加新的功能，如 EDC 等。

业务流程的变化，也包括业务合作伙伴的变化。当合作伙伴变更的时候，那些与系统或业务流程有关的 SOP 是否得到修订？修订后是否做了相关的培训？最重要的是，这些 SOP 是否得到了有效执行？

综上所述，变更控制的原因主要有：新的需求、需求的变化、系统的升级/加强、系统问题的探查等。

所以，变更控制是一个相当复杂的过程，需要建立良好的变更控制计划。

9.2.2　变更的类型

变更的类型主要有系统的技术维护、计划变更和非计划变更。对于不同的变更类型，需要不同的操作流程。

9.2.2.1　技术维护

技术维护中的任何改变都不应更改在系统验证过程中建立的对系统的要求，不会影响数据的完整性、一致性和质量，也不会影响系统的性能或稳定性。常见的技术维护的例子主要有：更换硬件(如磁盘驱动器和打印机等)、重建数据库索引、表空间的增加，以及其他例行维护的操作等。技术维护应当遵守机构 IT 部门的 SOP。技术维护一般不属于系统验证中的变更控制的范畴。

9.2.2.2　计划变更

对已验证系统的维护，计划变更应该是最常见的、最主要的形式。在这种计划变更操作中，应当对影响系统已验证状态的各个方面，逐一进行描述。

计划变更主要用于：

(1) 缺陷(bug)的修补。

(2) 安装修补程序。

(3) 安装额外的硬件或软件。

(4) 版本的全面升级。

(5) 修改应用程序配置。

9.2.2.3　非计划变更

顾名思义，非计划变更是指不在预期之内的变更，也叫紧急变更。紧急变更仅用于对系统的影响作快速评估之后，对系统不良行为的快速纠正，如变更系统设置或安全性设置等，其目的是使系统尽早进入可运行状态。

9.2.3 变更控制的流程

变更的过程要遵守机构内的流程，并在不同阶段实施审批与评估等。

9.2.3.1 变更的启动

原则上，任何系统用户都可以启动变更。在请求系统变更时，请求者需要提交变更控制申请表(见附表 8)。同时，QA 人员或者验证管理人员启动对该变更请求重要性的非正式评估。

9.2.3.2 变更的审批

QA 人员对变更的理由作出评估，并比较实施变更的好处和风险。一般来说，所有涉及用户需求的更改，或需要建立新的验证计划的变更，变更的请求均将获准。获准后，原验证团队的人员将继续进行系统的变更控制中规定的系统验证工作。

9.2.3.3 变更计划

变更请求被批准后，负责变更的团队(多为原验证团队)为此次变更做一份详细的验证计划。依据变更的性质，对变更实施风险评估，并确定验证的范围和程度。在验证计划中，还对验证过程中涉及的可交付的文件做一个全面的评估，以确定哪些文件需要更新。这一验证计划原则上与第 7 篇第 2 章：验证计划相同。

9.2.3.4 变更的实施

根据变更计划，验证团队在系统的验证环境内，对系统实施变更以及验证计划中所要求的所有工作。如果这个变更成功，且通过了验证中的所有核查和审批，新的版本可以进入生产环境，验证团队将进一步对生产环境实施相同的变更。

9.2.3.5 变更控制总结

变更完成后，需要完成变更控制总结表，同时提交所有本次变更可交付的结果，其中包括它们的文档版本号以及发布或执行的日期等。

9.2.3.6 变更控制关闭

变更的关闭主要是提交一系列的变更文件，并以 QA 人员签署变更关闭表(close-out)为标志。

9.2.3.7 变更控制文件归档

变更结束后，所有的变更文件均需归档。

第 10 章　用户培训计划与账户管理计划

临床研究计算机系统的最大风险是影响受试者的安全、药品的质量以及数据的完整性与安全性。这些都是监管机构非常重视的问题，在一系列的指导原则或规范中都有明确的要求。本篇中关于计算机验证的所有步骤和工作，都是试图通过各种方式将风险发生的可能和损害降到最低。

在计算机系统的验证过程中，培训工作一直贯穿始终，如对测试者的培训等。药监部门十分重视临床研究数据的完整性和质量。在 FDA 21 CFR Part 11 和其他指导文件中一再强调数据的真实性、完整性和电子记录的安全性，同时要求机构有切实的控制措施和步骤“限制授权用户的访问”并“确保只有经授权的用户可以使用系统”等。

本章主要讨论在计算机投入生产环境之前对用户的培训以及在系统使用过程中对用户权限的管理。原则上，这里的用户培训计划与本书第 3 篇中介绍的数据管理人员培训是相同的，只不过本章的内容主要针对计算机系统的用户，从范围上说，包括的人员更多，如 CRA、程序员和统计师等。用户权限管理则规定系统用户如何申请、修改、撤销用户，以及对设置用户密码的要求。

10.1　用户培训计划

系统的运行需要用户的操作和使用。ICH GCP 要求参与实施临床试验每个人员应在受教育、培训、经验方面都有资格完成他(她)的预期任务。就临床研究使用的计算机系统而言，尽管培训的形式与内容各不相同，每一个系统的用户，在使用该系统前必须得到充分的培训，以确保用户对系统的使用正确。用户培训计划就是为了满足这一要求。

10.1.1　目的

用户培训计划的目的是明确系统用户的培训要求以及培训范围。任何用户只有在完成了规定的培训计划后，按照所获得的培训内容获得相应的工作权限。培训的目的有的是正在进行的项目培训，有的是定期更新的培训。

10.1.2　范围

用户培训计划适用于访问和登陆计算机系统的所有用户。

10.1.3　责任

培训工作分不同的角色与责任，由不同的人员承担。每个角色负责培训工作的不同方面，如制定培训的要求和标准，并按不同岗位的职责实施培训，如录入员的录入培训需要在完成系统概述培训的基础上进行等：

(1) 业务经理：准备和提供培训材料。
(2) 培训教员：培训课程。
(3) 培训助理：存档培训记录。

10.1.4　培训方式、内容和材料

列出系统培训的类型和使用的培训材料，以及培训材料的提供者(如系统供应商或第三方提供的培训)。

10.1.4.1　培训方式

(1) 自我培训。
(2) 用户培训(课堂集中培训等)。
(3) 用户培训练习。
(4) 系统技术文档。

10.1.4.2　培训内容

(1) 只读用户的基本训练。
(2) 特定用户(如数据录入员和数据管理员)的基本训练。
(3) 应用程序管理。
(4) 系统技术管理。

10.1.5　组织培训和时间表

规定系统培训的组织者，负责并协调培训的具体工作，并在用户请求时，提供培训。培训的组织者同时还负责培训材料的发放以及培训记录的保管。如果是网上材料，则要管理网上材料的访问权限。

10.1.6　培训列表

培训列表将岗位、培训、系统用户的账户和权限联系起来。取决于系统、账户类型、角色、访问权限的范围，以及培训模块的复杂程度等，各业务部门的培训可以以表格的形式列出，以明确各个岗位的培训要求。

如果是定期更新的培训(如软件版本的升级或操作里程的修订等)，需要说明上一次的培训时间以及培训间隔等。

举例

账户类型	岗位	所需的培训
只读权限	CRA、SAS 程序员、统计师	用户的基本训练
录入员权限	数据录入员	用户的基本训练，一次与二次录入培训
数据管理员账户	数据管理员	用户的基本培训，数据管理员培训
系统管理员账户	系统管理员	用户的基本培训，应用程序管理培训
数据库管理员账户	数据库管理员	系统管理培训
等		

10.1.7　培训文档

用户培训计划要详细描述如何记录和保存培训文档。例如，培训记录将记录培训的时间、地点、课程名称、教材，以及讲师和学员的手写签名等。原始的培训记录将由项目负责人作为系统验证文件存档。在培训结束后，每个学员将收到由授课老师签署的培训证书。自我培训的记录包括完成自我培训材料后系统提供的证书。该证书须呈交系统管理员，以获得相应的账户或使用权限。

10.2　账户管理计划

计算机系统安全性的要求可以通过适当的账户管理来获得，并达到限制访问的目的。账户管理涉及用户账户的创建和密码的设置。访问控制是根据用户培训的内容与角色而分配系统的使用权限，同时根据工作的要求而调整权限。良好的账户管理计划将根据系统功能的特性以及业务流程的特点而制定，其目的就是满足系统和业务的需要。账户管理计划也是系统稽查的一项重要内容。

10.2.1　目的

用户的账户管理计划的目的是记录用户账户管理的流程、类型，以及在业务流程中的过程。

10.2.2　范围

用户的账户管理计划规定用户账户的管理过程，如创建，权限的分配以及账户的更改与撤销等。计划中还对用户密码的设置等作了具体的要求。

10.2.3　角色和职责

用户的账户管理计划规定系统用户各角色的分工与职责(见表 19)。

表 19　数据管理系统用户的账户管理计划的角色与职责

	用户	项目负责人	业务经理	系统管理员
创建账户				
请求				
批准				
分配和撤消访问权限				
更改账户				
重置密码				
禁用账户				
安全与监测				

注：表中的内容按机构的 SOP 选择。

10.2.4　账户管理过程的详细说明

计算机系统的用户账户是系统提供给完成系统培训的人员以各种适当的权限，以便登录系统，开展工作。当用户使用该账户对系统中的数据进行录入、修改或删除时，系统将记录用户账户、操作的时间等信息。用户名与密码组合是用户账户的基本信息。账户管理过程中应当包括以下几项内容。

(1) 创建账户的要求：如用户必须完成相应的培训要求(见 10.1)。

(2) 批准：说明谁具有批准新用户的权力，系统管理员还是项目负责人？

(3) 用户名的设置原则：每一机构都有不同的设置方法。

(4) 初始密码：新用户的密码。一般要求在首次登陆后，初始密码即失效。

(5) 用户设置密码的规则：规定用户在设置密码时必须遵守的原则，如大小写与数字组合以及长度要求等。

(6) 密码的寿命：系统在一定的时间内(如每三个月)强行要求用户修改密码。

10.2.5　访问权限的授予与撤消

说明授予用户访问权限的过程以及要求。当用户不再需要某一权限时，应当及时撤销这一权限。权限的授予与撤销还包括对系统中的特定项目、特定数据与文档的访问权限(如研究数据库锁定时撤销用户修改数据的权限)。

10.2.6　更改用户

说明现有账户需要更改的原因和更改的过程与要求。账户更改的原因可能包括更改用户名或地址等。

10.2.7　更改密码

系统用户，特别是 EDC 系统用户最常见的问题是忘记密码，所以更改密码是几乎每天都会遇到的问题。这里将说明用户忘记密码后，申请新密码的过程。例如，用户在使用不正确的密码尝试三次后，该账户即被锁定。用户必须联系 24 小时支持热线，并提供个人的姓名、用户名和保密号(用户预先设定)。用户信息经核实通过后，该用户账号便被解锁，用户必须再次设置新的密码。在一定范围内，密码不可以重复使用。

10.2.8　账户的禁用

当用户离开本机构后，用户的所有权限即被撤销，但用户账户名、稽查痕迹、电子签名等信息依然保留。该用户名被禁用后，原则上不应当再次使用。

10.2.9　系统安全与监测

描述保护系统账户安全的措施：

(1) 自动、半自动系统保护机制和机构的操作规范。

(2) 监控和管理系统未经授权的访问。

(3) 账户锁定和解锁的过程和要求。

例如，为保护系统的安全，将采取以下措施：

(1) 系统在用户没有活动的 10 分钟后会自动登出。

(2) 未经授权的访问会在系统日志中记录，系统管理员每日检查这些记录。

(3) 用户必须保管好密码，密码不可共享。

(4) 用户不能以他人的账户登录或工作。

(5) 过期/禁用账户的检查。

第 11 章　系 统 下 线

验证过的系统在生产环境运行后，定期审查与变更控制的工作将持续进行，直到因为某种原因，决定系统下线。

系统下线是计算机系统生命周期中的一项重要事件。但是这一事件经常被一些机构所忽视，主要表现在计算机验证计划中没有包括系统下线的内容。主要的原因可能是，计算机系统的验证一般都在系统进入生产环境之前进行，这个时候系统尚未上线，所以很少有人会考虑到系统下线的问题。但是，从系统的生命周期以及稽查者的角度，下线是一项必需的工作。很难想象系统会永远运行下去。而实际的情况也是，系统的下线是经常发生的事情。所以，对于系统下线的了解以及正确地安排系统下线的工作，是验证项目中不可回避的问题。

机构应当具有关于系统下线的政策或程序，来阐述系统下线的要求与过程。在系统下线政策中，要明确规定系统中的数据与系统文件的保存要求与期限，同时确保生命周期中的每一个阶段，系统一直处于验证状态。

本章将介绍系统下线的 SOP，同时详细介绍系统下线的具体步骤以及注意事项。

11.1　定义

11.1.1　系统下线

系统下线，有时也称为系统退役或系统报废,指的是计算机系统停止继续提供服务的过程，其中要保证系统中建立的或处理的数据要按照官方的要求和内部的规程可以重新获得与使用。

11.1.2　数据迁移

数据迁移是指数据从一个硬件向另一个硬件，或软件的一个设置向另一个设置，或者是一代计算机技术向其下一代计算机技术的定期传输。数据迁移多见于机构使用新的系统取代旧的系统时，数据在新旧系统的转移过程。系统验证总结报告中也可能会涉及数据的迁移，详见第 7 篇第 8 章：验证总结报告与系统发布报告。

11.1.3　数据存档

归档是数据/文档长期保存的过程，它强调的是在数据或文档的保存中如何满足将来的使用。归档的过程包括移动、效验和(或)删除等。详见第 6 篇第 2 章： 临床研究数据的传输、保存与存档。

11.2 系统下线的原因

系统下线的原因一般分为内因和外因两种。

11.2.1 系统下线的内因

(1) 系统已经无法满足用户的需要。
(2) 几个数据系统合并为一个数据系统时。
(3) 公司政策的变化。
(4) 业务上的需要。
(5) 计算机系统验证政策的要求，例如，先前的系统没有经过验证，或者无法验证。

11.2.2 系统下线的外因

(1) 开发商不再提供对现有系统的技术支持。
(2) 对现有的规章或准则有新的理解或新的解释。
(3) 新的管理法规或指导方针的实施。

11.3 系统下线的政策和计划

系统下线政策要求每一遵守 Gxp 的系统都有其系统下线的计划，同时规定下线的过程。例如，如何启动系统下线，是通过变更控制，还是发布正式的通知；当系统完成了所规定的工作后如何结束下线过程等。

下线计划中规定的工作内容应当基于对下线系统的风险评估(该评估需要有完整的记录)并满足监管法规的要求。系统下线计划必须说明下线系统的数据是否需要保留。如果需要保留，要说明保留的策略，是迁移还是归档。下线计划是一个书面的文件，需要机构内所有该系统用户部门的批准，并遵守机构下线政策中规定的批准程序。下线计划至少要包括以下的内容。

11.3.1 介绍

简要介绍系统的使用时间与作用，并说明与其他系统、软件和组件的接口。这里也应该说明系统退役的原因。

11.3.2 角色和职责

概述参与系统下线任务的各个部门或人员(系统所有者、IT 人员、质量保证人员等)，及其在系统下线中的角色和责任。取决于项目的大小以及系统的复杂程度，参与的人员及其角色分工也不同。

11.3.3 记录下线的要求

为了满足数据保留或存档的要求，下线计划应当记录所有要保留的数据或文件。系统所有者、用户和质量保证人员应当密切合作，识别系统中哪些是用于支持 GxP 活动的记录。系统开发商或者 IT 人员应当找到数据库中这些数据的位置或地点，并开发获取这些信息的运行程序。

通常认为要对原始数据加以保存，但是对稽查痕迹与元数据(metadata)的信息保存则容易被忽视。

11.3.4 系统文档

每个系统都有其所属的文件，如用户手册、系统标准操作规范、执行文件、验证计划、验证报告、运行记录等。对于临床实验室仪器，文件还包括仪器的校准和维护报告等。验证过程中应当建立系统文件及其系统文件清单。当系统下线时，系统文件应当作相应的归档，其期限与数据归档的时间相同。系统下线时，该系统的 SOP 应当随即下线，此时要一并通知所有的系统用户。

归档的地点可以是机构内或机构外。归档的原则是归档文件要易于获得，并可被稽查者或审查员阅读。过了保存期后，这些文件可以销毁，但销毁的方式要有具体的说明。详见第 6 篇第 2 章：临床研究数据的传输、保存与存档。

11.3.5 数据迁移和存档

如果下线系统中的数据必须保留在新的计算机系统，如数据管理系统，那么，必须进行数据的迁移。在数据与数据管理系统或记录文件相兼容的情况下，迁移只是复制的过程，即数据从一个系统到另一个系统的移动。

但有的时候，数据迁移相当复杂，需要 IT 人员的周密计划，以确保迁移任务的完成。例如，当新旧系统所使用的数据的格式不一致时，IT 人员需要先从旧的系统中读取数据，再按照新的系统对数据格式的要求，对数据的格式做重新调整，然后再写入新的系统中。

数据的这种变换过程取决于很多因素，如数据管理系统的类型、系统可输出报告的格式、是否需要转换、迁移的文档与表格的数量等。数据迁移一般使用用户开发的程序或脚本，但这些程序在正式使用之前需要做完整的验证。

迁移的数据或存档的文件都必须保持其完整性。所以，保留包括所有日期时间在内的稽查痕迹信息，相关的元数据信息，并保留电子签名等是非常重要的。迁移工作必须经过验证以确保数据的准确转移，且支持新系统的功能，并保持迁移数据的完整性。机构最好还应考虑进行一段时期的并行操作，即利用即将下线的系统与新的系统同时操作，并比较两者的差别。并行操作也可用于对操作者的培训和对新系统性能的确认。

数据归档也涉及文件的复制，以及数据在存储媒介中的长期保存。归档的目的是要将数据从原始媒介中删除或移除。下线计划中应当定义数据归档的媒介(例如，CD、DVD 或硬盘)、储存的格式 (例如，备份或图像)，以及数据安全保存的地点。归档的数据应当进行测试，以确保其可获取性和可读性。一般建议制作数据的两个存档副本，以防在一个无法读取的情况下，另一个依然可以使用。只有当证明归档或保存的数据是可以接受时，才可销毁下线系统中的数据。详见第 6 篇第 2 章：临床研究数据的传输、保存与存档。

11.3.6　硬件和软件

如果数据已成功从系统中迁移，系统的硬件和软件可能不需要保留。下线计划应当对系统软件和硬件的处置有明确的说明。

为了读取已存档的数据，机构可能需要保留处理其数据的软件，以及支持应用程序运行的特定硬件等。这样，要保留的软件和硬件内容可能就会很多，这就要求项目团队、IT 人员以及系统供应商做出综合的决定。保留硬件和软件的最简单方法是保持整个系统不变。但这种方式现在并不常见，因为它占用很大的存储空间，并且硬件系统也无法再使用。另一种方法是保留所有安装文件，并在需要的时候，重新安装系统。

11.3.7　其他因素

系统下线的操作过程可能会对其他系统产生难以预料的影响，所以，下线计划应当列出这些可能受到影响的系统、可能的影响，以及如何解决这些不良影响。

下线系统的所有文档(包括 SOP)都应当存档。此外，与该系统相关的所有工作(如培训计划、系统的定期审查、备份和性能监视等)都应当停止。应当及时更新机构的计算机系统库存信息。当系统不再继续使用时，应及时通知其用户。根据所在的环境，可以采取书面通知的方式，也可以是变更控制的形式，或是备忘录的形式。通知的发布时间必须在下线活动开始之前。通知必须确保系统的所有用户都知道系统即将下线，并留有足够的时间，对工作进行安排。当下线计划中的所有工作完成后，发布另一个通知，同时宣布系统下线的工作已经完成。

最后的通知应由 QA 代表签署，并确认下线计划中的所有工作已经完成。下线计划和最后的通知应按照机构的要求归档。

11.4　系统下线时系统所有者的作用

系统所有者需要考虑所有系统用户及其各方的利益，在计划系统下线时，考虑以下几个问题。

(1) 确定将要下线的系统所涉及的用户组。

(2) 找出谁拥有系统中的数据。根据系统的大小，系统数据可能涉及一个或几个部门，也可能涉及机构的所有部门，如文件管理系统。

(3) 识别已完成工作的存档。

(4) 识别已完成工作的迁移。

(5) 识别正在进行的工作及其数据的迁移。

(6) 建立系统下线和数据迁移的团队。

11.5 系统下线和数据迁移时的工作流程

一般来说，系统下线的工作会进行以下的步骤：

11.5.1 了解下线系统的清单和信息

(1) 了解系统使用的范围，以及涉及的系统用户信息。项目团队人员需要了解系统进行的工作以及其数据的目的，是用于数据的保存，还是用于数据的分析报告与提交？

(2) 如果系统还在工作中，需要查明有多少研究正在进行，他们结束的时间分别是什么？

(3) 了解系统中数据量的大小，对于制定下线工作计划有非常重要的意义。

(4) 了解数据的类型，同时考虑是否需要迁移方法文件、运行序列文件和稽查痕迹。

(5) 确定现有系统所使用的原始数据格式。

(6) 如果涉及数据存档，则需要确定数据量的大小，以及归档文件的格式。

11.5.2 进行风险评估

风险评估的方法有很多不同的方式(见第 7 篇第 7 章：风险评估)，但特定的机构可能只使用一种方法。无论使用什么样的风险评估方法，一般都要考虑以下几个内容：

(1) 系统所执行的任务是否非常重要？

(2) 系统生成的数据是否受到监管机构核查？

(3) 系统是否有多个用户？

(4) 系统中的数据是否需要重新分析？

对上述问题的问答，如果任何一条是“是”，那么，这个系统就是高风险的系统，需要按照系统下线的操作规程进行系统下线和数据迁移的工作。

11.5.3 制定下线计划

系统下线计划，尽量做到简洁明了，下线计划一般包括：

(1) 范围。

(2) 角色和职责。

(3) 下线项目计划。

(4) 系统下线的过程。

(5) 数据迁移的过程。

11.5.4 收集详细信息

在这一过程中，要尽可能地收集有关系统的详细信息，如计算机硬件，包括所有的 A/D 设备、软件，以及系统相关的文档。这些信息必须明确详细，其中需要使用多少磁带 (假如是在磁带上长期存储)，以及哪些数据需要写在特定的磁带上。

11.5.5 数据迁移计划

数据迁移计划描述系统下线中数据迁移的具体工作和方法。计划主要包括下列内容：

(1) 角色和职责。

(2) 要停止运行的硬件组成，或在新系统中重复使用的硬件组成。

(3) 识别需要存档但不需要迁移的数据。

(4) 识别需要迁移的数据。

(5) 制定仍在进行工作的数据迁移计划。

(6) 制定迁移的具体计划 (例如，在实际迁移工作执行前的所有测试工作，这些测试工作，可能是分阶段进行，也可能是一次性完成)，确定验证的级别以及确认数据迁移的正确无误等。

(7) 制定业务持续性计划，以应对系统下线和数据迁移中可能出现的问题。

系统下线计划和迁移计划在整个系统下线中非常重要，所以，计划要尽可能地具体和全面，以防遗漏。

11.5.6 执行和记录

这一步骤是具体地执行系统下线和数据迁移中规定的工作，并作详细的记录。一般来说，首先执行的是数据的下线，然后才是系统下线。如果数据下线或数据迁移的工作需要编写程序或脚本来运行，应当保证程序或脚本的准确性以及数据迁移的正确性。当数据成功迁移或存档后，工作的重点转向关闭或移除系统硬件。

11.5.7 下线报告

下线报告是对整个下线工作的概括性总结，其中记录下线工作中与计划不一致的部分，并对这种不一致所产生的影响作出评估。

在下线报告中，应对数据迁移以及所有的验证测试工作加以描述。该总结报告需要得到审核批准。

主要参考文献

许俊才. 2011. 国际临床试验操作基础. 上海: 上海人民出版社

周海钧. 2007. 药品注册的国际技术要求, 临床部分. 北京: 人民卫生出版社

Association for Clinical Data Management. 1997. Computer Systems Validation in Clinical Research, A Practical Guide

Clinical Trial Electronic Data Capture Task Group and PhRMA Biostatistics and Data Management Technical Group. 2005. Electronic Clinical Data Capture, Position Paper Revision 1

EDM Forum EDC Tools Subgroup. 2001. Electronic Data Management Forum Cost:Benefit of EDC

Ellenberg SS, Fleming TR, DeMets DL. 2006. Data Monitoring Committees in Clinical Trials, A Practical Perspectives. England: John Wiley & Sons LTD

Good PI. 2002. A Manager's Guide to the Design and Conduct of Clinical Trials. New York: Wiley-Liss, Inc.

ISPE. 2003. GAMP Good Practice Guide: Validation of Process Control System

ISPE. 2008. GAMP 5: A Risk-Based Approach to Compliant GxP Computerized System

McFadden E. 2007. Management of Data in Clinical Trials. 2nd Edition, Hoboken, New Jersey: John Wiley & Sons, Inc.

Nettleton D, Gough J. 2006. Risk-Based Software Validation: Ten Easy Steps. PDA/DHI

Ogg GD. 2006. A Practical Guide to Quality Management in Clinical Trial Research, Boca Raton, FL :Taylor & Francis

Prokscha S. 2007.Practical Guide to Clinical Data Management. 2nd Edition. Boca Raton, FL: CRC Press Taylor & Francis Group

Rondel RK, Varley SA, Webb CF. 2000. Clinical Data Management, 2nd Edition. England: John Wiley & Sons Ltd

Society for Clinical Data Management. 2010. Good Clinical Data Management Practices (GCDMP)

在线网址

国家食品药品监督管理局 SFDA: www.sfda.gov.cn

美国食品和药物管理局 FDA: www.fda.gov

欧洲药品管理局 EMEA: www.emea.europa.eu

国际人用药品注册和医药技术协调会议 ICH: www.ich.org

世界卫生组织 WHO: www.who.int

美国临床数据管理学会 SCDM: www.SCDM.org

英国临床数据管理学会 ACDM: www.acdm.org.uk

临床数据交换标准协会 CDISC: www.cdisc.org

药品信息协会 DIA: www.diahome.org

国际制药工程协会 ISPE: www.ispe.org

MedDRA 维护和支持服务组织 MSSO: www.meddramsso.com

WHO 药物字典: www.who-umc.org

艾美仕市场研究公司: www.imshealth.com

附录 1　不良事件 CRF 及其填写指南

在本次访视中，受试者是否经历不良事件？　☐ 是　　☐ 否

	不良事件	开始时间	结束时间	严重性	与受试药物的关系	转归	是否是严重不良事件？
1		__/__/20__ (mm/dd/yyyy)	__/__/20__ (mm/dd/yyyy)	☐ 轻度 ☐ 中度 ☐ 重度	☐ 无关 ☐ 可能有关 ☐ 很可能有关 ☐ 有关	☐ 完全恢复　☐ 未完全恢复 ☐ 有后遗症　☐ 致命的 ☐ 不知道	☐ 是 ☐ 否
2		__/__/20__ (mm/dd/yyyy)	__/__/20__ (mm/dd/yyyy)	☐ 轻度 ☐ 中度 ☐ 重度	☐ 无关 ☐ 可能有关 ☐ 很可能有关 ☐ 有关	☐ 完全恢复　☐ 未完全恢复 ☐ 有后遗症　☐ 致命的 ☐ 不知道	☐ 是 ☐ 否
3		__/__/20__ (mm/dd/yyyy)	__/__/20__ (mm/dd/yyyy)	☐ 轻度 ☐ 中度 ☐ 重度	☐ 无关 ☐ 可能有关 ☐ 很可能有关 ☐ 有关	☐ 完全恢复　☐ 未完全恢复 ☐ 有后遗症　☐ 致命的 ☐ 不知道	☐ 是 ☐ 否
4		__/__/20__ (mm/dd/yyyy)	__/__/20__ (mm/dd/yyyy)	☐ 轻度 ☐ 中度 ☐ 重度	☐ 无关 ☐ 可能有关 ☐ 很可能有关 ☐ 有关	☐ 完全恢复　☐ 未完全恢复 ☐ 有后遗症　☐ 致命的 ☐ 不知道	☐ 是 ☐ 否
5		__/__/20__ (mm/dd/yyyy)	__/__/20__ (mm/dd/yyyy)	☐ 轻度 ☐ 中度 ☐ 重度	☐ 无关 ☐ 可能有关 ☐ 很可能有关 ☐ 有关	☐ 完全恢复　☐未完全恢复 ☐ 有后遗症　☐致命的 ☐ 不知道	☐ 是 ☐ 否
6		__/__/20__ (mm/dd/yyyy)	__/__/20__ (mm/dd/yyyy)	☐ 轻度 ☐ 中度 ☐ 重度	☐ 无关 ☐ 可能有关 ☐ 很可能有关 ☐ 有关	☐ 完全恢复　☐未完全恢复 ☐ 有后遗症　☐致命的 ☐ 不知道	☐ 是 ☐ 否

CRF 填写一般指南

不良事件

不良事件记录在受试者进入试验之后发生的医疗事件，它记录并评价研究中的干预因素的安全性。对不良事件的描述主要包括不良事件的名称、事件开始日期、严重程度、对试验药物或试验的影响、与试验药物的关系、是否是严重不良事件等。

记录不良事件

所有不良事件，无论是严重还是非严重的不良事件，也不论它的发生是否与所研究的干预因素有关系，都应在不良事件 CRF 中如实报告。在受试者签署知情同意书后，要记录所有的不良事件，直至

临床试验结束。在记录不良事件时，应使用标准的医学名称，并用 MedDRA 编码。

严重不良事件

严重不良事件(SAE)是定义为在临床研究中产生的任何不利的医疗事件而导致：

(1) 死亡。

(2) 危及生命。

(3) 需要住院治疗或延长住院时间。

(4) 导致永久或重大的残疾/能力丧失。

(5) 先天异常/出生缺陷。

严重不良事件必须按照 SAE 的报告程序与要求完成。

CRF 填写特殊指南

CRF 填写指南是对不良事件 CRF 中的每一个数据项作明确的规定。

(1) 不良事件是否有不良事件？研究过程中，受试者是否有任何不良事件？如果是，必须记录至少一个不良事件。

(2) 顺序号：基于记录的顺序，每一个不良事件都有一个指定的序列号。每页可填六项不良事件。当超过六个时，可使用附加页。

(3) 不良事件名称：　任何不良事件的发生，可能并不一定与干预研究有因果关系。无论是否与干预研究相关，不良事件是任何不利的和意外的体征(包括异常实验室的检查结果)、症状或疾病。每个不良事件应每行单独列出。先前发生的不良事件在结束后再次复发，仍被记录为新的不良事件。恶心和呕吐事件是两个事件，应分别记录。受试者可能会遇到非预期的药品不良反应也应记录在内。非预期的不良反应是指不良反应的性质和严重程度同已有的药品资料不符(如在临床试验中的研究者手册),无论与干预研究是否相关。

(4) 开始日期：开始日期是不良事件开始的一天。如果以前记录的不良事件恶化，应创建新的记录和新的开始日期。

(5) 不良事件的开始日期不应该在知情同意的日期之前。任何在知情同意日期之前开始的不良事件都属于既往病史。如果病史记录中的事件，在研究期间发生恶化，则应记录为不良事件，其恶化日期便是不良事件的开始日期。记录不良事件开始日期还可以确定不良事件与干预研究的时间关系。

(6) 结束日期：结束日期是不良事件解决的日期或不良事件恶化的日期。如果不良事件恶化，记录其结束日期，并创建新的不良事件记录与一个新的开始日期和严重程度。

(7) 严重程度：研究者以不良事件的强度来评估事件的严重程度。重度不良事件干扰受试者的日常生活工作(如丧失工作能力)，一般需要全身的药物治疗或其他处理。因此，当严重程度改变时，要记录为一个新的不良事件。严重程度并不等同于严重性。例如，严重的皮疹并不是严重不良事件。同样，严重的头痛不一定是严重不良事件。不过，轻微胸痛可能需要住院治疗，因此是严重不良事件。在多中心研究中，在研究方案中或操作手册中定义严重性的分类标准，有助于获得报告的一致性，减少研究中心之间的偏差。

(8) 相关性：是研究者评估不良事件与干预研究的相关程度。

①与药物无关；

②可能与药物有关；

③很可能与药物有关；

④与药物有关。

在开始研究前应该提供与药物无关、可能与药物有关、很可能与药物有关和与药物有关的定义。

(9) 转归：在首次报告不良事件的访视期，有时并不知道该不良事件的后果，但必须提供该事件的完整情况。不良事件的结局可能要等到该事件已获得解决，或者要等到试验结束。在访视期，如果不良事件尚未结束，在不良事件的 CRF 中，结局应标记为“不知道”。结局的分类有：完全恢复、未完全恢复、有后遗症、致命的、不知道。

(10) 严重性：只有当不良事件满足以下条件之一时，该不良事件才是严重不良事件：死亡、危及生命、需要住院治疗或延长住院时间、导致永久或重大的残疾/能力丧失，先天异常/出生缺陷。如果不良事件是严重的，基地的研究者必须按照 SAE 报告程序，填写严重不良事件表格，并在规定的时间内分别向申办者、监管机构和伦理委员会报告。

附录 2　数据质疑表

数据质疑表

<table>
<tr><td colspan="3">研究方案代码：</td><td>申办者:</td></tr>
<tr><td colspan="3">试验中心/基地:</td><td>研究者姓名：</td></tr>
<tr><td colspan="3">质疑表生成日期:</td><td>数据管理员签名:</td></tr>
<tr><td colspan="3">受试者代码:</td><td>访视/访视名称：</td></tr>
<tr><td>代码</td><td>CRF 页数</td><td>问题描述</td><td>研究者的回答</td></tr>
<tr><td></td><td></td><td></td><td></td></tr>
<tr><td></td><td></td><td></td><td></td></tr>
<tr><td></td><td></td><td></td><td></td></tr>
<tr><td></td><td></td><td></td><td></td></tr>
<tr><td colspan="3">研究者签名:</td><td>日期:</td></tr>
</table>

附录3　CRA 使用的现场监查质疑表

XXX 临床研究所　　　　ID#

现场监查质疑表

研究名称：		
研究代码:	受试者代码：	访视名称：
研究中心代码：	研究者：	访视日期：

问题编号	CRF 数据及其问题描述	研究者回答
1		

质疑者：____________　　　　研究者签名：________________

质疑日期：____________　　　　研究者签名日期：______________

请对提出的问题在此表中作出回答。如有必要请对相应的 CRF 作出纠正！

表格管理：

原始文件：XXX 临床研究所数据管理中心

影印件 1：CRA

影印件 2：研究机构的研究文件

附录4 不良事件常用术语标准简介

不良事件常用术语标准(Common Terminology Criteria for Adverse Events, CTCAE)是由美国国家癌症研究所发布。4.0 版本于 2009 年 5 月发布。

CTCAE 是将肿瘤临床实验中常见的不良事件名称统一整合的列表，对每个不良事件名称都有明确的定义，并附有等级的评定标准，以表明该不良事件的严重程度。CTCAE 是从早期的词汇，如常用毒性标准(Common Toxicity Criteria)发展而来。在 CTCAE4.0 版中，不良事件是按 MedDRA 规定的系统器官分类(SOC)来组织安排的。CTCAE(4.0 版本)中的每一个不良事件(共 790 个)的名称都对应于 MedDRA(12.0 版本)的一个最低级别术语(LLT),其中 764 个术语是 MedDRA 最低级别术语名词，26 个是“其他，指定的”选项，用于报告未在 MedDRA 中列出的名称。每个不良事件与 5 级严重性程度相关联。

结构和安排

系统器官分类用于识别解剖，生理系统、 病因学或者检查目的 (例如，实验室测试结果的系统检查)，它是 MedDRA 层次结构的最高水平。CTCAE 术语按 MedDRA 主要的 SOC 进行分组。在每个 SOC 内列出不良事件并伴有严重性 (等级) 的说明。

等　　级

等级是指不良事件的严重程度，CTCAE 基于这一通用的标准制定出针对每一个不良事件严重程度的临床描述，等级分为等级 1~等级 5。

CTC 不良事件 等级	相当于	定义
等级 1	轻度	无症状或轻度症状，或仅作临床或诊断观察，或不进行的干预
等级 2	中度	最小的、局部的或无创伤的干预，或限制与年龄有关的工具性日常生活活动能力(ADL)*
等级 3	重度	或医学上重要但不是立即威胁生命，或住院或住院延长表示，或残疾；或限制自我照顾日常生活活动能力**
等级 4	有威胁生命的后果	或需要紧急干预
等级 5	死亡	与死亡有关的不良事件***

* 工具性 ADL(instrumental ADL) 是指做饭，购物或买衣服，打电话，管理银行账户等。

**自我照顾日常生活活动能力指沐浴、穿/脱衣服，自己进食，使用卫生间，服药等和不需要卧床。

***等级 5(死亡)对某些不良事件并不适宜，所以，不是每一不良事件都有这种结局。

附录 5　进行 SAE 一致性检查的主要数据项

(1) 研究方案代码
(2) 研究者
(3) 受试者代码
　①姓名缩写
　②出生日期
　③性别
　④种族
(4) 事件编号
(5) 诊断
(6) 研究者报告的名称或描述
(7) 编码或首选的词
(8) 发病日期
(9) 解决日期
(10) 死亡
(11) 转归
(12) 严重程度
(13) 因果关系评估
(14) 对研究药物采取的措施

有些内容可以其他数据模块中获得

1) 人口统计模块
　①受试者代码
　②体重
　③出生日期
　④性别
　⑤种族
2) 中止研究的模块
　①受试者代码
　②导致受试者中止研究的主要原因
　③住院的原因
　④死亡证书中，死亡原因
　⑤尸检结果
3) 伴随用药模块
　①受试者代码
　②药物名称
　③开始给药日期 停止给药日期或仍在给药
　④药物的适应证

附录 6　数据库锁定前的工作清单

(1) CRF 状态检查

①所有从基地发出的 CRF 是否已经接收？

②所有接收到的 CRF 是否已全部录入到数据库中？

③CRF 状态报告中显示的已录入 CRF 的状态是否适当？

(2) 数据一致性审查

①逻辑校验核查是否已经完成？

②所有发出的质疑表是否都已反馈回来？

③所有质疑是否都已彻底解决？

④差异报告中的不一致是否都已处理？

(3) 临床/人工审查

①临床/人工审核是否都已完成？

②所有发出的质疑表是否都已反馈回来？

③所有质疑是否都已彻底解决？

(4) 实验室加载和实验室数据审查

①所有实验室数据是否已成功导入到数据库中？

②实验室数据的一致性检查是否已完成？

③针对实验室数据的质疑是否已经完成？

④实验室数据的清理是否已经完成？

(5) 编码

①所有字段的编码是自动的还是手工完成的？

②是否对未编码字段发出了质疑？

③所有有关编码的质疑是否都已处理并返回？

④最终编码报告中是否存在未编码的字段？

⑤申办者是否对编码报告进行了审查和批准？

(6) 严重不良事件一致性检查

①所有 SAE 是否都进行了一致性检查？

②是否对所有的不一致都发出了质疑？

③是否所有的质疑都已处理并且返回？

④药物安全部门和数据管理部门中的 SAE 数据列表间有无不一致问题？

(7) 质量保证稽查

①数据库稽查是否已经完成？

②关键变量错误率是否为 0？

③非关键变量的错误率是否在可接收范围内？

④所有发现的错误是否已经改正？

(8) 其他

①是否已通知项目团队所有成员(项目经理、CRA、数据管理员、统计师和 IT 人员)数据库被锁定？

②是否通知申办者数据库被锁定？

③是否填写了数据锁定表格/文件，并签署姓名和日期？

附录7　测 试 用 例

测试用例代码
测试的地点: 测试的目的: 期望的结果:

步骤	描述	预期结果	观察到的结果或评论
1			
2			
3			
4			
5			

测试者的测试结果	测试用例：□通过　□未通过　□跳过，未测试
评论（必填，如果测试未通过，或未测试):	
测试者签名：	测试日期
如果测试未通过，或未测试，测试负责人评审	测试用例：□通过　□未通过　□跳过，未测试
结果：	
审查者签名	审查日期:

附录 8　变更控制申请表

变更控制申请表
申请日期
申请人(姓名，地址，电话等):
请求变更的理由(包括系统功能的描述，目前的问题以及对系统和业务的影响)
对变更的具体建议(如系统问题的解决，以及如何测试或者实施解决的方案)
该变更对系统的功能、性能、稳定性，及数据的影响
变更后对现有的业务流程的影响(如用户培训、操作规范等)
项目经理审核
业务经理审核
系统所有者审核

名词缩写及中英文对照

英文缩写	英文全称	中文名称
AE	adverse event	不良事件
AERS	adverse event reporting system	不良事件报告系统
ATC	anatomical therapeutic chemical drug classification	药物的解剖学、治疗学及化学分类法
CAPA	corrective action and preventive action,	纠正预防措施
CDASH	clinical data acquisition standards harmonization	临床数据获取的标准协调
CDISC	clinical data interchange standards consortium	临床数据交换标准协会
CRA	clinical research associate	临床研究专员或临床研究监查员
CRF	case report form	病例报告表
CRO	contract research organization	合同研究组织
CSV	computer system validation	计算机系统验证
CTCAE	common terminology criteria for adverse events	不良事件常用术语标准
DBA	database administrator	数据库管理员
DCF	data clarification form	数据澄清表
DMP	data management plan	数据管理计划
DTA	data transfer agreement	数据传输协议
eCRF	electronic case report form	电子病例报告表
EDC	electronic data capture	电子数据采集系统
eDIARY	electronic diary	电子日记
ePRO	electric patient-reported outcome	电子化的受试者报告结局
FDA	Food and Drug Administration	食品药品监督管理局
GAMP	good auto manufacturing practice	自动化生产的标准规范
GLP	good laboratory practice	药物非临床研究质量管理规范
GCP	good clinical practice	药物临床试验质量管理规范
GMP	good manufactory practice	生产质量管理规范
GxP	GLP, GCP and GMP	GLP, GCP 和 GMP 的总称
ICH	International Conference on Harmonization of Technical Requirements for Registration of Pharmaceuticals for Human Use	人用药品注册技术要求国际协调会议
IND	investigational new drug application,	研究新药申请
IQ	installation qualification	安装确认
ISO	International Organization for Standardization	国际标准化组织
ISPE	international Society for Pharmaceutical Engineering	国际制药工程协会

续表

英文缩写	英文全称	中文名称
LLT	lowest level term	最低级别术语
MedDRA	the Medical Dictionary for Regulatory Activities	药事管理的标准医学术语集
NDA	new drug application	新药上市申请
OQ	operational qualification	运行确认
PI	principal investigator	主要研究者
PM	project management	项目管理
PQ	performance qualification	性能确认
QA	quality assurance	质量保证
QC	quality control	质量控制
SAE	serious adverse event	严重不良事件
SCDM	Society Clinical Data Management	临床数据管理协会
SDTM	study data tabulation model	研究数据制表模型
SDV	source data verification	原始数据核查
SFDA	State Food and Drug Administration	国家食品药品监督管理局
SMQ	standard Meddra query	标准 MedDRA 分析查询
SOC	system organ class	系统器官分类
SOP	standard operational procedure	标准操作规范